消失的微生物

[美]马丁·布莱泽 著

傅贺 译 严青 校

U0339908

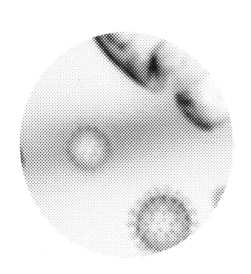

滥用抗生素
引发的健康危机

Missing Microbes

How The Overuse of
Antibiotics Is
Fueling Our Modern Plagues

湖南科学技术出版社

MISSING MICROBES

HOW THE OVERUSE
OF ANTIBIOTICS
IS FUELING
OUR MODERN PLAGUES

MARTIN J. BLASER, MD

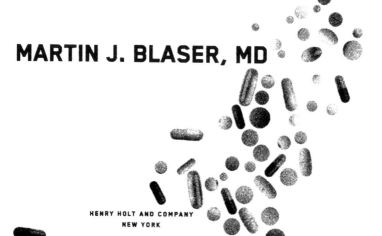

HENRY HOLT AND COMPANY
NEW YORK

Henry Holt and Company, LLC
Publishers since 1866
175 Fifth Avenue
New York, New York 10010
www.henryholt.com

Henry Holt® and ⊞® are registered trademarks
of Henry Holt and Company, LLC.

Library of Congress Cataloging-in-Publication Data

Blaser, Martin J.
  Missing microbes : how the overuse of antibiotics is fueling our modern plagues /
Dr. Martin Blaser.
        pages   cm
  Includes index.
  ISBN 978-0-8050-9810-5 (hardback) — ISBN 978-0-8050-9811-2 (electronic copy)
 I. Antibiotics. 2. Antibiotics—Effectiveness. 3. Drug resistance in microorganisms.
 I. Title.
  RM267.B57 2014
  615.7'922—dc23   2013042578

Henry Holt books are available for special promotions and premiums.
For details contact: Director, Special Markets.

First Edition 2014

Designed by Meryl Sussman Levavi

Printed in the United States of America

1 3 5 7 9 10 8 6 4 2

献给我的孩子，以及未来的孩子，
愿他们有一个光明的未来

"这是微生物的时代，过去如此，现在如此，将来还是如此，直至世界终结……"

——斯蒂芬·杰伊·古尔德，马萨诸塞州，剑桥，1993

致中国读者

祸兮福之所倚，福兮祸之所伏。

——老子

中国令我忧心忡忡。

我忧心的不是中国的经济或者文化——无数仁人志士正为此殚精竭虑，启蒙呐喊。我的关切在于中国人的健康——特别是下一代的健康，包括今天的孩子们以及他们未来的子子孙孙。就此而言，中国是世界的一部分，中国无法独善其身。

20世纪以来，特别是在过去的50多年里，中国取得了长足的进步。在19世纪孙中山先生出生的时候，六分之一的中国儿童夭折，孙中山的兄弟姐妹中也有两位先后夭折。这在当时不算稀奇。时至今日，绝大多数儿童都能长大成人，度过健康长寿的一生。孙中山58岁因肝癌去世。今天，我们有了各种疫苗、药方可以治疗这类疾病。在孙中山的时代，许多孩子都营养不良；在今天的中国，营养不良已经基本绝迹。在诸多方面，中国人现在的健康状况比过去都大大改善了。

然而，巨大的进步之下亦有隐患，这些隐患可能会使一部分成绩付之东流。

一些健康上的变化，初看起来没什么大碍。在过去几十年里，年轻人越长越高，而且一代更比一代高。与此同时，有些人也越来越胖。今天的青少年，体重超标的比例比营养不良的比例更高。这些趋势在发达国家已经发生了。如果中国跟着发达国家亦步亦趋，那么一系列问题也将马上出现。

中国的经济发展滞后于发达国家，国家健康层面的趋势同样滞后于发达国家。不过，这种滞后恰好也创造了机会。在《消失的微生物》一书中，我描述的主要是发达国家中的健康问题，提到的各种数据与研究基本上也都来自发达国家，特别是美国。但是，同样的问题在中国已经出现，而且愈演愈烈。因此，中国可以研究我们犯过的错误，从中汲取教益，避免重蹈我们的覆辙。中国取得的进步诚然令人赞叹，不过，同样也要居安思危。

在过去几十年里，中国在经济领域取得了飞速增长，并创造了世界历史上最大规模的人口迁徙。随着 1.5 亿人从农村走向城市，新的问题势必出现。好在这种状况发生于和平时期，中国的医疗卫生与健康水平也在不断提高。我之所以谈到这一点，是因为这体现了中国人既有愿望、也有能力提高自己的生活水平，即使没有先例可循。

湖南科学技术出版社策划翻译出版《消失的微生物》一书，许许多多的中国读者因此可以读到它，这令我非常高兴。我要感谢杰出的同仁赵立平教授为本书的中文版作序，我也要感谢傅贺为翻译本书所做的不懈努力。

好吧，中国的爷爷奶奶、爸爸妈妈以及未来的父母们，希望你们从我们走过的弯路里吸取教训，利用你们的聪明才智为本书论及的健康问题提供一份中国的应对方案——这不仅将造福于你们自己，也将为全世界提供借鉴。你们曾为世界贡献了造纸术和指南针；现在，面对困扰全球的现代疾病，世界期待着中国的解决之道。

2015 年 11 月 纽约

推荐序 "血脉"与"菌脉"

　　母亲是伟大的，因为，我们从妈妈那里得到的不仅仅是一半的染色体和线粒体里面的遗传物质，更有充满浓浓爱意的血液。出生以前，我们通过脐带得到妈妈血液提供的营养，出生以后，我们是带着妈妈给我们造好的有着各种保护性抗体的血液面对陌生的世界。所谓"血脉"相连，不仅仅是指一个家族的遗传基因在世代之间的永世续传，也需要包括母亲的血液向后代的传递。

　　不过，如果你认为母亲的血液只要把充满了保护性的抗体传给后代，就可以保证自己的孩子健康，你可就大错特错了。因为，在"血脉"之外，母亲传给孩子的还有一种可以称之为"菌脉"的东西，它们就是由母亲直接传给刚出生的孩子的友好细菌，没有了它们，后代的健康将会遇上巨大的风险。

　　原来，我们每个人的身体里，特别是肠道里，生活着大量的多种多样的微生物，主要是细菌。它们的细胞数量可以有我们自身细胞的 10 倍之多，而它们编码的基因数量可以是我们自身基因数量的 10～100 倍。因为有这么多的细菌生活在我们的身体里,所以,1958 年的诺贝尔奖获得者里德伯格把人体称为"超级生物体"。这些细菌大部分是友好的,可以帮助我们抵抗病菌的入侵,可以帮助我们消化食物,可以给我们合成维生素等必需的营养素,可以调节我们的免疫系统帮助我们战胜癌细胞,等等。因此,没有了和我们朝夕相处的友好细菌,或者,菌群出现了结构失调,一些可以产生毒素的有害细菌占了上风,本来应该是健康伙伴的菌群就成了让人健康受损甚至罹病的罪魁祸首。

超级生物体的构建非一日之功。我们在母亲子宫里时是没有这些细菌的,它们是我们出生以后才开始大量进入我们的身体,慢慢学会与我们的免疫系统和平共处,最后成为一个像热带雨林一样的复杂的生态系统,终身陪伴着我们。

新生儿的肠道营养丰富,是一片非常肥沃的土壤,这时候,免疫系统也还没有发育,因此,谁先进去,谁就会先定居,先繁荣起来。另外,新生儿的肠道是开放的,氧气很多,这样的环境是不利于大部分友好细菌的,因为它们是所谓的"专性厌氧菌",根本见不得氧气,一遇到氧气就死掉了。而很多病菌是不害怕氧气的,因此,如果它们先进入肠道就麻烦了。

不要担心,为了保证最先进入新生儿肠道的是友好细菌,而不是乱七八糟的杂菌甚至病菌,大自然早有安排。怀孕的女性,会向阴道里分泌大量的糖原,把一些叫作乳酸杆菌和双歧杆菌的友好细菌养得多多的。另外,她们肠道里的这些友好细菌也开始进入血液向乳腺转移。完成这些友好菌的"菌种"准备以后,妈妈就可以让孩子出世了。自然分娩的孩子,在经过产道时,会全身涂满友好的乳酸杆菌和双歧杆菌，嘴里也会吸进去大量的这些友好细菌。出生后不久，在吃初乳时，也会把乳汁里面的友好细菌吃进肠道里面。母乳里不仅仅有友好细菌，还有友好细菌需要的一类叫作低聚糖的营养，是专门用来养乳酸杆菌和双歧杆菌的。如此，可以确保这些友好细菌最早在肠道里定居下来。

乳酸杆菌和双歧杆菌可以被看作是"先锋细菌"，因为，它们不害怕新生儿肠道里的氧气的毒害。这些细菌能产生很多的乳酸和乙酸，让肠道变酸，不利于病菌的生长。因此，它们还可以被看作是"基础物种"，像森林里的大树一样，它们长得很多了以后，会创造一个独特的环境，让"森林"里喜欢这种环境的植物和动物长起来，而乱七八糟的物种就长不起来了，"森林"就能长久地维持下去。

如果这些作为"先锋物种"和"基础物种"的友好细菌没有进入新生儿肠道，或者，进入以后被抗生素消灭了，结果最先定居的成了病菌的话，肠道里的生态系统的构建就会遇到大麻烦。以后，进来的细菌很多可能都是有害无益的种类，它们可以扰乱我们的免疫系统，令孩子过敏，它们也可能产生神经毒素、致癌物质等有害的物质，增加孩子罹患神经、精神疾病甚至癌症的风险。

随着这十几年对人体共生微生物研究的不断深入，新生儿早期菌群建立对孩子一生健康的影响已经看得越来越清楚了。母亲在生产前后几个小时之内通过产道和母乳传给孩子的最早的友好细菌对于保证孩子建立健康的菌群是至关重要的。由于这些细菌是世世代代通过母亲传给孩子的，一直与这个家族在一起共同演化，维护大家的健康，因此，在"血脉"相传之外，把这友好细菌的"菌脉"传给孩子，对于一个家族世世代代的健康是非常关键的!

马丁·布莱泽博士是国际人体微生物组研究领域的一位顶尖科学家,我有幸在国际人体微生物组计划启动的早年就与他相识。他写的《消失的微生物》这本书,就是用自己的科研成果和亲身经历告诉大家,"抗生素"如何与"剖宫产"和"奶瓶喂养"一起作为三把利剑,正在生生地把无数家族世代延续的"菌脉"拦腰砍断,让无数的孩子的身体健康暴露在过敏、风湿、自闭症、糖尿病、癌症等多种疾病的高风险之下!

马丁的书出版以后,马上就寄给我一本。我接到以后手不释卷,一气读完,随后又反复阅读,出差也常常带着。这本书无论于我的研究,还是于我对健康的认识,都令我受益匪浅。

所以,当有一天,马丁突然给我发来一句话的电子邮件,说:立平,我在非洲,长话短说,中国一家出版社要出版我的书的中文版,请你给中文版写个序言吧。我欣然应允。因为我认为,这本书,值得每一个医生阅读;这本书,值得每一个家庭收藏。

唯有此,我们才能在抗生素、剖宫产和奶瓶喂养的泛滥把大多数中国家庭的"菌脉"割断之前,从源头上帮助拯救全民族的健康。

是为序。

赵立平于上海
2016 年

目　录

第一章 现代疾病

我从未见过我的两个姑姑。她们生于 20 世纪早期，却[1]都在两岁之前夭折。我能确定的唯一一件事是她们发过高热。当时的情形极为险恶，我的祖父特地找过牧师为女儿改名字，希望死神能打个马虎眼，放他的女儿一条生路。可惜并不奏效。

1850 年的美国，1/4 的新生儿在 1 岁之前夭折。人们大都住在狭小的屋子里，阴暗肮脏、臭气弥漫，没有自来水。致命的流行病在拥挤的城市里肆虐：霍乱、肺炎、猩红热、白喉、百日咳、结核病、天花，各种疾病层出不穷。

今天的美国，婴儿 1 岁前夭折的比例只有 0.6％——这是令人振奋的进步。在过去的一个半世纪里，美国和世界上许多国家的人都变得更为健康，这要归功于更好的卫生条件与医学手段：鼠患被消灭、牛奶要消毒、饮用水得到了净化、儿童接种了疫苗——当然，还有使用了近 70 年之久的<invisible>[2]</invisible>抗生素。

时至今日，孩子们不会再因缺乏维生素 D 而骨骼畸形，或者因感染而患上鼻窦炎；分娩难产几乎绝迹；有了髋关节金属支架，八旬老翁不必在躺椅上挨过余生，也可以在网球场上自由奔跑，挥洒自如。

然而，就在过去几十年医学不断进步的同时，有些严重的问题却在悄然发生——我们在许多方面似乎病得更厉害了。看看报纸的头条吧！一系列颇为费解的"现代疾病"正困扰着我们：肥胖症、儿童糖尿病、哮喘、花粉症、食物过敏、胃食管反流病、食管癌、乳糜泻、克罗恩病、溃疡性结肠炎、自闭症、湿疹，等等。很有可能，你自己、你的家人、朋友或邻居正为此而苦恼。这些慢性疾病虽不像历史上大多数致命疾病那样来势汹汹，却更加持久地降低了患者的生活质量。

这其中，最明显的要数肥胖症了。定义肥胖症需要用到身高体重指数（body mass index，BMI），它反映的是一个人的身高与体重的关系。该指数在 20～25 之间属于健康，25～30 属于超重，超过 30 则属于肥胖。美国现任总统贝拉克·奥巴马的身高体重指数是 23。大多数美国总统的身高体重指数都在 27 以下，不过威廉·霍华德·塔夫脱是个例外，坊间传闻他有一次卡在了白宫的浴缸里——他的身高体重指数高达 42。

1990 年，大约 12% 的美国人患有肥胖症；2010 年，这个数值超过了 30%。等你路过机场、超市或购物街的时候，四处逛逛，亲眼看看：肥胖症已经不再是"山姆大叔"的专利，而成了全球流行病。据世界卫生组织的资料，截至 2008 年，全球已有 15 亿的成年人处于超重状态，其中有 2 亿以上的男性、接近 3 亿的女性属于肥胖。许多超重或肥胖的人都生活在发展中国家——而谈起这些国家，我们通常联想到

3

的是饥饿而不是饮食过度。

　　这些数据令人警醒，但真正可怕的是，这种普遍变胖的现象并非在过去几个世纪里缓慢发生，而是在最近 20 多年里骤然出现。说起肥胖，人们常常归咎于高脂肪高糖分的食物，但是这些食物——起码在发达国家——早已司空见惯；此外，发展中国家新增的超重人群也不是一夜之间就接纳了美式饮料及油炸食品。流行病学研究表明，高卡路里摄入固然无助于减肥，却也不足以解释正在世界范围蔓延的肥胖症。

　　青少年糖尿病（又称为 1 型糖尿病）是一种自身免疫型糖尿病，患者自童年起就表现出疾病体征，必须接受持续的胰岛素注射治疗。在过去的 20 多年，该病在发达国家中的发病率增长了一倍。芬兰完善的医疗记录表明，自 1950 年以来，该病的发病率增长了 550％，而这种增长并不仅仅是因为我们检测 1 型糖尿病的手段更加有效。在 1920 年人们发现胰岛素之前，这种疾病是致命的；现在，由于治疗手段的进步，大多数患儿都不会有生命危险。但是这种疾病本身并没有变化，变化的是我们自己。青少年糖尿病也困扰着年纪更小的儿童：患者诊断出该病的平均年龄曾经是 9 岁，现在则接近 6 岁，更有甚者早在 3 岁就确诊了糖尿病。

　　哮喘是一种慢性呼吸道感染炎症，它的蔓延同样令人警醒。2009 年，美国约 2500 万人患有哮喘，占美国人口的8.3％，而 10 年前这个比例还是 7.1％。10％的美国儿童有哮鸣音、呼吸困难、胸闷、咳嗽等症状。黑人儿童的状况更加糟糕，16.7％的儿童有这些病症，与 2001 年相比，这个比例增加了 50％。并且哮喘病的增多不限于任何种族，它们在各种族裔里的发病率不同，却无一例外地都在增加。

4　　哮喘往往是因环境因素而引起，比如香烟烟雾、霉菌、空气污染、蟑螂粪便、感冒、流感。一旦哮喘发作，呼吸困难的患者必须迅速接受药物治疗，否则就要送去医院急诊。即使在最好的医疗条件下，患者也会有生命危险。我所在医院的一位同事，就是这样失去了一个儿子。面对哮喘，任何达官显贵都无法幸免。

　　食物过敏愈发常见。花生过敏在 20 多年前还相当罕见，而现在，如果你到幼儿园里逛逛，会发现不少墙上贴着"此区域内严禁坚果食物"之类的告示，这说明越来越多的儿童正经受着食物过敏的折磨。不仅仅是坚果类，还有牛奶、鸡蛋、大豆、鱼肉、水果——你随便举个例子，都有人对它过敏。乳糜泻患者对面粉中的谷蛋白【即面筋——译者注】过敏，而且这种疾病已然泛滥成灾；10％的儿童患有花粉症；湿疹——一种慢性皮肤炎症——侵扰了美国 15％以上的儿童及 2％的成人。在发达国家，儿童湿疹患者的数量在过去 30 年里增长了 2 倍。

　　上述种种疾病暗示着孩子们的免疫系统前所未有地失调了。另外一些现代疾病也在折磨着孩子，例如最近媒体频频曝光的自闭症——这也是我的实验室的一个研究方向。同时，成年人也没能躲过现代疾病的困扰，无论我们将目光转向何处，炎症性肠道疾病，包括克罗恩病及溃疡性结肠炎的发病率都在增长。

　　当我还在医学院读书的时候，胃灼热或者胃食管反流并不常见。但是，这种疾病在过去 40 年里呈爆发式增长，它引起的食管癌与食管腺癌是美国及其他有医疗记录的地区增长最为迅猛的癌症，高加索后裔受害尤烈。

* * *

为什么这些疾病几乎同时在发达国家里骤然增多，并蔓延到其他发展中国家？这纯粹是巧合吗？如果有十种现代疾病，这意味着背后有十种独立的原因吗？似乎不太可能。

那么，也许所有这些疾病泛滥的背后有某个共同的"罪魁祸首"？如果是，什么原因会有如此广泛的波及面，可以囊括哮喘、肥胖、胃食管反流、青少年糖尿病、食物过敏以及其他病症？过高的卡路里摄入也许可以解释肥胖，但无法解释哮喘——许多患有哮喘的儿童身材匀称；空气污染也许会引起哮喘，但是无法解释食物过敏。

人们提出了许多理论试图解释单个症状：睡眠不足导致了肥胖，疫苗引起了自闭症，转基因的小麦伤害了人的消化系统，如是云云。

为何这些疾病在儿童阶段爆发？在各种解释之中，最流行的是"卫生假说"【hygiene hypothesis，也称为"老朋友"假说（'old friends' hypothesis）——译者注】。这个理论的大意是说，现代疾病之所以发生是因为我们把这个世界打扫得太过干净了，结果导致了我们的孩子们幼时没有充分地接触到病菌，免疫系统"缺乏训练"，因而日后容易反应过度，伤及自身。今天，许多家长挖空心思提高孩子们的免疫力，包括接触宠物或者农场里饲养的动物，到田野里玩耍，有人甚至提议让孩子们吃点儿泥巴。

对这些建议我不敢苟同。在我看来，这些做法基本上与我们的健康不相干。泥土里的微生物演化至今，适应的是土壤环境，而不是人体环境；宠物或农场动物身上的微生物并没有与人类的演化发生深刻的关联。在接下来的篇章里，我将表明，"卫生假说"被曲解了。

事实上，我们需要做的是更仔细地观察生活在我们体表及体内的微生物。这是一个规模相当大的群体，这些微生物彼此竞争协作，被统称为微生物群系（microbiome）。在生态学中，群系（biome）指的是一个生态系统（比如森林或者珊瑚礁）中的丰富多彩、形态各异的生物，它们彼此关联形成了相互支持的复杂网络。一旦某个关键物种消失或者灭绝，整个生态系统都将受害，甚至可能崩溃。

微生物群系已经与人类协同演化了数千年。它们广泛分布在口腔、肠道、鼻腔、耳膜以及皮肤各处；在女性体内，它们也分布于阴道壁上。人类一般是从幼年时期开始获得这些微生物的，令人意外的是，一个 3 岁儿童体内的微生物群系就已经与成人的非常相似了。这些微生物对你的免疫力至关重要。简单来讲，你的微生物群系保障了你的健康，但不幸的是，它们中的一部分正在消失。

这场灾难的肇因就在你我身边，包括抗生素在人畜中的滥用、剖宫产、卫生消毒剂、杀菌剂，但这些只是冰山一角。耐药细菌是一个严峻的问题——古老的病原体（比如结核分枝杆菌）的耐药性越来越强，并且大有卷土重来之势——现在，另外一些耐药细菌也令患者吃尽苦头：生活在人类消化道里的艰难梭状芽孢杆菌（*Clostridium difficile*）已经能够耐受多种抗生素；还有抗甲氧西林金黄色葡萄球菌（methicillin-resistant *Staphylococcus aureus*，MRSA），它是一种极具传染性的病原体，常常潜伏在医院或者其他环境中。显然，抗生素给细菌带来了巨大的选择压力，耐药细菌的数量不断增加。

不过，耐药病原体的增多固然糟糕，我们体内微生物群系多样性的丧失却更加致命——后者不仅改变了发育过程本身，而且影响了我们的代谢、免疫乃至认知能力。我把该过程称为"正在消失的微生物群落"（disappearing microbiota）。这个名字听起来有点滑稽，而且说起来有点拗口，但是我们有越来越多的证据表明它是成立的。因为各种原因，我们正在失去人体内世代传承的微生物。本书要探讨的正是这一问题——人体内微生物多样性的丧失正在造成严重的后果，而且未来将会变得更加恶劣。正如内燃机、核裂变、杀虫剂的使用都带来了未曾预料的后果，抗生素及剖宫产的滥用也不例外。

我们必须及时做出调整，否则后果不堪设想。形势是如此冷峻，如同暴风雪呼啸着卷过冰封的大地，我称之为"抗生素的冬天"。我不希望未来的孩子们落到我未曾谋面的姑姑那样的结局。因此，我拉响了警报。

* * *

我们的微生物朋友陷入了困境——我自己也是逐渐意识到这一点的，这个觉醒的过程始于 1977 年 7 月 9 日。之所以清楚地记得日期，因为这一天我第一次听说了一种微生物的名字，它叫曲状杆菌，我的科研生涯正是从它起步的。当时，我在位于丹佛的科罗拉多大学医学中心刚刚开始工作，专攻感染性疾病。

那天早晨，医院安排我去接待一位 33 岁的患者。他已经住院多日了，症状是高热并伴有神志不清。脊髓抽液测试确诊他得的是脑膜炎——一种严重的神经系统炎症。主治医师把他的血液和脊髓液样本送到了医院实验室以检测是否含有细菌并确认是何种细菌。在等待测试结果的空当，医生开始对患者进行抗生素治疗。毕竟，他看起来病得不轻。他们相信这位患者急需高剂量的抗生素，否则就有生命危险——这个判断是正确的。

检测结果发现了一种生长缓慢的细菌，即胚胎曲状杆菌（*Campylobacter fetus*），医院里还从来没有人听说过这种微生物，所以他们叫我来看看。那时，我刚刚入职 9 天，接到的任务是解决这个问题。

曲状杆菌是一类螺旋形的微生物，这种形状可以帮助它们穿透覆盖在胃肠道表面的胶质黏膜。你也许好奇，它的名字里怎么还有"胚胎"二字？（在生物学里，每个物种的科学名都包括两部分，即属名与种名。在这里，曲状杆菌是属名，而胚胎是种名。每个属里都有许许多多的种或亚种，比如人类的科学名就是"人属智人种"。）在查阅了大量医学文献之后，我发现这种微生物之所以有这个奇怪的名字是因为它曾经感染过受孕的牛羊，并导致了流产。但是，人类感染这种细菌的案例却很少见。这位患者——一位城里的音乐家——是如何染上这种细菌的呢？这颇令人费解。

8 　　查清了微生物的来头，我们于是针对性地使用抗生素进行治疗，患者在几周之后就康复出院了。与此同时，一个临床医学研讨会邀请我来作报告，我决定来谈谈曲状杆菌。还有什么比一种罕见的感染更吸引人的呢？何况，这样别人也看不出我作为一个新手的无知了。

我查阅了更多关于胚胎曲状杆菌的文献。在此过程中，我了解到它还有一个"近亲"——空肠（空肠是小肠的一部分）曲状杆菌（*Campylobacter jejuni*）。这方面的文献虽然寥寥无几，但已经暗示着被胚胎曲状杆菌感染的人通常都是血液感染，而被空肠曲状杆菌感染的人多半有腹泻的症状。这两株极其类似的细菌对身体的作用怎么会大相径庭？为什么一种曲状杆菌被困在了肠道，而另一种却像"遁地的忍者"一样逃进了血液？我被这些问题深深吸引住了。

在接下来的数年里，我从学术界辗转到疾病控制与预防中心，再回到学术界（科罗拉多大学、范德比尔特大学），成了研究胚胎曲状杆菌（我"最爱"的细菌）的专家，并发现了它们的一些逃逸机制。

回头来看，对胚胎曲状杆菌的研究，为我提出"消失的微生物"假说提供了关键的启发——它使我意识到了细菌如何在宿主内长久地寄居。诚然，它们会让我们生病；但是，人体内许多细菌都会使用类似的手段规避免疫系统。通常来说，这些细菌是无害的，它们甚至还在保护我们。为了生存，细菌在数百万年的演化过程中不断"试错"，"学会"了许多手段。这对宿主的利弊视具体情境而定，稍后我将详细论述。

从胚胎曲状杆菌身上，我认识到了它们秘密行动并逃避宿主防卫机制的"伎俩"。99.9％的细菌，包括空肠曲状杆菌，一旦进入血液，马上就会被血液中的各种免疫因子消灭掉。然而胚胎曲状杆菌潜入血液之后，却像披上了一层"隐身衣"，可以逃过免疫细胞的监视。即便如此，健康的肝脏细胞还是可以将它们一一捕获。如果患者的肝脏受损（后来我了解到，先前住院的那位音乐家酗酒），胚胎曲状杆菌没被清除干净，脑膜炎就会发生。

20 世纪 80 年代初，当我还在研究胚胎曲状杆菌及空肠曲状杆菌的时候，科学家从人的胃里发现了一种新的曲状杆菌，称为"胃部类杆菌状微生物"。研究表明，它们诡计多端，随时都会翻脸，既可能危害我们，又可能保护我们。在过去的 30 多年里，我一直在研究这种微生物，因为我相信并希望可以向世人证明，它们像领头羊一样，可以帮助我们解开现代疾病之谜。

1983 年 10 月，第二届国际曲状杆菌感染专题讨论会在布鲁塞尔召开。正是在这里，我第一次接触到这种微生物，并结识了澳大利亚的年轻医生巴里·马歇尔（Barry Marshall）。他发现了"胃部类杆菌状微生物"，并且声称该细菌导致了胃炎及胃溃疡。没人相信他的结论，因为人们信奉的传统观念是"压力过大和胃酸分泌过多导致了胃溃疡"。我对他的结论也持怀疑态度。当然，他确实发现了一种新的细菌，不过，在我看，他并没有足够坚实的证据表明这种细菌导致了胃溃疡。

随后的两年里，更多的科学家证实了这种细菌与胃炎以及胃溃疡之间的关联。于是，我决定也来研究这种"胃部类杆菌状微生物"。顺便说一句，"胃部类杆菌状微生物"在 1989 年被重新命名为"幽门螺杆菌"（*Helicobacter pylori*），因为遗传学分析揭示了它与曲状杆菌属于不同的属。它们之间的关系有点像狮子与家猫——它们当然是亲戚，不过是远亲，远到属于不同的属。我的实验室开发出了一种检测该微生物的血清试剂盒，我们发现，只要携带了这种微生物，人体里就会有天然的抗体。

巴里·马歇尔和他的科研搭档罗宾·沃伦（Robin War-ren）进行了临床实验，表明用抗生素清除幽门螺杆菌可以治愈胃溃疡。其他人确认并拓展了他们的观察。因为这些工作，马歇尔与沃伦得到了学界的认可，进而获得了 2005 年诺贝尔生理学或医学奖，可谓实至名归。

与此同时，世界各地的医护人员对幽门螺杆菌发动了全面战争：但凡患者有肠胃方面的不适，他们就使用抗生素进行治疗。他们的口号最终变成了"幽门螺杆菌没一个好东西"。在接近 10 年的时间里，我也在跟着潮流一起呐喊，不遗余力地消灭幽门螺杆菌。

到了 90 年代中期，我的想法开始有所转变。有证据表明，幽门螺杆菌是人体内正常肠道菌群的一员，而且对维护我们的健康发挥了重要作用。直到不再执迷于"胃炎必然有害"的教条，我才能够以新的眼光看待幽门螺杆菌，理解它们独特的生物学功能。没错，幽门螺杆菌可能对某些成年人有害，但是它们对孩子却是有益的。不分青红皂白地消灭它们可能弊大于利。本书第九章、第十章、第十一章详细记录了我思想转变的细节和具体原因。

从 2000 年起，我转到了纽约大学。我的实验室专门研究这种世代传承的微生物在胃部的活动及其对人体的影响。在接下来的 14 年里，我手头越来越多的证据表明，这些微生物的丧失极有可能是导致现代疾病的原因之一。幽门螺杆菌带我走入了一个更广阔的研究领域——人类微生物群落。

这些年来，我的实验室煞是繁忙。我们有 20 多个课题在同时进行，旨在探索早期接触抗生素如何影响了微生物与宿主（包括小鼠与人）之间方方面面的关系。在常规的动物实验中，我们在喂给小鼠的水里添加抗生素，并与未摄入药物的对照组小鼠进行比较。受试小鼠年纪很小，有些甚至还是胚胎状态。然后，我们等待这些小鼠长大，研究它们的脂肪如何代谢、肝脏如何工作、肠道的免疫系统如何发育、骨骼如何生长，以及这又如何影响了它们的激素水平和大脑功能。

对我们来说，这些工作激动人心。在各个方面，我们都可以看到早期接触抗生素对器官发育带来的改变。我们意识到，生命之初是孩子特别脆弱的关键期，幼年是发育的重要阶段。而小鼠实验表明，幼年阶段有益肠道细菌的缺失会助长肥胖症。我们刚刚着手研究这对乳糜泻及社会发育的影响。关于如何将从小鼠身上做出的发现应用于人类，我们有许多想法。我们的最终目标是逆转世界各地的人们所受到的伤害，包括制定策略来"弥补"消失的微生物。无论采取什么办法，减少对儿童的抗生素滥用都是关键一步。事不宜迟，我们必须马上行动。

从1977年见到那位因高热而在病床上发抖的病人算起，我的科研探索之旅已近37年。回望过去，我相信现在才是我职业生涯中最重要的阶段。多年来，作为一名感染性疾病方面的专科医生，我进行了许多科学实验，这给予了我广阔的视野来观察现代疾病。许多发现也是我始料不及的。但这就像一场漫长的旅途——在科学探索中，我经历了广袤的平原、崎岖的山岭、浩瀚的海洋——这给予了我独特的视角来思考巨变中的现代生活，而我想把这些思考分享给你们。今天的疾病与夺走了我姑姑生命的疾病不可同日而语，但是它们同样致命。

第二章　我们的微生物地球

地球的历史开始于 45 亿年前。彼时，它是一块灼热的 12
熔岩，没有任何生命的迹象；但 10 亿年后，海洋里充满了
自由活动的细胞。我们目前尚不清楚生命是如何从原始海洋
里出现的。有人认为第一块生命元件来自于太空飘落的星
尘，即所谓的泛种论假说。另有人争论说自我复制的分子出
现于大洋底部的沉积黏土，或深海热泉，或出现于波浪冲击
海岸形成的浪花泡沫里。关于生命起源，我们仍然没有一个
圆满的解释。

尽管如此，我们已经大体上了解了生命的运行规律，它
们如何从简单变得复杂，并最终产生出了今天地球上丰富的
生物多样性。所有的生命形式、所有的生命现象都依赖于原
始海洋里形成的永恒法则——演化、竞争与合作。

在这个地球上，真正的主宰者是肉眼看不到的微小之
物——细菌。在近 30 亿年的时间里，细菌是地球上唯一的
生命形式。它们占据了陆地、天空、水体的每一个角落，推 13
动着化学反应，创造了生物圈，并为多细胞生命的演化创造
了条件。它们制造了我们呼吸的氧气，支撑了我们耕耘的土

壤，提供了海洋生态系统赖以维系的食物网。在漫长的岁月中，它们经过不断地试错，最终创造出复杂而稳定的反馈系统，并造就了今天的生命形式。这个过程无比缓慢，但势不可挡。

对人类的心智来说，要理解久远的岁月（deep time）非常困难，更难理解的是数十亿年微生物的活动如何将无机物转变成了有机物。"久远的岁月"这一概念来源于地质学，来源于我们对大陆板块如何活动的理解——大陆板块形成、分裂、漂移、相互撞击、山脉隆起，而这些山脉在数十亿年的风吹雨打中渐渐销蚀。然而早在今天大陆架的前身——大约 5 亿年前的劳亚大陆与冈瓦那大陆——出现之前，细菌就已经在地球上活动了。

约翰·麦克斐（John McPhee）在他的经典文章《盆地与山峦》里，以一个出色的类比刻画了我们在历史长河中的位置："倘若地球的全部历史有古英格兰的一码长，即从国王的鼻尖到他伸展开的手臂末端那么长，那么当他在指甲锉上打磨一下指甲盖的时候，就抹去了人类的全部历史。"

或者考虑另外一个类比：假如将地球过去 37 亿年的生命史压缩成 24 小时，那么，我们的人类祖先将在午夜前 47~96 秒出现，而我们自己——灵长类智人属则在午夜前 2 秒登上舞台。

为了理解浩瀚无垠的微生物世界，我们需要理解一个概念——绝大多数微生物都非常微小，100 万个微生物也不过针眼大小。但是假如你把地球上所有的微生物都聚拢起来，它们的数目将超过所有哺乳动物、鸟类、昆虫、树木等肉眼可见的生命形式的总和。此外，微生物的总质量也将远远超

过这些肉眼可见的生命形式的总和。请记住这个事实：不可 14
见的微生物组成了地球上生物量（biomass）的主体，超过
海洋与森林中所有的鱼类、哺乳动物、爬行动物。

　　没有微生物，我们将无法消化，无法呼吸；没有我们，
绝大多数微生物将安然无恙。

　　"微生物"这个术语包含了好几种类型的生物体。在本
书中，我主要论及的是细菌域，它们也称作原核生物，即没
有细胞核的单细胞生物，但是这并不意味着它们很低级。细
菌细胞完整，而且自给自足——它们可以呼吸、运动、进
食、清除废物、抵御天敌，还有，最重要的，繁衍生息。它
们大小不一，形状各异——有的像皮球、胡萝卜、回飞棒、
逗号、蛇、砖头，甚至三脚架。所有这些形状都天衣无缝地
适应于它们的生活方式，包括在人体内繁衍的方式。在接下
来的篇章里我将就此展开论述。一旦它们擅离职守，我们就
有麻烦了。

　　另一种微生物属于古菌域，它们看起来与细菌差不多。
但是，顾名思义，它们是生命之树上非常古老的一支，有着
独特的遗传性质与代谢能力，而且具有独立的演化历史。古
菌最初发现于极端环境，比如热泉和盐湖，但是实际上它们
在许多环境中都有分布，包括人类的肠道和肚脐眼。

　　第三种微生物形式属于真核生物域。这些单细胞具有细
胞核及各种细胞器，可以组成更复杂的多细胞生命形式。在
过去的 6 亿多年里，真核细胞产生了昆虫、鱼类、植物、两
栖类、爬行动物、鸟类、哺乳动物等所有可见的"大型"生
物。然而，有些原始的真核生物仍然被归类于微生物，包括
真菌、原始藻类、一些阿米巴变形虫和黏液菌。

衡量微生物还需要另外一个尺度。你可能很熟悉形如树状的家谱——你的祖先按辈分从长往幼排列，从辈分最长的曾祖父母，到祖父母，依次类推，家族成员的数目不断增长。现在试想一下地球上所有生命的家谱——由于生命形式是如此之多，以至于它不像一棵树，而像一片树丛，树枝向各个方向伸展。试想一下这是一片圆形类似表盘的树丛，起源靠近中心，之后的树枝向外伸展。接下来，让我们把人类放入这个树丛，比如说放在大约 8 点钟的位置上。

现在来考考你：玉米在这个树丛的什么地方？不出意外的话，我们一般不会认为人类跟玉米有多么接近——玉米嘛，毕竟是一种绿色植物，也许它在树丛中间的某个地方？错，它位于 8 点 01 分的地方。如果人类和玉米是如此接近，那么树丛的其他部分是些什么生物呢？回答：基本上都是微生物。譬如说，大肠埃希菌与梭状芽孢杆菌这两种常见细菌之间的距离比我们与玉米之间的距离还要远。人类在浩瀚的微生物世界面前只是一个微不足道的斑点。我们需要习惯这种想法。

然后还有病毒呢。严格说起来，病毒算不上生物，因为它们必须入侵并利用其他活细胞才能实现繁殖。一提起病毒，我们想到的往往是流感病毒、肝炎病毒、艾滋病毒，总之都是给我们添乱的家伙。事实上，世界上大多数病毒与我们都不相干——它们入侵的是细菌细胞，而不是动物细胞。在海洋中，病毒颗粒的数目不计其数，比宇宙中所有星辰的数目还多，它们依赖于海洋中无数的细菌而生活。在数十亿年的时间里，病毒与微生物鏖战不休，演化出了无数攻防的招数，这让我想起了《疯狂》杂志里间谍对抗间谍的经典系列漫画。事实上，针对人体细菌性疾病的一种可能治疗方案，正是利用这些病毒（又称为噬菌体）来杀死细菌。这个想法我将在本书的第十六章谈到。

许多类型的微生物栖居在地球上，并参与塑造了地球。不过，本书主要关注的是细菌，以及当我们用强效药物杀灭它们的时候会发生些什么。许多真核生物（比如疟原虫，它是导致疟疾的主要原因之一）都给我们带来了深重的灾难，但那是另一个性质的问题。同样的，许多病毒——比如艾滋病病毒——也危害着人类，但是它们对抗生素没有反应，因此本书也不会讨论它们。

16

* * *

环顾我们周围，处处都有微生物在繁衍生息。海洋里有不计其数的微生物，有人对此作了估算：海洋中至少有 2000 万种（一说是 10 亿种）微生物，占据了海洋生物总重量的 50%～90%。海洋微生物的细胞数量超过 10^{30}，这相当于 2400 亿头非洲象的重量。

为期 10 年的国际海洋微生物普查计划，对全球 1200 多个采样点进行了取样分析。结果表明，实际存在的微生物种类可能是传统观点认为的 100 多倍。无论放眼何处，总有些微生物在数量与功能上占据统治地位。说到意外发现，他们也发现了许多物种只有不到 1 万个个体（对细菌来说这真是微乎其微），包括许多只存活一次的"独生子"（singletons）。他们得出结论，海洋中有许多罕见的细菌在韬光养晦，等候合适的时机爆发。这些概念同样适用于寄居在我们体内的微生物。微生物的一个重要特色在于它们可以长时间、低数量地"潜伏",等到机会合适才突然爆发。

许多海洋微生物都是所谓的"极端微生物"。例如,有一些微生物生活在海底热泉附近。在那里,地壳之下喷涌而出的沸腾海水富含硫、甲烷、氢气。当这些热泉遇到冰冷的海水就形成圆柱形的"烟囱"。这些"烟囱"里含有多种酸类及重金属化合物。在黑暗缺氧、类似地狱的海底世界,许多微生物正是靠着热泉中的化学物质繁衍生息。在美国黄石国家公园的地热喷泉、特立尼达的加勒比海岛上的沸腾湖中,我们也可以见到同样的情形。在南极大陆的巨型冰川之中与北冰洋厚厚的冰层之下,同样也有细菌在生活着。

占据了地球 60% 表面积的海洋地壳,由海底幽暗的火山岩组成,它滋养了也许是地球上最大规模的微生物群体。在它上面栖居的微生物,依赖于水和岩石之间的化学反应而获得生存所需的能量。

最近,人们发现有些细菌依靠海上漂浮的塑料颗粒为生。虽然该进程非常缓慢,但是上千种不同的微生物都参与了将"塑料圈"降解回生物圈的过程。除了往海洋里丢塑料垃圾,我们没有"专门照顾"过这些细菌。然而在海上漂浮着的无数种微生物中,有一些偏偏就好塑料这一口,慢慢地,它们的规模就越来越大——你看,这就是自然选择(其实是塑料选择)。

最近,在地球最深处的马里亚纳海沟,人们也发现了活跃的微生物群落,其中的细菌数量比周围海底平原沉积物中的 10 倍还多。在南美洲的西海岸,一块大小与希腊国土面积相当的巨型微生物垫依赖于硫化氢而生活。

大量的微生物随着风,特别是飓风,上了高空。然后它们就滞留在天上，甚至安顿下来。它们帮助形成了卷积云，并作为成核颗粒形成冰晶，促进降雪。它们既改变了天气又影响了气候，还促进了营养物质的循环与污染物的分解。

在陆地上，微生物主宰着我们最珍贵的资源之一——土壤。目前，多项对世界各地土壤微生物取样的计划正在进行之中，有专家称之为"探寻地球上的暗物质"，将其与探索宇宙中的暗物质相提并论。

微生物使地球变得适宜人类栖居。它们分解死尸残骸——这对其他生物来讲相当重要。它们可以将空气中惰性的氮元素转化或者"固定"成活细胞可以利用的游离氮的形式，造福于所有的动植物。在墨西哥湾深海原油泄漏之后，细菌消化了许多污染物。它们可以利用石油里的营养物质，再辅以从空气中得到的氮源，饕餮一餐。 18

微生物也生活在岩石里。例如，在南非的埃姆博能金矿里，一些细菌在放射性衰变的帮助下繁衍生息。铀裂解水分子时会释放出氢元素，这些细菌就利用游离氢与硫酸盐的结合为生。它们甚至可以帮助我们发掘金矿。代尔夫特食酸菌（*Delftia acidovorans*）使用特殊的蛋白质将对细菌有毒的游离金离子转变成无毒的惰性金属形态，使得固体金从溶液中沉淀出来，聚集成沉积金矿床。此外，也许是世界上最强悍的细菌——耐辐射球菌（*Deinococcus radiodurans*）竟然能生活在放射性废物里。

我最爱的微生物几年前才见诸报道。它是由地质学家们在勘探钻井，并研究提取出来的岩芯时发现的。从取自 1600米深处的岩芯里，他们发现了三种成分：玄武岩（岩床的一种形式）、水和许多细菌。这些细菌依靠岩石和水就可以维生。

最后，许多工业都有赖于微生物为我们服务——从发酵面包、酿酒，到利用生物工程技术生产现代药物。我们尽可以放心地假定，细菌可以执行我们给它们安排的任何化学反应。它们无穷无尽的多样性里肯定还隐藏着我们目前尚不了解的能力。我们需要做的是明确问题，并找到合适的微生物来解决问题。或者，我们可以改造它们的基因。限于篇幅，这些令人激动的可能性就不展开了。

＊　＊　＊

微生物的生存是一部传奇史诗，充满着无尽的冲突与合作。鉴于大多数人对达尔文的演化理论（物竞天择、适者生存）耳熟能详，我们不妨就从这里开始讲起。

达尔文敏锐地观察到，在所有物种中，不同个体之间总是存在着差异，从鸟类到人类都是如此。他进一步推断，当个体间的差异存在时，大自然总是会"选择"那些最能适应环境的个体（即"最适者"）——演化理论正是由此推论发展而来。"最适者"能更好地完成生命的循环并留下后代，在生存竞争中胜过其他个体。随着时间的推移，"最适者"会比其他竞争者繁衍出更多的后代，直至后者灭绝。正是这种自然选择导致了通常所说的"适者生存"。但达尔文并不知道这些原则同样适用于微生物。像我们一样，他主要关注于可见的动植物，但是事实上，支持自然选择最强有力的证据来自于对微生物的观察与实验。

例如，我可以培养一种常见的肠道细菌——大肠埃希菌。我需要做的只是将极小的一团大肠埃希菌细胞接种在培养基上，然后放在温暖的培养箱中过夜培养。大肠埃希菌会迅速生长、繁殖，第二天它们的数量就超过了 100 亿个，整个培养皿都被一层大肠埃希菌覆盖。它们生长得如此密集，以至于无法辨别单个的菌落。现在，假设我将同样多的细菌接种在另外一个培养基上，但是其中添加了链霉素——这种抗生素可以杀灭大多数大肠埃希菌菌株。这次，第二天早上检查培养皿的时候，我只能看到 10 个孤零零的菌落，而不再是 100 亿个细胞组成的"菌苔"。每个菌落不过小丘疹一般大，大约包含了 100 万个大肠埃希菌细胞。每个菌落都是从最初的单个细胞形成的，这些细胞没有被抗生素杀死，于是在培养基上繁衍。把细菌接种到含有或者不含有抗生素的培养基上得到的结果截然不同，我们该如何解释这一差异？

首先，我们看到，抗生素的确起作用了。从 100 亿降到 1000 万，是原来的千分之一。或者也可以这么理解，抗生素杀灭了 99.9% 的细胞，只留下了 0.1% 的幸存者。我们也可以认为抗生素在某种程度上失败了，因为毕竟有些细胞活过来了。为什么有些细胞可以挺过来而其他的却不行呢？纯粹是撞了大运吗？回答：是，也不是。

之所以说是，是因为这些耐药细菌里一个基因突变了，改变了细菌核糖体的结构，使得耐药菌株生存繁衍。对链霉素敏感的细菌之所以死掉，是因为抗生素会干扰正常的核糖体合成蛋白质，从而阻碍了细胞的生长。

这些引起了细菌耐药的基因突变是怎么来的呢？这个过程颇值得玩味。有可能，在最初有 10 亿个细胞的培养基中只有少数细胞（在这个例子中，准确来说是 10 个）具有这种变异的基因。它们事先就存在了。倘若用达尔文的术语来解释这些实验的话，就是，链霉素"选择"出了种群中具有耐药性的基因变异，而没有链霉素的环境则"选择"出了通常的基因版本，这一版本在生长繁衍中更有效率，但是对链霉素敏感。大肠埃希菌中有链霉素耐受基因的比例取决于它们接触链霉素的频繁程度以及最近一次的接触时间。这只是关于自然选择的一个简单的例子。竞争永无止息，唯有最适应者方能胜出。

细菌里有无数彼此竞争、捕食或者互相剥削的例子，当然也有无数协同与合作的情况。举例而言，如果肠道里有一种类杆菌属的细菌，可以帮助大肠埃希菌把它栖居环境中的一种有毒化合物清除掉，那么大肠埃希菌将因此获益。这种单一方向的帮助关系，被称为偏利共生（commensal，一方因此获益，另一方并不因此受损）。

互惠互利的合作将更加强大。试想，如果大肠埃希菌的主要代谢废物恰好是另一种细菌的食物来源——在这种情况下，两个物种将倾向于聚集在同一个环境里。对每一个物种来说，它们所做的仅仅是执行自己的遗传程序，结果却对彼此都有利，岂不妙哉？这是一种互利共生（symbiosis）。

在其他情况下，许多不同的细菌相互帮助：在快速流动的溪水中，细菌甲吃掉了细菌乙排出的废物，并黏附在岩石上。与此同时，细菌丙本来不能黏附于岩石，却可以附着于细菌甲而避免被冲刷走，并帮助甲锚定在岩石上。而乙又能生产出对丙来说富有营养的化合物。这种情形下，细菌甲、乙、丙就倾向于聚集在一起，因为这对它们三者都有利。

在 40 多亿年的演化史中，细菌不断分裂，新细胞不断 21
产生——这个过程最快每 12 分钟就进行一次。这期间出现
过的细菌数不胜数，包含了无数种可能的变异。在这个近乎
永恒的进程中，新的细菌不断出生、繁衍，逐渐占尽了地球
的每一个角落。

有时候，细菌可以稳定地生活在一起，形成一个联盟。
这些合作互助型的集体在环境中屡见不鲜——在土壤里、溪
流中、腐朽的木头上和热泉里——生命几乎无处不在。关于
远古生命，目前已知的最古老的证据来自于澳大利亚发现的
"微生物垫"化石，它们已有 35 亿年之久。这些微生物垫里
包含了巨大的片状结构，好似一整个微型生态系统。很有可
能，有些层的微生物执行光合作用，有些层呼吸氧气，有些
进行发酵，还有一些负责摄入不寻常的无机物质。正所谓甲
之砒霜，乙之蜜糖，一个物种排出的废物可能恰好是另外一
个物种的食物。它们分层而居，团结协作，最终结果则惠及
全体。

有些细菌可以向周围分泌出类似于明胶的层状结构，这
层厚厚的胶质称为生物膜（biofilms）。不同细菌生物膜的组
成不同，但是功能一致——保护细菌以避免干燥、高温或者
免疫系统的攻击。正是有了生物膜的保护，细菌在恶劣的条
件下也可以存活下来。

细菌结成了联盟和网络来相互帮助，它们不仅分布在土
壤、海洋、岩石表面，也存在于动物之中以及人类身体
里——与人体相关的细菌将是本书的主角。伟大的生物学家
斯蒂芬·杰伊·古尔德（Stephen Jay Gould）曾为地球上所
有的生命形式描绘了一个更宏大的参照系，他写道："……

这是微生物的时代，过去如此，现在如此，将来还是如此，直至世界终结……"前不见古人，后不见来者，念天地之悠悠，独微生物不朽！

第三章　人类微生物群系

　　想一想你身体里的重要器官吧。心脏、大脑、肺、肾 ²²
脏、肝脏都是维系生命的重要器官。每时每刻、日日夜夜，
它们都在泵出液体，排出废物，输送氧气与营养，传递信
号，使得我们每个人都得以感知周遭并在世界上活动。一旦
任何器官失灵，我们轻则得病，重则昏迷，甚至死亡，就这
么简单。

　　其实你还有另外一个关键"器官"，它同样时刻维系着
你的生命，但是你从来没有亲眼见过它，因为肉眼是看不见
这个器官的。它遍布于你的全身，特别是你的体内，但是我
们直到最近才逐渐认识到它对健康的重要性。关于这一部分
"器官"，最奇特的地方在于它似乎不属于你的身体。它的基
因与人类基因不同，它的细胞也并非来源于人类细胞。事实
上，它正是前一章里提到的微生物们，那数万亿颗微小的生
命形式。或许有人认为把微生物联盟称之为生命"器官"有
点言过其实，但是从功能上来讲这一点儿也不过分。微生物
群系不像心脏或者大脑那样，从胚胎时期就开始发育——它 ²³
的发育过程始于你呱呱坠地的那一刻。在最初的几年里，它

25

持续发育着，不断地从你周围的人们那儿获得新的微生物。但是不要小看它，失去整个微生物群系的后果几乎与失去肝脏或者肾脏同样严重，除非是在极为特殊的护理环境下，否则你存活不了多久。

人体内的微生物并不是由地球上的某些微生物随随便便地组合而成。事实上，每一种生物与它体内携带的微生物都在协同演化，后者执行着多种多样的代谢与保护功能。换言之，它们是在为我们服务。海星有它的微生物群系，鲨鱼有它的微生物群系，甚至海绵动物都有它自己的微生物群系。爬行动物诸如蜥蜴和蛇都各有其独特的微生物群系。每一只猫头鹰、每一只鸽子、每一只园丁鸟都有一套独特的微生物群系为其服务，这些微生物群系仰赖宿主的存活而生存。哺乳动物也是如此，从小巧的狐猴到海豚、狗，再到人类，体内都满是专门适应于它们的微生物，帮助它们存活并保持健康。

这些微生物为宿主提供了关键的服务，同时也从宿主那里获得食物与栖身之地，因此它们与宿主是互利共生关系。白蚁能消化木头要归功于生活在它们肠道中的细菌；牛能够从草里汲取营养也多亏了生活在它们4个胃里的微生物。蚜虫，一种生活在植物上的小昆虫，体内同样生活着共生的细菌。其中，一种叫作布克奈拉（Buchnera）的共生菌在蚜虫中生活了至少1.5亿年。这些细菌具有参与代谢的关键基因，从而使得蚜虫可以利用植物里富含糖分的汁液为生；作为回馈，蚜虫为布克奈拉菌提供了寓所。这是一个双赢的局面。科学家已经构建出蚜虫和布克奈拉菌的演化树——两棵树的结构几乎一致！这种事情巧合的可能性近乎是零，唯一的解释是它们是协同进化产生的。

仔细观察哺乳动物的微生物群系会发现，正如人类的基因可以与其他哺乳动物的基因相比较，你的微生物同样是一棵更大的家族树的一部分。在这个意义上，微生物的结构可以视作远古祖先的印记，并帮助我们理解为什么人类更类似于猿猴而不是奶牛。这引出了一个有趣的问题：我们类似于猿猴是由于我们的哺乳动物基因，还是由于我们微生物的基因？我们一直认为是前者，但是也许是后者，更有可能，两者皆是。

如前文所述，人的身体是一个生态系统，就像珊瑚礁或者热带雨林，是一个由相互关联的生命形式组成的复杂组织。如同所有的生态系统，多样性至关重要。在丛林里，多样性意味着各种不同种类的乔木、藤蔓、灌木、开花植物、蕨类、藻类、鸟类、爬行动物、两栖动物、哺乳动物、昆虫、真菌、蠕虫。高度的多样性为系统内所有的物种提供了保护，因为它们之间的相互关联创造了一个稳定的网络，保证了资源的获取与流动。多样性的丧失会危害生态系统的健康，而关键种（对环境的影响巨大，影响力远超其在生态系统中所占比例的物种）的丧失则会导致生态系统崩溃。

发生在黄石公园的一个故事可以说明这一点。70 年前，黄石公园里的狼群（wolves）被人为地消灭了。由于天敌不在，麋鹿的数量激增。对麋鹿而言，它们可以不慌不忙地在河边吃草了，于是它们啃秃了大多数河岸边上美味的柳树。继而，依靠柳树筑巢的鸣禽和依靠柳树根筑坝安家的河狸开始变少。随着河水冲刷，水鸟离开了这个区域。没有了狼群猎杀带来的动物尸体，许多吃腐肉的动物包括乌鸦、鹰、喜鹊和熊缺少了食物来源，因而数量有所降低。有了更多的麋鹿来竞争食物，北美野牛的数量也随之降低。没有了狼这一天敌，美国豺【coyote，又称郊狼，属于狼的表亲，体形比狼小得多，食谱也颇有不同——译者注】重新出现。它们以野鼠为食，使得许多靠捕食野鼠为生的鸟类和獾类没有了食物来源。如是推演，当一个关键种缺失，整个相互关联的紧密网络都受到了影响。这个概念在自然环境中成立，在我们的微生物群落中同样成立。幽门螺杆菌从远古时代起就栖居于人类胃部，它们的消失值得警醒。

＊ ＊ ＊

据估算，人的身体由 30 万亿个细胞组成，但是它却容纳了超过 100 万亿个细菌与真菌细胞，这些微生物朋友们与我们协同演化。考虑一下这个事实：此时此刻，你身体内 70%～90% 的细胞都不是人类细胞，而是微生物细胞。微生物寄居于你的每一寸肌肤，你的口、鼻、耳，你的食管里、胃里，尤其是肠道里。女性的阴道里也有丰富的细菌种类。

在世界上已知的 50 个门的细菌之中，人体中已经发现了 8～12 个。其中 6 个，包括拟杆菌门（*Bacteroidetes*）与厚壁菌门（*Firmicutes*），占了人体内细菌的 99.9%。与我们人类"同居"最成功的微生物就从这少数几支种系传承下来，它们为人类微生物群系的形成奠定了基础。随着时间的流逝，它们演化出了特殊的功能，包括耐受酸性、利用特殊的食物、适应干燥或潮湿的环境，从而在人的体表与体内的特殊微环境（niche）里繁衍生息。

这些细菌加在一起大约有 1.3 千克重，与你的大脑相当，包含了上万种不同的物种。在美国，还没有哪个动物园

有超过 1000 种动物。生活在人的体表与体内的微生物比动
物园里的动物更加多样、更加复杂。

当你还在母亲子宫里的时候，你的体内是没有细菌的，
但是随着分娩的进行，你很快就被数以万亿计的细菌占领
了。在后面，我们将会讨论这个惊人的过程。对微生物而
言，从零增长到万亿只需要很短的时间。在人出生之后的头
三年内，微生物陆陆续续地入住到人体，从起初的拓荒者到
后来的乔迁客，微生物的"移民"是一个井然有序的过程。

最终，你身体的每一个角落，无论是内里的脏腑还是外
表的皮肤，都有独特的菌群栖息。胳膊肘上与脚趾缝里是完
全不同的物种，胳膊上的细菌、真菌、病毒与口腔或者结肠
里的微生物也完全不同。

皮肤是一个巨大的生态系统，它比半块三合板稍大一
点，覆盖了约 2 平方米的平面、褶皱、导管和罅隙。这些空
间往往非常细小，要用显微镜才能看到。如果凑近观察，这
些看似光滑的皮肤可能更接近于月球的表面，到处是环形山
与沟壑。何种微生物在哪块皮肤上栖居取决于该区域是多油
（比如面部）、湿润（比如腋窝）还是干燥（比如前臂）。汗
腺和毛囊里有独特的微生物。有些细菌靠死去的皮肤细胞为
生，有些利用皮肤分泌的油脂维持湿度，还有一些可以抵御
入侵的有害细菌或真菌。

说起鼻子，研究人员最近发现健康人的鼻腔内里生活着
许多典型的病原体，但是它们却没有致病。其中还有臭名昭
著的金黄色葡萄球菌（*Staphylococcus aureus*），它可能导致
疖子、鼻窦炎、食物中毒、血液感染，但是它也可以在鼻腔
里与人类和平共处，自顾自地营生。无论何时，人群里都有

三分之一以上的人携带着它们。

　　微生物在人体内最大的聚居地是消化道，这始于最上端的口腔。如果你对着镜子观察，你马上就可以发现口腔可以27　分成不同的区域，比如牙齿、舌头、面颊以及口腔上颚，而且每个位点都有许多不同的表面：舌头的上下表面、牙齿的不同表面、牙齿与牙龈的交界处。可以说，在你的口腔里，每个表面上都生活着完全不同的细菌群体。美国国立卫生研究院从 2007 年开始启动了人类微生物组计划（Human Microbiome Project），为期 5 年，我们由此获得了许多新知识。该计划的目标之一是从 242 位健康的成年人体内提取微生物样本，并对这些微生物的基因组进行测序分析。其中一个值得记住的结论是，虽然不同成年人所携带的细菌从整体上看非常相似，但每个人的菌群都有独特之处。我们微生物组的差异远远大于基因组的差异。这是一个我们将要一再提及的事实——我们的微生物是因人而异的。尽管如此，还是有一些一般性的组织原则适用于整个人体微生物群系，我们将在谈到胃肠道的时候讨论它们。

　　在人类微生物组计划中，口腔是重点取样区域。好几个科的微生物在多个口腔采样位点都很常见，比如韦荣球菌属（Veillonellas）、链球菌属（Streptococci）、卟啉单胞菌属（Porphyromonads），但是它们的分布差异极大。而其他的微生物只在非常有限的区域内出现。

　　口腔中微生物最为富集的地带是牙龈缝隙（gingival crevice），这里充满了细菌，其中许多是厌氧微生物，它们不仅不喜欢氧气，甚至会被氧气杀死。这听起来有悖常理——我们的口腔每时每刻都有空气通过，空气中含有氧气，怎么会有大量的厌氧微生物？但是事实的确如此。这告诉我们，口腔里有许多特殊的微环境，在这些微小的区域里厌氧细菌可以茁壮生长。

有没有琢磨过为什么早晨刚刚醒来的时候你的口气会不那么清新？那是因为在大部分睡眠时间里，你其实都在用鼻孔呼吸，因此经由口腔的空气减少，厌氧微生物的数目上升。它们会分泌出许多挥发性的化合物，从而导致了"清晨口臭"。当你刷牙的时候，你就是在刷掉这些残留物以及这些细菌本身，它们的整体数量下降，总体分布改变——直到 28
第二天又开始新的循环。

产生气味的不止是口腔中的微生物，而是人体所有部位的微生物。在身体的某些部位，比如腋窝和腹股沟，微生物浓度非常高，其中占主导地位的微生物分泌出的味道更加令人不悦。尽管人类为控制这些异味发展出了一整套清洁护理产业，但这些气味的产生并非偶然。从昆虫到人类，每种生物体都具有其标志性的"微生物气味"。这些气味暗示我们谁是朋友、亲人、敌人、爱人，抑或潜在的配偶，它们还告诉我们何时宜于同房。母亲熟悉孩子的气味，孩子也熟悉母亲的气味。气味非常重要，而它们基本上都是微生物产生的。气味甚至决定了我们是否招蚊子，一旦我们理解了这背后的原理，我们就可能利用这些知识来躲避或者驱赶这些害虫。不过这已经不是本书要讨论的主题了。

在口腔里，你的牙齿、唾液、酶与友好细菌开启了食物消化的第一步。一旦食物离开口腔，它们就被送进了食管。这是一个长长的管道，上承咽喉，下接胃部。一直以来，人们认为食管是无菌的。但在 2004 年，我们在其中发现了一个含有数十种微生物的群落，消除了这个误解。

食物然后进入胃部，在这里，胃酸和消化酶帮助着消化的进行。胃部是强酸环境，但其中仍然有细菌生活着，包括通常占主导地位的幽门螺杆菌（上已提及），其他的微生物也可能存在，但是数量上要少很多。胃也会像甲状腺之类的腺体那样分泌激素。胃壁里有免疫细胞，能帮助抵御感染，正如脾脏、淋巴结和结肠所做的那样。幽门螺杆菌对于胃酸的分泌、荷尔蒙的产生、免疫力的维持都发挥着作用。

下一站，小肠。这是一个更长的管道，包含了消化吸收所需的重要成分——去污剂、酶、转运蛋白。大部分食物消
29 化都发生在小肠，细菌当然也存在于此，不过数量相对较少，大概是因为过多的微生物活动可能会干扰营养消化与吸收的关键功能。

最后，所有残留的食物抵达了结肠，这里细菌如织，"菌山菌海"。人体内的大多数微生物都寓居于这个边境地带，数目极为惊人。每立方厘米结肠中所包含的细菌数量比地球上的总人口都要多——而你的结肠容积有几千立方厘米。在这个浩瀚的"细菌宇宙"里，细菌们密密麻麻地拥挤在一起，分泌多种化合物，陪伴你度过每一天的人生旅程。你也许认为这不过是生命不得不完成的又一笔交易：我们为它们提供住所，它们帮助我们生活。但是这未免失之过简。许多人因为这样那样的疾病或者受伤而失去了结肠及其中所有的细菌，但是他们依然可以健康地生活几十年。因此，尽管结肠中的海量细菌非常有用，但它们并不是必需的（如前所述，这并不适用于你的整个微生物群系——丧失了整个微生物群系很可能导致灾难性的后果）。

　　结肠的微生物帮助降解素食纤维并消化淀粉。在一定意义上，所有抵达小肠末端的食物就已经被排出体外了，因为你无法再消化它们。但是，结肠里饥饿的细菌还能进一步代谢许多残留物质。举例而言，苹果中的纤维素不会被小肠消化，却能被结肠里的微生物利用。与此同时，这些微生物还分泌出一些短链脂肪酸，它们可以被肠壁细胞吸收并为人体所用。从这个意义上来说，这些微生物同样滋养了你！

　　结肠中寄居的微生物为我们提取的能量最多可以占到食物总能量的 15%。如同我们身上栖息的所有微生物，它们不只是萍水相逢的过客——我们彼此帮助，协同演化。在所有的哺乳动物中，即使是那些数千万年前在进化上就已经分离开的物种，结肠微生物组成与功能依然非常相似。

　　肠道环境温暖潮湿，并且在缓慢蠕动着，不同的区域里住着功能各异的微生物。有些能分泌特殊维生素的微生物可能生活在特定的小角落里，而那些将淀粉分解为简单糖类的微生物可能生活在更大的社区里，这里当然会有竞争。正如在城市里，重要地段的停车位和私立学校的入学名额都广受追捧。许多需要同样营养物质的细菌都具有同样的酶类，就像狮子与猎豹追捕同样的猎物那样，这些细菌也为相似的食物而激烈竞争。在我看来，许多细菌都渴望潜身于那柔软的黏液层之下，它们为了避开胃酸或胆汁的暴风骤雨而竞争有限的庇护之所。与此同时，每天都有许多黏附在胃肠管道内壁的细胞被冲刷走，因此，今天的避难之地也许明天就成了流离之所。最后，当消化的终产物以粪便的形式离开人体，大量的细菌细胞也随着脱落的肠道内壁细胞一起被裹挟而去。总的来说，细菌及其残骸还有水分构成了粪

30

便的主体。

为了更好地理解微生物对人体代谢的重要性，考虑一下如下事实吧：你血液里几乎所有的化学物质都是由微生物活动产生出来的。细菌同样可以消化乳糖、合成氨基酸、分解草莓或者海苔（如果你爱吃寿司的话）里的纤维。

微生物的产物可以作用于血管内特殊的受体，帮你稳定血压（奇怪的是，这些受体也存在于你的鼻腔里）。这些感受器可以检测到肠道微生物分泌的小分子，而对这些分子的反应则会影响血压。因此，在你进食之后，血压可能会降低。有朝一日，我们是否可以利用这些细菌来更好地治疗高血压呢？非常有可能。

细菌也在代谢药物。比如，全球有数百万的人在服用地高辛，这是从植物毛地黄中提取的一种药物，用于治疗各种心脏疾病。肠道是地高辛化学加工的第一站，随后地高辛被吸收。由于每个人的微生物群系组成不同，地高辛在肠道内的化学加工也因人而异，这决定了抵达血液的药物量，并且会带来不同的结果：若是剂量太低，药物不会起作用；若是剂量太高，又会有副作用，导致心脏问题、改变色觉或者引起呕吐。未来，医生也许可以通过减弱或者强化肠道微生物来控制地高辛进入血液的剂量。

有些肠道细菌可以合成维生素 K，它对于伤口处的血液凝结不可或缺，但人体自身的细胞却不能制造它。大约是因为细菌的效率更高，人体细胞干脆就依赖于细菌提供维生素 K，而不必耗费能量兴师动众地亲自合成它。因此，在原始的人类身上，那些获得了合成维生素 K 的细菌的人便比那些需要自己合成或者从植物中获取维生素 K 的人多了竞争优势。在一定意义上，我们的祖先把这项关键的生理功能"承包"给了细菌。我们为它们提供食物与住所，它们帮助我们愈合伤口——一笔愉快的交易。

　　有些微生物甚至可以合成"安定"（又名地西泮，一种镇静性药物）。重症肝癌患者往往会陷入昏迷，但是如果给他们注射苯并二氮类（比如药物安定）的抑制剂，他们就会醒来。这是因为健康的肝脏可以分解肠道微生物分泌的天然形式的安定，但是功能受损的肝脏却不行，于是人体内微生物合成的安定就直接进入大脑，导致病人陷入昏迷。另外，居住在新几内亚高原的人们体内的微生物也有所不同，当地人的食谱中 90％ 都是红薯，蛋白质含量很低——他们能以此为生，全靠体内的微生物。新几内亚原住民的肠道微生物能利用红薯中的糖类来合成蛋白质——这些微生物和根瘤菌一样，它们固定空气中的氮气，并以此来制造氨基酸。

＊　＊　＊

　　在女性中，细菌占领并保护着阴道。不久之前，医学科学家们相信育龄女性的阴道里只有一类细菌，即乳酸杆菌，保卫着阴道免受真菌之类病原体的侵害。的确，乳酸杆菌可以分泌乳酸，从而降低了阴道内的 pH 值，使得它不适合于病原体的生存，从而保护了阴道。人们之前假定，倘若女性的阴道被其他细菌占据，她们将更容易得各种生殖道疾病。但是现在对好几百位健康女性的阴道细菌进行的基因测序分析表明，阴道内的微生物群落可以分成五大类型，其中四种都由某一种独特的乳酸杆菌主导，唯独第五种类型基本上不含乳酸杆菌，而是包含好几种其他主导细菌。与长期以来的

32

主流意见相反，这样的女性患上阴道疾病的概率并没有显著增高，而且这种情况也不在少数——约三分之一女性的阴道内都是这种所谓的"非常规混合菌群"。

缺乏乳酸杆菌的阴道 pH 偏高，但是其中的细菌同样可以营造不利于入侵者的环境，而且能力一点儿也不差。这种功能的替换很可能在身体的所有地方都在发生，不同的细菌在不同的人身上可能完成着同样的工作。

此外，我们还知道，每个女性阴道内的细菌种类随时间而变化。比如，惰性乳杆菌（*L. iners*）可能在大多数时候占主导，但是当女性例假期的时候，另外一种细菌——加氏乳杆菌（*L. gasseri*）则会剧增，直到经期结束才消退。这看起来简单明了，但是这样的模式并不常见。最常见的模式是没有明显的模式——有时主导细菌在女性生理周期的中期发生替换，而下一个月则在末期替换，有时候甚至没有替换。另外一些时候，不同的乳酸杆菌菌种以跳跃的方式轮流主导阴道，而有些时候那些"非常规"的细菌占主导，而后似乎无缘无故地又消失了。这背后到底是什么因素在推动着这些细菌起伏不定的更迭呢？我们目前还在摸索。

＊　＊　＊

微生物群系对人体的最大贡献可能在于提供免疫力。

事实上，它们组成了免疫系统的第三纵队。第一纵队是你的先天性免疫系统，包括保护着人体表皮及黏膜的细胞或分泌蛋白。它们可以"识别"大多数细菌共有的结构模式，从而消灭这些细菌。第二纵队是适应性免疫系统，它们依赖于特异性的抗体来识别病原体上高度特异的化学结构。而第

33

三纵队就是微生物免疫，顾名思义，它依赖于你体内已有的微生物。这些长期的住户可以以各种方式抵御外来者的入侵。我们将会在接下来的章节里详细展开。

　　免疫系统与微生物的相互作用从你出生的那一刻就开始了，并且贯穿你的一生。这是有道理的。人体内微生物的一个关键特点在于它们可以抵御入侵者。其实，这些微生物朋友们在你身体里安居乐业，它们并不希望外来者侵入。比如说吧，如果入侵者试图在你的肠道中争得一席之地，它们必须首先经过胃酸的严峻考验——大多数细菌都将在此被消灭。胃酸是由宿主分泌的，不过它也受到胃里的微生物（比如幽门螺杆菌）的调控。如若入侵者果真抵达了你的肠道，它们还必须找到食物来源以及栖息之所。但是，在本来就"居之不易"的肠道内壁，当地的细菌不会轻易放弃它们千辛万苦挣来的地盘，当然更不愿意分享食物。因此它们分泌出一些物质，包括抗生素，来毒杀其他细菌。

　　更常见的情形是：有些入侵的细菌能够找到一小块立足之地，但几天之后就又不见了。事实上，人体内的微生物保持得相当稳定。当你与恋人接吻的时候，你们交换了大量的微生物。但是过后——几分钟、几小时，最多几天——你和你的他/她都将恢复原状，就像没接过吻一样（从微生物的角度来说）。这当然也会有例外，你可能从恋人那里染上病原体，我稍后将谈到这一点。但是人抵御入侵微生物的能力通常非常强大——即使它们来自于一个与你非常亲密的人。这个道理同样适用于性行为——那不仅有体液的接触，还有微生物的交换，而且对双方都有影响。但是过了一段时间，你和你的恋人又恢复以往，就像一切都未曾发生过（这也是

从微生物的角度来说）。当然，不排除一些微生物会在配偶
34　之间定期迁徙，但是目前我们对此还没有清楚的认识。不
过，病原体是个例外——它们往往都演化出了在不同的宿主
之间传播的本领。

＊　＊　＊

　　饮食的改变其实并不会剧烈改变你的微生物。在数月乃
至数年之内，人类肠道微生物群系的组成相对稳定，但是不
同个体间的差异却很大。在一个小规模研究中，受试人员在
两周的时间内一直食用地中海饮食：高纤食物、全谷物、干
豆/小扁豆类、橄榄油以及每天五份的水果和蔬菜。相关性
研究表明这份饮食可以降低心血管疾病的风险。受试者提供
了血液样品以便分析与心脏疾病相关的脂肪含量，同时提供
粪便样品以便分析实验前后微生物的组成差异。

　　研究发现，胆固醇的总量与所谓的"有害胆固醇"的量
都有所降低——这当然是件好事。但是受试者的微生物并未
发生变化。正好相反，每个人似乎都有一个独特的"微生物
指纹"。有些报道说，这一"指纹"相当可靠，并不随着饮
食的变化而改变。然而，在另外一些饮食研究中，微生物群
体的变化却更加显著。最近的一项研究表明，将饮食调整为
全素或全荤会引起微生物群体的巨大变化，不过一旦饮食调
整回来，这些变化随即消失。饮食调整持续一年是否会带来
某种持久性的改变呢？我们并不清楚。我们还需要更多的研
究来更好地理解饮食对肠道微生物的作用。就现在来看，似
乎各种肠道细菌的相对含量都在各自的一定区间内起起伏
伏。目前的研究致力于理解这些前沿问题——不同个体之间

的差异究竟有多大？人一生中的肠道菌群的波动幅度又有多大？如果人体内有 100 万亿个微生物，而每个微生物都是微小的遗传机器，那么，在这些微生物之中有多少基因在忙忙碌碌？这些基因又都在忙些啥？

如上所述，人类微生物组计划的目标之一是对健康成年人体内微生物的基因组进行测序分析。我们不仅普查了有哪些微生物存在（"都有谁"），也统计了它们携带着哪些基因、功能为何（"在干嘛"）。这项计划的主要发现是，这些微生物里有几百万个独特的基因（最近的估测有 200 万个）。相比之下，人类基因组只有大约 2.3 万个基因。换言之，人体内 99％ 的基因是细菌的，属于人类的只有 1％。我们的微生物不只是乘客——它们有活跃的代谢功能；它们体内的酶可以催化产生铵根离子、乙酸、二氧化碳、甲烷或者氢气，其他微生物则可以靠这些产物维系生命；它们也制造了许多对人体有益的复杂产物，尽管这其中的细节我们还没有完全探讨清楚。

最近，一项来自欧洲科学家的统计调查（MetaHit consortium，人类肠道宏基因组计划）得出了一些其他的结论。对近 300 名欧洲人的统计表明，受试者肠道里独特的细菌基因数量在不同个体间差异巨大。个体基因数量的分布曲线并不符合正态分布的钟形曲线——说明这并非正态分布。事实上，研究人员发现了两个主要的类群：77％ 的人属于高基因类群，平均每人体内有大约 80 万个基因；低基因类群，即剩余的 23％ 的人，只有大约 40 万个基因。这个发现颇出乎预料，但是最有意思的观察结果是拥有低基因拷贝的人群更易于肥胖。这是一个令人震惊的结果，我们将在后面详细讨论它。

* * *

理解人体内微生物的生态结构是个颇为棘手的课题。在一个大型生态系统中，比如热带雨林里，生态学家可以实地考察其中无数的个体与物种，它们的行为以及之间的相互作用。这些考察可以实时进行——日日夜夜、春夏秋冬，甚至持续多年。但是，起码目前，我们还无法以这种方式或者类似的方式来研究微生物生态系统。如前所述，我们所能采取的最佳方案是统计并鉴定出给定群落中的所有基因。这项任务有点像从一块热带雨林中割出一公顷的角落，丢进一个巨大的搅拌机，然后统计残留的树叶、木材、树根、动物骨头、羽毛、爪子的数量，并通过这些碎片推断出树林里有哪些动植物以及它们之间的关联。

通过比较我们体内细菌的基因与其他功能已知的基因，我们可以推测出细菌基因的功能。人类微生物组计划与欧洲人类肠道宏基因组计划最初发现的大部分基因都属于我们所说的"持家基因"——这些基因是细菌生存所必需的，而且时时刻刻都在表达。例如，我们发现了大量负责细胞壁合成与维护的基因，这是因为所有的细菌都需要构建细胞壁；所有的细菌也必须复制 DNA 来繁殖后代，这就需要基因来编码 DNA 聚合酶，用于合成新的 DNA。人体细胞里，编码 DNA 聚合酶的基因有好几个版本，而人体内的微生物则可能具有上千个版本，而且这些版本因为细菌的来源不同而略有差异。

在身体的不同位置发现的微生物的基因也略有差异。尽管持家基因的表达水平很稳定，但是皮肤细菌比起结肠细菌来，有更多与油脂代谢相关的基因。阴道细菌含有一些基因可以帮助它们营造并适应于酸性环境。就目前掌握的知识而言，我们尽可以放心地预测：细菌在人体的不同微环境里执行着各自独特的功能，而且彼此间的差别要比不同人基因组的差异大得多。比如，世界上最高的人与最矮的人的区别大概是两三倍，而在一个典型微生物群系中，微生物的基因之间的差异可能高达上千万倍。细菌的特异性如何影响我们的健康，包括代谢、免疫，甚至认知能力方面的差异？这是一个激动人心却鲜有探索的领域。

目前，在已识别出来的人体细菌基因中，有30％～40％的基因功能尚不明确，但是我们知道，有些微生物数量稀少、容易灭绝。正如在阴道微生物中，细菌种群规模有着极大的起伏，一个特定物种的细胞数量可以在1～1万亿之间波动。让我们设想一下，动物在觅食的时候，从某种新的食物里第一次接触到某种化学物质的情形。假定它体内的一种细菌本来有100个，当肠道环境中出现了变化，比如说有了新的食物，这些细菌几天之内规模就会增加到数十亿。若是失去了宝贵的食物，或者其他细菌的竞争能力太强，数量上占统治地位的物种则会锐减至原来的几千分之一，甚至更低的水平。这种波动性与灵活性正是微生物群系的核心特征，也帮助微生物群系维持着自身稳定。不过，假如某物种只有上百个细胞，它就没有太多的余地来抵御风险，使用一次抗生素就可能会让它灭绝。

我将这些稀少的物种称为"偶发性微生物"（contingency microbes）。它们不仅可以利用不常见的化合物为食，完成一般的细菌所不能完成的任务，还可以抵御某些特殊的威胁，比如人类从未遭遇过的某种瘟疫。在我看来，它们就像一个报警系统，提醒我们微生物的多样性至关重要。失去了关键的稀有物种会怎么样？这会带来级联效应并引发次生灭绝吗？

* * *

我们能够与微生物共存这一事实引发了一系列深刻的问题：为什么微生物没有把我们消灭？为什么我们会容忍它们？在残酷无情的达尔文式竞争的世界里，我们如何与体内的微生物建立起了稳定的关系？

公共物品理论为此提供了线索。所谓公共物品，就是人人分享的某件东西，比如清新的空气、明媚的阳光、用你我缴纳的税款修建的道路，或者你最爱的公共广播电台。不过，正所谓"天下没有免费的午餐"——公共广播必须有人支持，有人赞助，否则它们无以为继。不过，公共物品同样可能受到危害，以空气为例——取暖烧煤会排放出颗粒污染物，汽车尾气会污染空气，毕竟，你我都生活在同一片天空之下。

在一个运行良好的社会里，每个个体都应为公共利益贡献力量。你可以收听公共广播而不捐一分钱，但是，倘若人人都这么做，公共广播就会破产。如果每个人都驾驶一辆超标排放尾气的汽车，我们的空气将不再清新，阳光也不再明媚。在这个意义上，享用公共物品却没有同样付出的人，或者那些透支使用了公共开支的人，可以认为是某种程度的"欺诈者"——他们因某些事情获益但是没有付出同样的

38

成本。

　　然而，在丛林法则中，"适者生存"，"欺诈"似乎是一个不错的策略。"欺诈者"可能生育更多的后代或者发现更好的栖息地，在许多世代之后变得更为成功（有更多的后代），因为它的收益远大于付出。"欺诈者"有选择优势。然而，倘若"欺诈者"总是胜出，合作将不复存在。为什么不是每个人都欺诈，为什么还有人愿意为公共电台捐钱？如果违背规则有天然的选择优势，不同的生命形式如何能一起生活？毕竟，欺诈可能导致整个系统分崩离析。

　　可是，放眼望去，合作无处不在：蜜蜂与花朵、鲨鱼与领航鱼、奶牛与其瘤胃里帮助它们消化植物纤维的微生物、白蚁与其肠道微生物、蚜虫与布克奈拉细菌。据我们所知，反刍动物已经存在了数百万年，而像白蚁与蚜虫这样的生物存在得更久。这告诉我们，"欺诈者"并不总是胜出。简单来说，对欺诈的惩罚必须高到欺诈是一件得不偿失的事情，于是欺诈者无法胜出。倘若没有罚单，更多的人可能会超速——所以必要的惩罚是有效的。

　　同样的道理适用于你与体内的微生物。自然选择更偏爱这样的宿主——它们体内有针对"欺诈者"的惩罚机制，欺诈得越多，惩罚得越严重。这样的惩罚机制可以避免纵容"不良获益"。比如，一旦白蚁肠道里的细菌越过了正常边界，就会引起宿主非常强烈的免疫反应，迫使其回到合理的位置上。这套办法尽管可行，但是宿主可能要付出非常昂贵的代价，有时甚至在清理"欺诈者"而引起的剧烈免疫反应中死去。一旦宿主死去，它体内寄居的所有微生物都随之死去。到了这个局面，所有的基因——无论是来源于宿主还是其中的微生物——都将彻底丢失，再也无法传递给子孙后代。那些不含"欺诈者"的白蚁则繁衍生息，填补上它们刚刚死去的兄弟姐妹的位置。这种竞争与合作的张力无处不在。

约翰·纳什先生（电影《美丽心灵》讲述了他的故事）提出的博弈论为理解合作现象提供了新的视角，它解释了为什么协同演化的体系似乎选择了那些大体上遵守规则的个体。博弈论提供了一种新的方式来理解社会环境下的行为，来理解人们如何决策，市场如何运行。纳什是一位伟大的经济学家和数学家，他设想了一种叫作"纳什均衡"的情形。这一情形可以总结成这样一种多人游戏时的策略：如果大家都遵守规则，那么收益是最大的；如果你欺诈，你的收益将比公平公正的博弈收益更少。

存在了很长时间的生态系统，比如我们的身体，已经解决了竞争与合作之间的根本冲突。我们挺了过来。不过，这个道理同样适用于我们这个变化的世界：合作非常脆弱，轻举妄动往往两败俱伤。我的忧虑在于，由于滥用抗生素及剖宫产，我们已经进入了一片危险的区域——失去了世代传承的微生物群系，走进了前途未卜的现代生活。

第四章　病原体的崛起

当我还在医学院读书的时候，有一年夏天，我做过医生 助理。我们的工作是为参加西弗吉尼亚州职业培训项目的工人们做体检。这是一次特别有益的经历，我学到了许多临床操作，并学会了对大量的健康年轻人进行细致的体检。我的老师，弗里德·库利医生，务实、聪明而且风趣。我每天在他这里工作到下午1点，之后，我就可以去医院给其他医生帮忙，接待各种患者。这家医院里没有多少医学院的学生，所以这里的医生们格外欢迎我，耐心解答我的各种提问。

一天下午，我们被紧急召集起来接待一位11岁的男孩，他病得极重，已经住院了。他生活在一个小且保守的基督教浸礼会社区，之前一直非常健康。两天前，他感到身上发痒，然后开始高热且胃痛。第二天，高热更加严重，并伴有头痛。第三天，他浑身上下开始出现紫色的小斑点。他的父母吓坏了，于是把他送到医院——这非常及时。急诊室的医 生们很快就诊断出他患的是落基山斑点热，这是一种由携带着立克次体细菌的蜱虫叮咬引起的疾病。它最初是在蒙大拿州的比特鲁特山谷中发现并因此得名，但其实它在美国东部更为常见。

这种细菌在血管内皮细胞内增殖，引发了一系列剧烈的免疫反应——血管发炎、破裂，引起皮疹，而这些发炎破裂的血管中也包括大脑血管，于是引起脑炎并导致头痛。这个男孩接受了四环素治疗，保住了性命。倘若没能及时就诊，或者错过了四环素治疗的最佳时机，他很有可能会有生命危险——这种疾病的致死率高达30%。

我陪同医生去探望他。他的病房窗帘紧闭，因为光线会刺痛他的眼睛，这暗示着他的大脑受了影响。他浑身都是紫斑，比我之前见过的都要多。有些斑点聚成一团，像是一大块紫黑色的补丁。他的头发打了绺，因为不停地左右挣扎而大汗淋漓。护士把他的手绑在床沿以避免他误伤自己或他人。他仿佛中了魔一般大喊大叫，却完全语无伦次。间或有一两个可以听懂的词语蹦出来，全是恶毒的咒骂……这种状态一直在持续。他的父母畏畏缩缩地坐在病房的角落，面露尴尬——儿子从哪里学来的这些脏话？——我们唯一确定的是，脑炎导致了这个男孩的失控。

幸运的是，经过治疗，他脱离了生命危险，并逐渐好转起来。五天之后，尽管疗程还需继续，但他可以出院回家了。他对于这些天发生的事情毫无印象，但是我相信他的父母很难忘记这一次遭遇：不仅是病情的可怕，还有痊愈的神奇。

像立克次体这样的微生物属于病原体，或者俗话所说的"病菌"。它们会让你发热、畏寒、疼痛、发痒，使你卧床数日，甚至会带来生命危险。我们自从150多年前发现它们以来，一直就在不遗余力地消灭它们。在过去的70多年里，我们使用一系列抗生素向病原菌开战，挽救了数百万人的性

42

命。不过，令我们哭笑不得的是，这场战争似乎永无尽头。细菌突变并产生出耐药性的速度快如闪电——即使是对某些效果最好的抗生素也是如此。更令人担心的是，向病原体发动的这场战争已经对我们的健康造成了意外的严峻后果。

所谓"知己知彼，百战不殆"。在我们回顾这些后果之前，且让我们先了解一下我们的敌人。除了都可能引起疾病以外，病原体实际上千差万别。比如，它们的生物学本质是细菌还是病毒？它们是寄生在我们的胃肠道内靠产生毒素来伤害人体细胞（像驱逐舰那样在海上发射导弹），还是入侵细胞来给我们添乱（像海军陆战队那样登陆上岸）？

我们习惯于认为病原体本质上是邪恶的，但是它们并非如此。正如黄石公园的狼群那样，它们只是捕食者。往往，为了谋生，病原体给宿主带来了极大的损害。不过，这些损害往往只是一场意外，是病原体为了生存不得不采用的策略，对于宿主的伤害其实是无心之过。但是那些适应了宿主身体环境的病原体再搞破坏就是"别有用心"了。比如，导致结核病的细菌使病人咳嗽，从而传染到更多的人；与此类似，狂犬病毒攻击宿主大脑的特定部位，引起撕咬行为，从而通过唾液传播。

大卫·奎曼（David Quammen）在《致命接触：全球大型传染病探秘之旅》一书里谈及新发感染性疾病的时候，做出了一个恰当的描述。他提到，我们常常认为捕食者是大怪兽，从外面吞食掉它的猎物；其实，病原体是小怪兽，从内部蚕食掉它们的猎物。

因纽特人相信"狼群使得驯鹿更健康"：健康的驯鹿可以轻易地逃脱狼群的捕猎，因为狼群总是瞄着鹿群中的弱者攻击——它们冲入鹿群，撕碎容易到手的弱者来充饥。因此，狼群控制着鹿群的规模；病原体同样如此。今天的世界上有 73 亿人，许多人生活在肮脏污浊、拥挤不堪的环境里。由于营养不良、瘦弱及缺乏现代医疗条件，穷困地区的人们更容易成为病原体的受害者。我并不是说病原体控制人类数量是一件好事，只是这件事情从来都在发生，以后也会继续发生。

有些病原体直接通过伤口进入你的皮肤。如果伤口没有得到妥善清洁，你可能就会被感染。但这并非不治之症：只要不是太严重，简单的清洁、一张创可贴，再加上一个亲吻就够了；如果较严重，那么需要深度清洁；只有特别严重的伤口才需要抗生素。不过，好在这种病原体都不传染。

即使是那些通常不致病的微生物也可能演化出很强的毒性，甚至在短时间内杀死强健的个体。我们大部分人的肠道里都携带着大肠埃希菌，大多数大肠埃希菌是无害的。但在 2011 年，德国暴发了一场规模巨大的大肠埃希菌感染，许多人因为食用了受污染的豆芽而被感染。至少有两株大肠埃希菌交换了遗传物质，产生出了极具传染性的菌株。4000多人被感染，800 多人的肾脏因此受到了严重的，甚至是终身性的损伤，并有 50 人死去。

传染性疾病发生的原因在于寄生在人体上的微生物过度繁殖，失去了控制。它们可能是引起流感的病毒、导致百日咳的细菌、在口腔内皮上生长的真菌，或者是各种能独立生活的单细胞原生生物——比如引起痢疾及血性腹泻的阿米巴虫。目前已知的人类病原体超过 1400 种，它们的严重等级有高有低。引起先前那个健康男孩斑点热的立克次体属于高等级的病原体，而引起慢性肺炎的微生物属于低等级病原体，也就是说它们没那么致命。一个身体差的人可能会因为这样的微生物而生病，而一个健康人可能安然无恙。

从根本上讲，所有引起人类传染性疾病的微生物都是由动物传染给我们的——比如我们的灵长类表亲，驯养的动物，以及其他更加危险的传染源，例如野生动物。有些病原 44 体在很久之前就从动物"跃迁"到人身上了，但这一切太过久远，以至于我们难以确定它们的起源。但是对于另外一些疾病，我们则可以更容易地溯源：跳蚤来自啮齿动物，狂犬病毒来自蝙蝠，流感来自鸟类，莱姆病来自啮齿动物或者蜱虫。最危险的一些家伙要数最近出现的超级病毒：埃博拉、非典、汉坦病毒、马尔堡病毒、猪流感及禽流感。鉴于人类能通过多种方式接触到动物，彻底灭掉这些病原体实际上是不可能的。若是还有中间宿主——比如，蚊子携带疟原虫，促进了疟疾的传播——情况将变得更为复杂。

一些最为成功的人类病原体甚至已不再需要当初的动物宿主作为它们的大本营。在演化的某个阶段，天花、脊髓灰质炎、麻疹演化成了人类特异性的病毒（因此这些病原体也容易彻底从人类中清除，天花就是一个典型的例子）。但是近年来，病原体中的巨无霸——艾滋病，从黑猩猩传染到人之后，在人与人之间通过性行为或者血液传播。一开始这只是偶然事件，现在，全球有超过 1 亿人感染了它。我担心的是，随着全球旅行更加便捷以及我们抵抗力越来越弱，我们正在为其他传染性微生物的传播制造条件。在本书第十五章我将对此进行更为详尽的讨论。

* * *

当今世界上有着众多严重的流行病——天花、麻疹、流感、鼠疫、脊髓灰质炎、霍乱、伤寒、猩红热、白喉，不胜枚举。然而，在人类历史乃至史前时代的大部分阶段，这些病原体并没有对人类造成生命威胁，原因与人口规模有关。当我们的祖先还在非洲中部靠狩猎动物和采集果实为生的时候，他们生活在小部落里——一般有 30～60 个人——这些小部落散布于辽阔的大草原之上。大约 20 万年前智人出现以前，他们以这种方式生活了约 200 万年。我们的文明史不过 1 万来年，与史前时代的历史长河相比不过是一朵小小的浪花。漫长的史前阶段塑造了我们今天的模样。

我们的祖先是自给自足的。光景好的时候，男性带回足够多的猎物为部落提供给养，女性则采集水果、坚果和可食用的植物。但是当食物匮乏的时候，人们就要受苦了。外出打猎的男性为了少得可怜的猎物疲于奔命，营养不良导致了女性停经或没有奶水来喂养孩子。最可怕的是持续的严重干旱，整个部落都将灭绝，人影难觅，只剩鬣狗与秃鹰收拾残骸。

不过，与现代社会相比，这种不稳定的生存状态倒有一个好处：他们没有流行病。我们的祖先饱受常见感染的折磨，比如寄生虫或热带雅司病等慢性疾病。但是，因为这些小部落之间相隔太远，不会有邻居为当地社区带来有害细菌或病毒，他们没有流行性疾病。如果由于偶然的机会，某个携带传染病的个体闯入了部落的聚居地，会有如下几种后果：或者波澜不惊，或者部落成员都得病死去，或者少数人得病而其他人对此免疫。但是，事过境迁，病原体则无处可去——由于没有新的宿主可以感染，孤立无援的它们终会慢慢绝迹。

但是这些部落必须要对付潜伏期。亿万年前，结核分枝杆菌与其他病原体就已经采取了潜伏的策略，这使得它们可以感染一整代人，而后销声匿迹，然后再感染下一代人，从而避免了缺乏新的宿主可以感染的问题。

另外一个潜伏的例子是水痘。假如你像许多其他儿童一样通过呼吸感染了水痘带状疱疹病毒，你很快就会发热并出疹子，浑身起水疱。这些疹子几天之后便会消退。两周之后，你就会痊愈。在绝大多数情况下，出过水痘的儿童一辈子都对水痘带状疱疹病毒免疫，故事至此似乎就结束了。但是这病毒相当狡猾，它潜伏在脊髓和大脑的神经细胞里，在数十年的时间里维持着这种休眠状态，韬光养晦，无所作为，你不会感觉到任何不适。

等你老了，年过古稀，某一天，你隐约感到身体一侧的肋骨下一阵刺痛。第二天，你留意到肋骨轮廓的外侧起了一些疹子。凑近细看，你发现这些疹子的水疱跟你小时候出的水痘非常相似，只不过这一次只发生在身体的某些部位，而不是遍布周身。这种症状叫皮蛇（shingles），医生称之为带状疱疹（herpes zoster）。

通常说来，年纪越长，得皮蛇的概率越大。在过去的数十年里，你的免疫系统都可以控制住局面。但一旦上了年纪，免疫系统弱化，镇不住病毒的时候，病毒就重新发作——疱疹便出来了。当疱疹水疱破裂，病毒扩散到空气里，它就可以再次感染那些从未接触过它们的年幼儿童。

这一循环如是往复。通过这种方式，水痘带状疱疹病毒便跳过了整整一代人。即便在一个社区里数十年都没有急性感染的案例，它仍然可能随时"重新复发"并感染上最近出生的一批新人。这种病毒已经完全适应了人类，发展出了两次感染到人体的机会——第一次通过出水痘的孩子，第二次通过曾经出过水痘而现在患上了皮蛇的老人。在人类历史的漫长阶段，这种病毒与我们以狩猎和采集为生的祖先在非洲大草原上相伴相生，"传染、休眠、再传染"的循环正是它们采取的最佳策略。

引起结核病的细菌通过类似的方式散播——"急性感染、潜伏、复发"的循环，而且复发通常发生在年迈的患者身上，这同样是在非洲部落中优化而成的最佳生存策略。随着后来人口数量激增，结核病患者的数量也由此骤升。

人口稀少的聚居地现在已经非常罕见了。大约一万年前，农业的出现使得食物供应有了保障。于是，人口激增、贸易兴盛，村镇变成了城市，高密度的人群成为常态。也正是此时，流行病开始肆虐。

麻疹是解释所谓的"高密度人群疾病"的最佳案例。流行病的蔓延通常呈"波浪式"，从一个人迅速传染另一个人，直到每个人都成了受害者。在很短的时间里，生死立判。在麻疹这个例子里，幸存者产生了抗体，获得了终生免疫。

麻疹由麻疹病毒引起，在目前人类疾病里感染性最强，其感染率超过 95%。相比之下，流感病毒只能感染 1/3～1/2初次接触它们的人。当我作为学生在非洲工作的时候，我见过很多麻疹患儿。他们的典型症状包括高热、咽喉炎、眼睛红肿以及猛烈的干咳。这种咳嗽会产生大量饱含病毒的飞沫，在空气里形成病毒气溶胶，进而高效地散播疾病，可以立即感染所有尚未接触过该病毒的孩子。经过一周左右的咳嗽及流涕，患者耳后会出现特别的疹子，这种疹子紧接着散布到全身——这就是麻疹。如今发达国家的孩子都接种了麻疹疫苗，但是非洲及其他欠发达地区依然慢了半拍。2011年，全球仍然有 15.8 万人因麻疹而死亡，这相当于每天有 432人死于麻疹，每小时有 18 人死亡——其中大部分还是儿童。

麻疹病毒要生存，必须隔一两周就感染一个新的宿主，就像传销，它迫切地需要新的受害者。事实上，麻疹只有在规模达 50 万以上的易感人群中才能得以维持。在这样的情形下，只有 3％以上的出生率，即每年至少有 1.5 万个新生婴儿，才能保证麻疹的持续传播。但是人类直到最近一万多年才能够维持至少 50 万的易感人群，因此麻疹在人类中的流行充其量也不过这么久。在此之前，麻疹可能曾多次从动物传播到人类，但是由于人口数量不足很快又偃旗息鼓了。

譬如说，许多群岛，例如北大西洋的法罗群岛，曾经在数十年里都没有麻疹的踪影。可是，1846 年，当一艘轮船带来了一个受麻疹感染的病人之后，麻疹病毒就迅速在人群中传播开，直至人人都得了病。在 18 世纪中期的夏威夷也发生过类似的疫情，当时一名水手将麻疹传了进来。发热的人们跳进海水以求降温，但于事无补——群岛上 1/5 的人因此丧命。病毒随后销声匿迹，直到多年之后随着另一艘船的到来才重现江湖。

城市的兴起不仅带来了流行病，还带来了其他两难困境。我们必须储存食物，但是这招来了饥饿的害虫以及它们身上的寄生虫。老鼠等食腐动物会造访我们的粮仓及垃圾堆，并带来了黑死病——由鼠疫耶尔森菌（*Yersinia pestis*）引起，通过老鼠身上的跳蚤传播。1347 年，黑死病在欧洲暴发，不到 10 年就抹去了近 1/3 的欧洲人口。而且它一旦暴发，传播途径就不再局限于老鼠，任何受感染的患者的咳嗽都会将细菌传播给更多的人。

1993 年，黑死病在非洲扎伊尔共和国的金沙萨暴发。多年的战乱与腐败导致了政府超额印钞，由此引发了通货膨胀。人们担心物价飞涨，开始疯狂抢购生活用品，有人甚至在家囤积了大量的谷物。这本意是未雨绸缪，结果却"引鼠入室"，鼠疫也因此传播到了千家万户。

工业革命之后，人口暴涨，通过人群传播的疾病愈发猖狂。猩红热、白喉、伤寒、结核病在拥挤的城市里肆虐。在 1900 年，结核病是引起美国人死亡的头号杀手。痢疾病人的排泄物污染了饮用水，越来越多的人因此得病。由于痢疾、百日咳、白喉、猩红热以及其他的流行性疾病，1/5 的儿童无法活到 5 岁。

随着城镇越来越大，交通和贸易越来越发达，我们体内的微生物——无论是本土的还是潜伏的——都愈发频繁地加入了流行病原体的队伍，在日益庞大的人群中兴盛起来。它们是真正的麻烦制造者，是打手也是杀手，儿童受害尤其严重。甚至连长期潜伏于人体的结核分枝杆菌也演化出了毒性更强、更易传染的菌株。总的说来，这些病原体夺走了许多人的生命。无论贫富贵贱，没有家庭可以幸免。一旦流行病暴发，人们只能祈祷上帝施以援手。直到 19 世纪末 20 世纪初，卫生设施取得了进步，疫苗也随后得到了推广，人们才实现了自救。通过多方面的共同努力以及国际间的广泛合作，人们用疫苗彻底消灭了天花，显著降低了脊髓灰质炎的传播，并控制了麻疹的流行。与此同时，另一项医学进步也为人类带来了福音——人们发现了抗生素，一个崭新的时代开始了。

第五章　灵丹妙药

1980 年春天的一个早晨，亚特兰大的空气还有些冷冽，我驱车行驶在去工作的路上。过去的两个多月里，我在印度和孟加拉国那边出差，那里非常炎热。如今重新回到疾病防控中心，我颇感轻松。办公室举行了例行的欢迎仪式，有一堆的邮件等待拆封，许多东西需要收拾。可是到了下午，我开始感到浑身疼痛。大概是身体还没适应时差吧，我想，毕竟前一天晚上刚到家。但我感觉很难受，而且前额滚烫。大约 1 小时之后，我决定回家。也许我得了流感？说不定是在飞机上或者是在英国转机停留的时候被传染的。我一向身体不错，很久都没病过。睡一觉再说吧，也许明天就好了。

第二天早晨，情况并没有好转。高热达到了 38.3℃。作为疾控中心里的专家，我知道疟疾的初期体征非常类似于流感：高热、头痛、四肢无力、浑身难受。难道我染上了疟疾？有些人在旅途中染上了疟疾，却由于误诊为流感而错过了治疗时机，最终因为治疗不及时而失去了性命。考虑到这 一点，我给疾控中心寄生虫病部门的同事伊莎贝尔·格雷罗（Isabel Guerrero）医生打了电话，请她为我做一份外周血涂片来检测我是不是感染了疟疾。

"好的,马上就过来。"她答应道。

大约半小时后,她到了我家,在我的手指上扎了血,涂到了载玻片上。她说一拿到结果就通知我。

1 小时左右之后,她打来电话:"您没有感染疟疾。"

心里的一块石头终于落了地。好吧,既然只是流感,熬一熬也就过去了。这时候,我已经开始有点轻微的咳嗽。

第二天是星期三。这天早上,病情并未好转。虽然感觉不太糟糕,但是高热还在。我的妻子说服了我去找感染疾病方面的专家卡尔·佩利诺(Car Perlino)医生。他给我做检查的时候,却发现一切正常:不仅退热了,连血液化验的结果全都正常。

又过了一天,星期四,高热再次发作,轻微的咳嗽还在继续,我在床上躺了一整天。那天晚上我做了一个栩栩如生的噩梦,仿佛是有人在追赶我,我吓出了一身冷汗,床单也湿透了。尽管还有点神志不清,但我马上就明白了自己患的是什么病:伤寒!我刚刚从印度和孟加拉国旅行归来,那里的食物受到人类排泄物污染的情况司空见惯……症状在大约一周后出现……持续的发热,而现在情况更糟了——不确定的体征。以上种种,正是伤寒的特征。

星期五早晨,我依然非常虚弱。高热达到了 40℃。我甚至没有力气扣上衬衫纽扣,在车里也必须靠着车窗才能坐直。我知道,如果不接受抗生素治疗,我有 10%~20%的可能会死去。疼痛、流汗、乏力、食欲不振——我病得不轻。汽车驶过清晨的街道,路旁是盛开的木兰花,正是一年大好春光。我坐在车里暗自思忖:我才 31 岁,假如现在就离开这个世界未免太过遗憾。

再次来到医生的办公室，我蜷缩着身体，阵阵发抖，他们不得不用轮椅推着我。我唯恐佩利诺医生不理解病情的严重性，随随便便就把我打发回家。讽刺的是，我明明知道医院是一个危险的地方，最好能躲就躲——患者可能会从病床上跌下来、吃错药、染上新的疾病——但当时我急切地想要住院接受治疗，而不愿回家。

幸运的是，佩利诺医生看了我一眼就马上同意接收住院。同样讽刺的是——我在疾控中心的主要工作是监控沙门菌在美国的蔓延，全美各地的医生都会来电向我咨询沙门菌的疫情与治疗情况。在这个医院里，对于要用哪种抗生素，医生也来征询我的意见。伤寒主要是由伤寒沙门菌（*Salmonella typhi*）引起，可以用氨苄青霉素来治疗。氨苄青霉素是青霉素的增强版，曾救过数百万人的性命。不过，它有一个严重的问题：自从 1980 年氨苄青霉素得到广泛使用以来，许多伤寒沙门菌都对它有了耐药性。因此，氨苄青霉素可能压根儿没有效果。

于是，我推荐了一种较新的磺胺类药物，叫作复方新诺明（co-trimoxazole）。它是 60 年代开发出的两种药物的结合体，在 80 年代对各种伤寒沙门菌依然非常有效（尽管将来还是会出现耐药性，这是不可避免的）——显然，我虽然发热还是能够清晰地思考。鉴于我的病情如此严重，即便我对伤寒的诊断并不正确，医生也必须使用某种抗生素进行治疗，以免致病细菌在血液里散播开来。

医学院的学生取了我的血样，送去了医院实验室。如果我得的真是伤寒，那么伤寒沙门菌将会在培养基上生长。采集血样之后，他们准备了一袋子复方新诺明的点滴开始给我静脉注射。我知道，情况现在开始好转了——我死去的可能性正越来越低。这就是抗生素的神奇之处，人们在 20 世纪 30 年代就意识到了这一点。

我睡了长长的一觉。但是到了第二天早晨，情况并未改善，我依然浑身疼痛，难受得要命。我问护士："血液培养的结果怎么样？"

"什么也没有。"

难道我搞错了？也许这不是伤寒？但是到目前为止血液样本只培养了约 12 小时，也许是培养的时间还不够长？处于一个既是病人又是医生的尴尬位置，我提议继续培养观察。他们同意了。

第二天早晨，医护人员来到我的房间："培养物长出来了，结果是阳性——你的血液里确实有沙门菌。"

所以这确实是伤寒。

又过了一天，传来了一个令我有点意外的消息。这些细菌并不是伤寒沙门菌，而是副伤寒沙门菌（Salmonella pa-ratyphi A），基本上就是伤寒沙门菌的孪生兄弟。教科书里讲过，这两种病菌极为相似，难以区分。

经过治疗，尽管有些许并发症，但我的情况终于出现好转，并日益康复。一周之后，我出院了。我又在家休养了一周，然后重新回到了工作岗位。在家生病一周、住院一周、在家休养一周——前后三周，算得上是一场大病。倘若没有复方新诺明我会怎样呢？每次想到这一点我都有点后怕。

几年之后，我和一位在亚洲工作多年的同事谈起这件事，回忆起自己在生病前唯一的一次饮食疏忽：一个炎热的夜晚，我在孟买闲逛，看到街边有个卖西瓜的小贩。他的摊子上已经切开的西瓜看起来不太好，于是我请他从没有打开的瓜里切一牙。我以为这样会更安全。这距离我生病大约九天——典型的潜伏期。

"没错，"我同事说道，"就是西瓜惹的祸。"

"你看，"他告诉我，"在印度，西瓜是论斤卖的。因此瓜农会往西瓜里注水，好让西瓜更重。水从哪里来的呢？就是他们瓜田的河水和溪水呀。"

西瓜被人类的排泄物污染了——想到这里我就反胃。伤寒携带者的粪便污染了水源和食物，你在进食或饮水的时候便感染了这种病。这令我想起一位著名的伤寒携带者——玛丽·马纶（Mary Mallon），她更为人所知的名字是"伤寒玛丽"。1900 年左右，她从爱尔兰移民到美国，在纽约附近的一个大户人家当厨师。后来这一家暴发了伤寒，她不得不另觅东家，不久这一家也暴发了伤寒，于是她又得再换东家——事实上，她每换一个地方就引起这个地方暴发一场伤寒。我们并不清楚她是否意识到了自己正是传染源，因为那时候伤寒相当普遍，医院的病房里到处都是痛苦的伤寒病人，约 1/4 的伤寒患者死去。一位名叫乔治·索珀（George Soper）的医学侦探，非常老练，他根据伤寒暴发的线索追踪到了玛丽，并要求她保证再也不做厨师。她是一个伤寒携带者，但是她自己对此毫无知觉，也毫无症状——散播病菌的携带者并不一定是患者。

玛丽拒不相信她与先前发生的伤寒有任何瓜葛，不久，她就趁着假释的机会逃之夭夭，这又导致了一连串新的伤寒暴发。索珀侦探再次找到了她。这真是左右为难：玛丽自己

54

非常健康，但她对人群的威胁不亚于一个连环杀手。伤寒不是小病，经她之手的饭菜会致人于死地。最终，法院做出了判决：玛丽被判在纽约东河的北兄弟岛上终生监禁，虽然她至死都认为自己是无辜的。若是在今天，我们完全可以用医学手段彻底消灭她所携带的病菌——只要摘掉她的胆囊，并让她服用抗生素。而且受她传染的伤寒患者也可以通过抗生素来治愈，正如我所经历的那样。

时光如白驹过隙。1992 年 5 月，我应邀在一个感染性疾病学术会议上作报告。这次学术会议的重点在于探讨我们对感染性疾病的理解与治疗方面取得的进展。我报告的内容是我们如何将新发现的幽门螺杆菌与胃癌这种常见但难以治疗的恶性肿瘤联系起来。我们认为，幽门螺杆菌是一种新的病原体。人们对此很有兴趣，想要了解更多进展。

这次会议在耶鲁大学举行——50 年前，美国的第一例青霉素临床应用就发生在这里。大会主持人一开场就回顾了当年第一位接受青霉素治疗的病人的故事，她的名字叫安妮·米勒（Anne Miller）。1942 年，这位 33 岁的护士在流产之后重病缠身——她高热达到了 41.6℃，神志不清，浑身上下都是链球菌感染的症状，这种状态已持续了近一个月。她得的是产褥热（childbirth fever），医生称之为"产妇感染"（puerperal pesis）。这是一种臭名昭著的疾病，夺走的往往是流产或分娩之后年轻女性的生命。米勒女士的意识时有时无，濒临死亡边缘。

但是幸运女神眷顾了她，她的医生竟弄到了一点青霉素——这是世界上第一批量产的青霉素，产量极微，有市无价。药物先被紧急空运到康涅狄格州，当地州警再马不停蹄地送到耶鲁的纽黑文医院，米勒女士在病榻上接受了青霉素治疗。

几个小时后她的状况就开始好转——高热退了，神志清醒了，也可以进食了。不到一个月，她就完全康复了。这是科学的奇迹！而带来这奇迹的正是那通过静脉注射进米勒女士身体的 5.5 克青霉素——只有一茶匙那么多。当时青霉素极为短缺，因此人们将她的尿液收集起来运回至新泽西州的默克医药公司。医药公司从尿液中提纯出残留的青霉素，再供其他病人使用。

随着主持人回顾这充满戏剧性的故事，讲述青霉素救命的细节，听众都屏住了呼吸，会场里真是静得连一枚针掉到地上都听得到。然后，主持人顿了一顿，说道："现在，有请这位病人起立。"

我四下张望。在第三排，一位娇小而优雅的老太太站了起来。她满头银发，神采奕奕地环顾会场，向在场的人致意。她就是安妮·米勒，已经 83 岁了，正是青霉素创造的奇迹延续了她 50 年的生命。时至今日我依然记得她腼腆的笑容。她又活了 7 年才去世，享年 90 岁。

当青霉素挽救了安妮·米勒的生命的时候，医学界才刚刚开始了解如何克服细菌感染。当时，无论身体的哪个部位出现感染——肺炎、脑膜炎、溃疡、尿道感染、骨骼感染、耳鼻喉部的感染，医生使用的依然是传统的治疗方法。这些方法的效果微乎其微，甚至可疑。当乔治·华盛顿患上咽喉感染的时候，他的医生对他使用了放血疗法。当时的医生对这一治疗手段深信不疑，但事实上它可能加速了总统先生的逝世。但直到 20 世纪，仍然有人在使用放血疗法。

56

有些治疗手段收效甚微，而许多专利药物的副作用甚至比它要治疗的疾病本身更加糟糕。一些药物含有大量的砷。即使外科手术技术取得了进步，感染仍然经常困扰着人们，甚至可能使得本可成功的手术前功尽弃。倘若运气不好，一个移除嵌甲的小手术可能使得脚部感染，继而不得不切除整只脚。若是心脏瓣膜受到感染呢？死亡率是百分之百，比癌症更危险。

在美国南北战争期间，伤寒与痢疾比子弹夺走了更多士兵的性命，没有人能逃过疾病的折磨。加利福尼亚州州长的儿子小利兰·斯坦福（Leland Stanford Jr.）也是因为伤寒死在了意大利，年仅 15 岁。斯坦福大学正是因他而得名。第一次世界大战期间，痢疾与伤寒比战争本身引起的死亡更多。在 1918 年和 1919 年，西班牙大流感在全球蔓延，感染了 5 亿人，将近占世界总人口的 1/4，死亡 2000 万～4000 万人，其中大多死于细菌性肺炎引起的并发症。

在 19 世纪末 20 世纪初，科学家们加足马力对抗感染性疾病。他们的指导方针是"病菌理论"，该理论认为许多疾病都是由微生物，特别是细菌的存在及其活动引起的。

"病菌理论"的提出要归功于一批杰出的科学家，他们作为各自领域的翘楚，为我们开辟了道路。1857 年，法国化学家路易斯·巴斯德（Louis Pasteur）通过实验表明，发酵及腐败都是由浮在空气里不可见的生物体导致的。他证明了肉的腐败是由微生物引起的，而且疾病的发生也可以用病菌在人体内的增殖来解释。匈牙利医生伊格纳兹·塞麦尔维斯（Ignatz Semmelweis）发现彻底洗手可以显著降低产褥热引起的死亡。英国医生约瑟夫·利斯特（Joseph Lister）引入了新的卫生准则，彻底改变了外科手术操作。受巴斯德的启发，他将伤口敷料浸入苯酚（煤焦油的一种成分，有消毒作用），然后敷于伤口，促进愈合。罗伯特·科赫（Robert [57] Koch），一位德国医生，发展出了一套方法来确证特定的微生物是否导致了特定的疾病——这一套标准如今被称为科赫法则。他同时也开发出了细菌染色的方法，使得我们可以在显微镜下观察到细菌。

不过，尽管病菌理论加深了我们对疾病的理解，并使得我们改善了医疗卫生条件，但它并没有改变治疗方法本身：发现并培养细菌容易，消灭它们却是难上加难。另外一位先驱，保罗·埃利希（Paul Ehrlich）出现了。他曾在科赫的细菌实验室工作过，研究方向是从染料、毒药及重金属里寻找"灵丹妙药"——它们可以针对性地将细菌染色，附着在细菌上从而杀死它们。

但是没有人想过，看一看大自然里的生命体是如何抵御病原体的。不过，我们不能对前人过于苛责，我们也不过到了今天才认识到微生物世界的浩瀚。

正是在科学界普遍秉持着"病菌理论"观念的大背景下，亚历山大·弗莱明（Alexander Fleming）——一位来自苏格兰的绅士——在伦敦的圣·玛丽医院工作期间做出了一项改变世界的发现。跟他的许多同辈一样，他也在寻找可以消灭细菌的方式。当时通行的实验操作是这样的：将果冻模样的培养基（由琼脂和加热过的血液组成）倒入圆形扁平的透明盘子里——即平板（petri dish）——然后接种进细菌。这些肉眼看不到的细菌可以利用培养基中的营养物质生长，不断分裂增殖，最终，数百万个细菌聚成一团就形成了可见的菌落。将平板置于温箱中培养过夜后，便可以得到巨大的、清晰可见的菌落。弗莱明打算利用取自白细胞或唾液的酶类杀死这些细菌。

1928 年 8 月，弗莱明休假去了法国，9 月初当他重新回到实验室的时候，发现有几块接种了金黄色葡萄球菌的平板忘记丢掉了。在他离开的一个月里，这些平板一直放在实验台上。当弗莱明处理这些平板的时候，其中一块引起了他的注意。这块平板上面有一块蓝绿色绒毛状的斑点，他认得这些是常见的青霉菌（*Penicillium*）。金黄色葡萄球菌在整个平板上都茂盛地生长，形成层层叠叠的金色菌苔，但是他注意到这些菌苔在青霉旁边却消失了，出现了一圈透明带——青霉周边似乎有什么东西抑制了金黄色葡萄球菌的生长。

弗莱明毕竟训练有素，马上意识到发生了什么——青霉，作为同样可以在琼脂上生长的真菌，产生了某种物质扩散到琼脂里，进而杀死了金黄色葡萄球菌。这种物质，即第一种鉴定出来的真正的抗生素，以焦土策略彻底清除了细菌。它的作用效果类似于几年前弗莱明从唾液中分离到的溶菌酶，因此他认为"青霉汁液"中包含了一种酶（类似于溶菌酶）。虽然后来人们了解到这种物质并不是酶，不过，毫无疑问，"青霉汁液"可以破坏细菌合成细胞壁，使它们裂解死亡。

这种神奇的青霉被鉴定为特异青霉菌（*Penicillium notatum*）。事实上，青霉菌的抗细菌效果自从 17 世纪就为人所知，只是弗莱明或者他同时代的医生们对此不知情罢了。古埃及人、中国古代的人以及中美洲的印第安人都曾使用霉菌来治疗受感染的伤口。不过，正是弗莱明作为一名科学家经受的训练使得他将民间验方中的真菌带到了科学的聚光灯之下。

在接下来的数月里，弗莱明在从青霉的培养液里过滤分离得到了一种富含抗菌活性的液体成分——他称之为青霉素。但是要想得到大量的青霉素还有许多困难要克服，并非所有的特异青霉菌都能产生青霉素。弗莱明的幸运之处在于落在他平板上的霉菌刚好产生青霉素，但是这种青霉也有一系列问题，包括产率低、不稳定、易分解、见效慢。苦于无法找到在医学中应用青霉素的好办法，弗莱明放弃了。论文发表之后，他在几个病人身上尝试使用了原始提取出来的青霉素，但没有观察到明显的疗效。最后，他的结论是这个发现没有实际用途。59

不过，有人留意到这项工作了。几年之后，一位在德国法本公司（I. G. Farben，制造阿司匹林及印纺染料的化工巨头）工作的化学家试图寻找可以抑制细菌生长的染料，却失败了。1932 年，格哈德·杜马克（Gerhard Domagk）发现红色染料（称为 Prontosil）可以治疗链球菌感染。很快，其他科学家就鉴定出了其中的有效成分，原来是一种 1908 年就被人工合成出来的物质——磺胺。第一种"灵丹妙药"由此发现！接下来，人们陆续合成出了一系列磺胺类物质，它们都可以持续、稳定地杀菌，并且对人体没有太大的毒副作用。在接下来的数年里，医生开始用磺胺类药物治疗感染。但是它们的杀菌范围非常有限。这些药物不错，但是还不够好。

随着第二次世界大战爆发，抗菌药物的需求量激增。成千上万的士兵死于战场创伤、肺炎并发症，或者腹部、尿道及皮肤感染。1940 年，牛津大学病理学系的霍华德·弗洛里（Howard Florey）及厄恩斯特·钱恩（Ernst Chain）带领一个研究小组把弗莱明发现的青霉素重新找了出来，打算用新的方式大量生产它。彼时的伦敦正受空袭，他们于是带着项目来到了纽约，在洛克菲勒基金会的介绍之下接洽了当地的好几个医药公司。然而，该项目没有得到大公司的青睐，因为当时青霉素研发还处于初期阶段，最好的产率还不到每毫升 4 个单位——与实际所需相比只是杯水车薪。

于是，英国的科学家们带着他们的项目来到了位于美国伊利诺伊州的皮奥里亚。在那里，北方实验室（Northern Regional Research Laboratory）新成立的发酵部门正在策划研究霉菌的代谢（发酵）来寻找新的发酵用微生物。他们的工作人员很有经验，而且也收藏了大量的霉菌，但是其中可以产生青霉素的霉菌寥寥无几，仅有的几个产率也很低。因此他们广下英雄帖，搜集来自各处的霉菌样品——土壤、发霉的粮食、水果及蔬菜。他们特地雇佣了一位妇女去皮奥里亚的菜市场、面包房及奶酪店收集各种蓝绿霉菌的样品。她的工作做得非常出色，以至于人们尊称她为"霉菌玛丽"。最后，一位家庭主妇送来的一个发霉的哈密瓜改变了历史。从中分离到的一株霉菌可以产生每毫升 250 个单位的青霉素，其中一株突变体的产量甚至高达每毫升 5 万个单位。今天世界上所有的产青霉素菌株都是 1943 年分离到的这株霉菌的后代。

科学家们终于摸索出了从这种更强大的霉菌中大量生产青霉素的办法。后来，药物巨头辉瑞公司发现可以利用糖蜜大量培养青霉菌。等到 1944 年 6 月诺曼底登陆的时候，青霉素的产量已经达到了每月 1000 亿个单位。

* * *

青霉素开启了医学的黄金时代。终于，有一种药物可以治疗致命细菌引起的感染了。它的疗效如此令人震撼，人们认为它是真正的"奇迹"。还有什么病是这种灵药治不了的呢？媒体报道欢呼："我们可以通过干扰细菌的代谢过程来战胜它们。一个崭新的药物时代降临了！英国与美国的军事医院有福了！"

1943 年，人们从土壤中的细菌里发现了第一种有效治疗结核分枝杆菌的药物——链霉素。然后是更多的抗生素：四环素、红霉素、氯霉素、异烟肼，它们联袂带领我们走进了抗生素的新时代。与此同时，科学家通过对天然产物的化学修饰制造出了新形式的半合成药物，以及完全人工合成的或者非天然的化合物。今天，为了方便起见，我们将所有这些药物统称为抗生素，尽管严格意义上的抗生素是指一种生命形式为了对抗另一种生命形式而制造的物质。

这些天然的抗生素以及由此衍生出的药物彻底改变了世界医药卫生行业的面貌。许多疾病现在都可以被治愈，这份清单包括致命的脑膜炎、心脏瓣膜感染、产褥热，以及慢性 61 骨骼感染、溃疡、猩红热、结核病，还包括性传播疾病，比如梅毒和淋病。上文提到的副伤寒也可以使用抗生素治愈，而不必忍受疾病数月的折磨甚至是死亡的威胁。治愈同时也是最好的预防，因为每治愈一位病人也就是消灭了一个传染源。

外科手术也变得更加安全。在手术前使用抗生素可以降低许多手术感染的风险。一旦出现感染，马上可以用抗生素来补救。因此，外科医生可以尝试更加复杂的手术来治疗许多疾病，比如切除脑瘤、矫正畸形的四肢、唇裂整形，等等。可以说，没有抗生素就不会有体外循环心内直视手术、器官移植或者体外受精。

类似地，使用化学疗法治疗癌症往往会削弱身体对抗感染的能力，导致细菌感染。若是没有抗生素，大规模的化疗将变得过于危险，白血病及许多癌症都将成为不治之症。

1950 年，中国政府决定消除梅毒。数以千万计的人接受了长效青霉素治疗。这种大规模的公共卫生运动奏效了，多年的顽疾在中国几乎绝迹。经过类似的运动，非洲也基本上消除了一种与梅毒相关的古老疾病——雅司病。

抗生素药物为何如此神奇？大致说来，它们的作用原理有三种。第一，正如青霉素以及它的衍生物所表现的那样，它们进攻的是细菌制造细胞壁所需要的部件。一旦细胞壁受损，细菌细胞就会死亡。有趣的是，失去了细胞壁的细菌往往会"切腹自杀"。我们尚不清楚它们自杀的生物学原因，但是诸如青霉菌的真菌在自然选择的过程中"学会"了利用细菌的这些弱点，制造了这些抗生素。第二，抑制细菌合成蛋白质。对于细胞而言，蛋白质至关重要。细菌细胞需要蛋白质来执行一切重要功能，包括消化食物、构筑细胞壁、运动、繁殖、抵御入侵者与竞争者。这类型的抗生素直接作用于蛋白质合成的部件，使细菌严重受损，但它们对人体细胞的蛋白质合成没有多大影响。第三，扰乱细菌分裂繁殖的能力，破坏它们的增殖过程。一旦细菌的生长受到了抑制，它们的威胁就大大降低，宿主便来得及积累足够的免疫反应清除它们。

严格来讲，抗生素是生物体（包括真菌与其他细菌）合成的天然物质，这些生物体想利用抗生素来消灭它们的竞争对手，包括它们的细菌邻居们。在亿万年的生存斗争中，一些微生物制造出各式各样的抗生素，发动了千千万万种攻击，而另一些微生物见招拆招，演化出了万万千千种防御手段，后者构成了细菌耐药性的基础。自古以来，这就是"魔高一尺，道高一丈"的军备竞赛。不过，对人类而言，发现抗生素就好比是获得了原子弹，从根本上改变了这个竞技场。有趣的是，抗生素与原子弹几乎是在同一时间登上了历史的舞台：两者背后的科学进步都肇始于 20 世纪 30 年代初，也都在 40 年代投入实际应用。我们曾对原子弹寄予厚望，认为它们是万应灵药，可换得永世和平；类似地，我们也曾认为抗生素可以一劳永逸地解决细菌感染。虽然它们都有一定的益处，但是都没有兑现当初的许诺——这恐怕永远也不会实现。原子弹也好，抗生素也罢，都只是工具，而引起人与人之间、人与细菌之间发生战争的根本原因并未消失。

* * *

随着抗生素的使用越来越广，少数副作用开始显现，不过大多数都很温和——无非是肚子疼上几天，或者出现过敏性皮疹。绝大多数时候，一旦停药，这些副作用就会随之消失。有少数人对青霉素有比较严重的过敏反应，甚至可能致命。但是，因青霉素过敏而死的概率其实比被闪电击中的概

63

率还要低。总之，青霉素是一种相当安全的药物。

其他抗生素的副作用要更明显。有些会损伤听觉神经，有些会在儿童的牙齿上留下斑点。20 世纪 50 年代广为使用的氯霉素，在极少数情况下会抑制骨髓细胞的造血功能——每 4 万例使用者中会有一人因此丧生。对于非常严重的感染，药物过敏引起的死亡率要远远低于感染引起的死亡率。但是在某些情况下，数十万的健康儿童，仅仅是因为轻微的喉咙疼就接受了氯霉素治疗。对他们而言，风险明显大过收益，况且还有许多其他的抗生素可以使用。因此，医生立即停止了对儿童使用氯霉素。尽管如此，多年以来，我都告诉我的学生，如果我被困在一个荒岛且只能随身携带一种抗生素，我会选择氯霉素——它就有这么厉害！

人们没有想到，有些强效抗生素也会有副作用，只是要经过很长时间才会显现出来。传统观念从来不考虑它们。如果病人在服药后的几天到几周内没有什么过敏反应，我们就认为这种药物是安全的。

从 20 世纪下半叶到现在，我们见证了医学方面许多伟大的进步，其中大部分都得益于抗生素的使用。这初看似乎并没什么危害，我们后来才尝到苦果。

第六章　抗生素的滥用

如何描绘那已经逝去的黄金时代？那是 1945 年，第二次世界大战刚刚结束——正义终于战胜了邪恶，一个更加公正合理的社会已经降临，美国人对未来充满了信心。这是大量生育的年代——我自己也是"婴儿潮"的一员。在第二次世界大战后的 5 年里，美国人购买了 2000 万台冰箱、2140万辆汽车、550 万个厨灶。那个时代诞生了许多新兴事物：特百惠、轿车的尾翼、不断扩展的城郊、快餐店、电视机，当然，还有神奇的抗生素。

抗生素如此有效，而且看似没有风险，医生和病人都开始琢磨：这个问题可以用抗生素来解决吗，比如尿道感染、鼻窦炎不适、口腔感染，甚至是严重痤疮带来的"面子问题"？这个疾病可以用抗生素治疗吗，比如囊肿纤维症？答案往往都是：可以。

抗生素的收益有时非常大，比如在某些手术前使用抗生素来预防感染。但在其他时候，收益则小得多。不过，既然抗生素没有什么毒性，而为此付出的代价又微乎其微，那么即使是一丁点好处也是值得的。正因为如此，数十年里，牙医都给心脏杂音的患者提供抗生素，以避免心脏瓣膜受感染，尽管这种可能性非常之低。

我并不怀疑抗生素对少数疾病相当有效。这些疾病包括肺炎、产褥感染、脑膜炎以及其他严重的感染性疾病。我的质疑针对的是另外一些情况——数百万健康人群或者轻度感染的患者，他们本无大碍，只是流鼻涕或者皮肤感染，却也在使用抗生素。仅在美国，每年就有数以百万计的人从医生那里领到了含有抗生素的处方，而且年年如是。

在接下来的篇章里，你将看到这些问题在孩子身上更加严重。他们在许多方面更加脆弱，这是我们始料不及的。

抗生素滥用的一个最明显的例子是上呼吸道感染。家有儿女的父母对这种疾病的症状相当熟悉：喉咙疼、流鼻涕、耳痛、鼻窦疼痛、浑身不舒服，有时还伴有发热。大多数儿童在两三岁前每年都会经历好几次上呼吸道感染；到了 3 岁，80％以上的儿童都患过至少一次比较严重的中耳感染；到了 7 岁，40％以上的儿童都经历过至少 6 次类似的耳部感染。

确实，无论大人还是小孩，我们每个人每隔一段时间上呼吸道都会感染。只要我们生活在人群之中，这就是不可避免的。其他人的咳嗽、喷嚏甚至正常的呼吸都会释放出微生物的烟雾，而我们时刻都生活在它们周围。作为群居动物，大多数人都渴望生活在我们的亲人、朋友、同学之间。当科学家去南极进行科学考察时，上呼吸道感染会在他们中间流行一两个月，然后自行消退。就像在人类以狩猎和采集为生的时期那样，传染病一旦将所有的易感人群都感染遍，也就走到了尽头，因为它们再也没有新的宿主可以感染了。只有当下一班飞机或轮船带来新的人群以及新的传染性微生物，这一循环才重新开始。

但是你猜怎么着？上呼吸道感染主要是由病毒引起的。超过80%的病情可以追溯到一系列叫起来很拗口的病毒，比如鼻病毒、星状病毒、间质肺炎病毒、副流感病毒（所谓的"计算机病毒"也是因类似于人类病毒而得名）。当我们感染了上述任何一种病毒，我们都会说我们着凉了或者感冒了。但是熬过几天的不舒服——症状可能从轻微到严重，因人而异——几乎每个人都逐渐康复。这种疾病是"自限性"的，即使是顽固的咳嗽几周之后也会自然消退。但是如果你已经连续一周不停地咳嗽，似乎看不到尽头，你可能会向医生求助："受不了了，快给我开点抗生素吧！"但是事实上，**抗生素对治疗这类病毒感染没有任何帮助**。

医生诊断感染性疾病，第一个要查明的问题就是，它由细菌还是病毒引起的。细菌具有细胞，它们会摄食、移动、呼吸、繁殖。只要给细菌提供合适的营养与栖息地——无论是温暖的角落，还是冰川、火山——它们就会繁衍生息。

相比之下，病毒要小得多，也简单得多。病毒只能在细胞内生活。它们无法自主繁殖，只能"绑架"一个宿主，通过劫持宿主细胞的生命元件来传播后代。有时候，病毒会在宿主细胞里潜伏数十年，另外一些时候它们会杀死宿主细胞——有些病毒两者都会干，视具体情境而定。

因为病毒不像细菌那样具有细胞壁，所以诸如青霉素之类的抗生素对它们不起作用。它们依赖于宿主细胞合成蛋白质，因此你必须抑制后者才能阻止病毒。一旦病毒寄生于人类细胞内——许多常见病毒包括感冒病毒、疱疹病毒、流感

病毒都会这么干——我们就无法抑制宿主细胞的蛋白质合成，因为宿主正是我们人类自己。我们不可能去扼杀自己的
67 细胞。有少数药物会干扰病毒进出细胞或者繁殖的过程，比如用于治疗疱疹病毒的阿昔洛韦（acyclovir），以及干扰艾滋病病毒生命周期的某些药物。尽管人们能抑制病毒，但是真正可以治愈它们的药物很少。相比之下，**抗生素可以治愈绝大多数细菌感染**。

不过，只有不到 20％的上呼吸道感染是由细菌引起的。在这种情形下，状况变得更为复杂，因为在喉咙和鼻腔生活的可能是永久居民，可能是临时旅客，还可能介于两者之间，有点像是长期的租户。其中重要的几种细菌包括：肺炎链球菌（*Streptococcus pneumoniae*，又称为 the pneumo-coccus），它们是上呼吸道和肺部最常见的病原体，在上呼吸道会引起耳部感染，在肺部会引起肺炎；A 群链球菌（*Streptococcus pyogenes*），又称为化脓性链球菌，会引起"链球菌型喉炎"；金黄色葡萄球菌（*Staphylococcus aureus*），会引起绝大多数严重的葡萄球菌感染；流感嗜血杆菌（*Haemophilus influenzae*），它一般引起耳部感染，偶尔也引起儿童脑膜炎，好在我们已经有疫苗可以预防这种感染了。

上述 4 种细菌多见于上呼吸道感染，但是这往往需要一个过程。有时候的确是它们引起了感染，不过更多的时候罪魁祸首并不是它们。这种看似矛盾的局面是由于这些细菌已经在我们和孩子们的身上寄居很久了。虽然它们的名字听起来怪吓人的，但它们并没有感染我们，而只是在其中寄居着，这对我们身体并没有伤害——这一点至关重要，但我们

常常忽略它。

　　寄居意味着这些细菌仅仅在人类身上或体内生活，而并没有给你造成什么伤害。寄居固然是引起绝大部分疾病的先决条件，但是它本身并不一定会造成疾病。大多数被细菌寄居的人都非常健康。例如，你可能从未注意到金黄色葡萄球菌在你的鼻腔里寄居了一辈子。如上所述，对大多数人而言，这些细菌只是我们身上微生物群落的一部分。简而言之：我们的鼻腔和喉咙里生活着庞大的细菌群落，有些比较友好，也有一些会引起疾病。

　　此外，有证据表明，某些细菌可以通过抑制潜在的病原体，或者调控免疫系统来保护人体的健康。最有趣的一个例子是一类生活在人类口腔里的甲型溶血性链球菌属细菌（Viridans streptococci，这是多种未明确鉴定细菌的统称，因此没有用斜体表示——译者注）。人们一开始误认为它们是引起心脏瓣膜感染的病原体，后来才逐渐认识到它们是口腔内的正常居民，只是偶尔才会进入血液，并在受损的心脏瓣膜上逗留。现在我们知道，如果我们将致病性的 A 群链球菌与无害的甲型溶血性链球菌混在一起，后者将会胜出。这意味着，这些微生物可以帮助我们抵御致病性链球菌。因此，这类细菌虽然有时会成为病原体，但在大多数情况下都是我们健康的守护者。这个相当辨证的案例为我们考虑人体内生活的细菌提供了一个重要模型。

　　现在回到正题，潜在的呼吸道病原体何时会引起儿童疾病？如果儿童生病了，什么时候需要接受抗生素治疗？要回答这些问题，我们先得了解另外一个问题：你的孩子有多健康？如果他们还有另外一种感染，比如"胃肠型感冒"，或者免疫系统承受着压力，比如一种过敏阻断了咽鼓管，那么这时候，你的孩子就更容易患上严重的耳部或者胸腔感染。在极少数情况下，这些疾病会引起更严重的并发症，比如肺炎或乳突炎（mastoiditis，一种外耳道感染）。

那些看起来健康的孩子也可能被感染。假如你生活的镇上有 1000 个孩子都接触了同样的呼吸道病毒或者细菌——在冬天这是常有的事——这势必将会引起一系列后果。有些孩子可能只是携带者而毫无症状，有些孩子可能过了一天才有反应，有些则需要过两到三天。在四五天之后，患病的人数开始减少，但是有少数几个总是恢复得比较慢。整体分布遵循一种我们熟悉的钟形曲线：少数不生病、大多数生病并且病情严重程度遵从正态分布、少数病得很厉害。

医生可以识别出感染的严重程度，却很难预测病人恢复的快慢。尽管病得厉害的人只是少数，只占 5%～10% 的比例，但 60%～80% 喉咙痛或者耳朵疼的孩子在跟随父母去见医生的时候都领到了抗生素的处方。可见医生往往也并不确定这些疾病是细菌还是病毒感染。

医生见到上呼吸道感染就习惯性地开出抗生素。他们这么做有一个很好的理由——担心风湿热。这是一种非常严重的炎症疾病，很像风湿病，而且往往是在咽炎链球菌感染没有得到治疗之后的两到三周里发生。这会引起灾难性的自身免疫病，一旦针对这种链球菌产生的抗体与儿童的心肌、关节、皮肤或大脑细胞"交叉反应"，后果不堪设想。

在抗生素出现之前，每 300 个患有链球菌感染的孩子里会出现 1 例风湿热，如果这种链球菌非常厉害，这个比例会高达 1/30。时至今日，医生给链球菌性喉炎患者开抗生素，并不是为了缩短感染时间——它在这方面的效果微乎其微，主要还是为了避免风湿热。大多数人，甚至包括一些医生，都没有意识到，在这种情况下使用抗生素主要是为了预防，而非治疗。

不过这里有一个问题。儿童的咽喉里一直都有 A 群链球菌，冬天尤其显著。这种状况可能持续数月，在此期间他们只是健康的携带者。但是假如与此同时你的孩子染上了普通的感冒病毒，并且喉咙开始痛，你带着孩子去见医生，医生做了一个喉部微生物培养检查——好家伙，A 群链球菌出现了！于是，医生就"合情合理"地开了预防风湿热的抗生素，哪怕感染实际上是由病毒引起的。

即使是由细菌引起的链球菌性喉炎，其病程也往往都很短暂，几乎所有的孩子在一两天之内都会好转。但如果你的孩子在病情好转之前服用了抗生素，你恐怕就会认为是药物起了作用——这是典型的"将相关性混淆为因果性"的例子。服用阿莫西林与你的孩子开始康复明显相关，但是这并不意味着是药物带来了康复。

那么，医生是如何区分轻度的细菌或病毒感染与更严重的感染呢？或者他们如何区分寄居与感染呢？这个问题至关重要，因为这个问题的答案将决定我们要如何控制抗生素的滥用——但不幸的是我们目前尚不清楚这个答案。那些行医多年敏于观察的临床医生知道，在绝大多数情况下，那些患上了更严重并发症的儿童会有特定的报警迹象：他们会烧得更高，症状持续的时间会更长，白细胞数量更加异常，而且他们看起来更糟糕。不过很多时候，这都是一个难以得出准确结论的灰色地带。

但这是一个重要的灰色地带。除非医生可以轻易地区分是病毒还是细菌导致的喉部感染，否则他们将一直采取更保守的策略。此外，医生的日程表往往都排得很满，他们可能只有 20 分钟诊断一个孩子，期间还得填好所有的手续。由于缺少快速、廉价又准确的诊断手段，再加上时间紧迫，抗生素的滥用就这么发生了。一些最新的诊断手段或可改善状况，但是过于昂贵，目前用得极少。

此外，医生还有被告上法庭的顾虑。假如他们没有及时治疗儿童，后果很严重，怎么办？他们将如何回答律师的质问："在这个孩子的耳部感染恶化成脑膜炎并导致他/她半身不遂之前，你为什么不给他/她使用抗生素？"

上述这些复杂的利害关系一直都在发挥着作用，范围之大，前所未有，涉及世界上好几代的孩子们。这个循环在不断重复，甚至愈演愈烈。当数百万儿童接受了大量的抗生素来治疗他们本来没有的细菌感染，这会带来什么样的麻烦？后果不堪设想。

抗生素的使用量非常巨大，而且还在逐年攀升。1945 年，发表在《临床探索学报》（*Journal of Clinical Investigation*）这一著名刊物上的一篇文章报道了青霉素治疗 64 名肺炎患者的惊人疗效。如此大范围的治疗产生了极为神奇的效果。但是到了 2010 年，美国的医疗人员开出了 2.58 亿例抗生素，超过 100 万倍的用量差异。这相当于每 1000 例处方当中就有 833 个含有抗生素。我们不知道是否每一例开出的抗生素确实被使用了，不过大多数应该都用了。家庭医生开出了 25％的抗生素，紧随其后是儿科医生和内科医生。牙医开出了 10％，相当于每年 2500 万例。

两岁之前的孩子是抗生素的最大消费者：每人每年平均使用了 1.4 例。这意味着，平均而言，美国儿童在生下来的头两年内接受了将近 3 次抗生素治疗。在接下来的 8 年里，他们还将平均接受 8 次抗生素治疗。根据美国疾病控制与预防中心的统计数据推算，平均而言，美国的孩子在 20 岁之前将接受 17 次抗生素治疗。这不是一个小数目，但是与之前对美国及其他发达国家的研究结果一致。

20～40 岁之间的青年们平均接受了 13 次抗生素治疗，这意味着他们在 40 岁之前接受了 30 次抗生素治疗。这是平均而言。当然，有人用的多些，有人少些，但是潜在后果非常严重。许多年轻的女性将会成为母亲，为她们所哺育的下一代提供最初的微生物群系。我们稍后将探讨这个问题：抗生素使用如何影响了人体微生物的代际传播。

* * *

抗生素的滥用引起了诸多问题，最先引起人们注意的是耐药细菌。简单来说，我们越经常对自己或孩子的身体使用抗生素，我们就越可能选择出能够耐受这些抗生素的细菌。许多人对耐药性的理解有所偏颇：有人误认为是"人体本身对抗生素耐受了"，而实际上是**人体携带的细菌**变得能耐受抗生素了。

下面是耐药性出现的一种可能方式：一个受了感染的孩子服用了抗生素，比如说阿莫西林，青霉素的一种衍生物，在许多国家是儿童最常用的抗生素。当阿莫西林（通常是粉红色的液体，颜色很像泡泡糖）被儿童服用之后，经肠道吸收进入血液，而后随血液运送到所有组织器官，包括胃、

79

肺、嘴、喉咙、皮肤、耳朵以及女孩子的私处。这样，人体各处的细菌都会接触到阿莫西林并被其消灭——要知道，阿莫西林属于所谓的广谱抗生素，能杀灭许多种细菌。

但这正是症结所在：总有些微生物是无辜的受害者，而且数量非常之多。所有的细菌群体里都有易感菌株和耐药菌株。抗生素在消灭病原体的同时也消灭掉了身体内那些易感的群体。这就像是在本该使用激光定位精确打击的时候使用了地毯式轰炸。

于是麻烦来了——当易感菌被清除，耐药菌株的群体会扩大。因为周围的竞争者寥寥无几，这些耐药细菌就此兴盛，其中既包括病原体，也包括许多无害的细菌。

细菌对抗生素的耐药性一般以两种方式在细菌群体内传播。首先，已经获得了耐药性的菌株不断地生长繁殖，产生同样具有耐药性的后代——这称为垂直传播，就好像基因从祖辈传到父辈再传到子代，依次下去，子子孙孙无穷匮矣。只要抗生素出现在环境中，具有耐药性的细菌就表现出类似的行为——它们持续地分裂、繁殖、传递基因，而易感的细菌则被抑制或者消灭。

耐药性基因同样可以通过细菌之间的性行为传播——我们称之为水平传播。有些细菌"洁身自好"，然而许多细菌却"放荡不羁"，一天到晚都在"交配"。不过，细菌的交配可能并不是你想象的那样——两只细菌在沙发上嘿咻。事实上，它们可以像交换棒球卡片一样交换基因，而其中一些卡片可以赋予它们对抗生素的耐药性。当耐药基因出现，而且抗生素也在环境之中时，自然选择会留下那些具有耐药基因的菌株，它们进而大量繁衍。因此，幸存下来的细菌就适应

了这些抗生素，药物不再有效。只要抗生素还存在，它就会 73
继续筛选耐药性菌株。

细菌耐药性出现的过程颇富教益。少量的阿莫西林足以
杀灭大多数肺炎链球菌，但不是全部。比如说吧，在一个含
有 100 万个肺炎链球菌的群体中，有 1 个细菌产生了可以耐
受阿莫西林的基因突变。当然，它纯粹是偶然出现的。当其
余 999999 个对阿莫西林敏感的细菌被消灭之后，这一个仅
存的细菌繁衍生息，很快就填满了它的生存环境。它成了新
生代的鼻祖。接下来，由于偶然的机会，这种耐药细菌通过
咳嗽或者喷嚏传给了另外一个儿童。现在设想一下第二个儿
童也接受了高剂量的阿莫西林。同样的，所有对药物敏感的
肺炎链球菌都死掉了。现在，从这些本来就具有耐药性的细
菌之中，一个更具耐药性的变异体幸存了下来，繁衍生息，
如是往复。

耐药性的传播，可能是点滴积累，也可能是突然发作。
有时，一株细菌通过性行为从另一株具有耐药性的细菌那里
一步到位地获得了耐药基因，从而对一系列的抗生素都具有
了抵抗力。而大多数情况下，这种耐药基因是从另外一株经
历了抗生素但幸存下来的细菌那里获得的。

如果我们一发现孩子们的鼻腔或喉咙里有肺炎链球
菌——无论这些细菌是否真的有害——就给他们服用阿莫西
林，那么细菌出现耐药性是不可避免的。它未必在每个儿童
身上或者每次用药的过程中都出现。有时候变异体没有出
现，有时候它们出现了，但是长势不太好，无法传播给其他
儿童。这有点儿像赌博——在任何单个孩子身上，或者任何
群体里，偶然性都发挥着巨大的作用。具有耐药性的细菌可

能以失败告终，被赶尽杀绝——大多数时候可能都是如此，但是有些耐药细菌会存活数年。在后面的篇章里，我将讨论我们对此所做的研究。但总的来说，正是以这种方式，在近几十年里，青霉素的耐药性已经缓慢且不可阻挡地蔓延开来。然而这只是冰山一角，针对大环内酯类药物（比如红霉素、克拉霉素和阿奇霉素）、四环素类药物（比如多西环素）、氟喹诺酮类药物（比如环丙沙星），以及硝基咪唑类药物（比如甲硝唑）的耐受性菌株都在增加。

另外一个问题是父母对此并不知情，或者也不太关心耐药细菌在人群里的传播。回到耳部感染这个例子，在医生办公室内的对话可能是这样进行的：

医生：您的孩子最近不大乖，是因为耳朵在发炎。

母亲：我估计也是，因为她以前可乖了！您可以给她开点抗生素吗？

医生：呃，这种症状 80％ 都是病毒感染，抗生素不管用。

母亲：那不是还有 20％ 的可能是细菌感染吗？所以请您还是开点抗生素吧。

医生：哎，抗生素滥用目前是个大问题。用得越多，耐药性越强，而且耐药细菌会传播到周围其他人身上。

母亲心里盘算了一下，周围其他人就意味着其他的儿童，但是她的女儿有 20％ 的可能是细菌感染："反正抗生素对人也没啥害处，我不想在女儿身上留下遗憾。"

医生也迅速盘算了一下。确实是这样，抗生素也许不能帮上忙，但也没有害处："好吧，我给她开 10 天的阿莫西林。"

＊　＊　＊

第二次危机已经逼近。由于我们滥用抗生素，细菌产生了越来越强的耐药性，局势愈发严峻。与此同时，医药公司并没有及时开发出新的抗生素。换言之，在这场"军备竞赛"中，我们落后了。时至今日，有些感染到了无药可救的地步——这种情况今后可能越来越多。

按照其作用范围，抗生素有窄谱与广谱之分。所谓"谱"，就是其作用范围的大小。窄谱，即仅对少数种类的细菌起作用；广谱，即可以消灭许多不同种类的细菌。大多数医药公司都偏爱广谱药物，因为适用范围越广，销量也就越大。医生也偏爱广谱药物，原因在于——有时候很难确认感染是由链球菌、葡萄球菌还是大肠埃希菌引起的，而广谱药物可以一网打尽。但是这也有一个严重的短板：范围越广，也就越容易筛选出耐药细菌。

显然，抗生素使用得越多，细菌的耐药性就出现得越快，每一种抗生素的有效使用周期就越短。在抗生素发现的初期，科学家通过不断地开发新药，一般都可以占得上风。但是现在，新药开发的渠道日渐闭塞，那些"容易被开发"的抗生素已经都发现了。就像改变蛋糕上的各色缀，大多数医药公司不断对它们已有的抗生素配方进行微调，但没能再发现新的抗生素。

对医药公司来说，投入巨资不辞辛苦地开发新药已经成了一件得不偿失的事情，尤其是在新药只有比较窄的作用范围的情况下。医药公司希望开发的是数百万人可以常年使用的药物，比如治疗高血压、高胆固醇、糖尿病的药物——这些才是摇钱树。如果一种药物每年只有几千人使用，而且一次只用几周的时间，那么，在当前的经济模式下，它们是不可能被开发出来的。

几年前，当我还在美国传染病学会任职的时候，我的工作之一是说服美国国会通过法案以疏通闭塞许久的抗生素开发渠道。对于新药短缺一事，我们传染病学会的同仁们一直都非常关切，而且我们都明白这得花费数年的时间。我们不可能等到一种可以耐受所有抗生素的超级传染性细菌出现之后再采取行动——那样就来不及了。有那么几年，我频繁地去华盛顿出差，为这些事情奔波。除了传染病学会的同行，我们的"统一战线"还包括其他有着类似诉求的组织团体，以及因耐药细菌而失去了亲人的人们。国会的各种听证会，无论是简短吹风会还是正式会议，我们只要逮着机会就参加并作证。

76　　健康的青年被险恶无情的感染击倒，这样的故事既悲伤又恐怖。一天，华盛顿红皮队的一位职业橄榄球选手布兰登·诺布尔（Brandon Noble）参加了听证会。他是橄榄球界的顶级选手，在场的人们对他都很熟悉。像许多职业运动员一样，他饱受伤病困扰，特别是他的膝盖——他曾去医院修复过撕裂的韧带。这本来是一种相对常规的手术，每年有上千人接受这种手术都安然无恙。但是他却不幸感染了耐受抗生素的链球菌，即抗甲氧西林金黄色葡萄球菌（methicillin-resistant *Staphlococcus aureus*，MRSA）。尽管接受了多次治疗，他的膝盖关节还是彻底毁掉了。当最终治愈感染的时候，他已经不能正常行走了，职业生涯就此告终。当这位昔日的橄榄球巨星一瘸一拐地走到麦克风前时，他的损失不言而喻。他后来说道："在橄榄球生涯中，我遇到过无数可怕的对手，但是从来没有想到最凶险的对手居然是这些肉眼看不见的微生物！"

下一位证人是来自宾夕法尼亚州一个小镇的母亲。她的儿子里基·兰耐特（Ricky Lanetti），原是一名大四的学生，也是橄榄球队队员。他本来正在为即将开赛的国家大学体育协会第三级锦标赛做准备，突然注意到背部有一个地方酸痛。那是一个小小的脓肿，看起来没什么，只比普通的痘痘大了一点。大家都没放在心上，他自己更没觉得有什么，于是继续准备比赛。

然而几天之后，这位年轻人就去世了。死因是从这个脓肿扩散至全身的急性抗甲氧西林金黄色葡萄球菌感染。他的免疫系统扛不住它们，也没有任何的抗生素可以挽救他。这位母亲的悲伤在沉寂的屋子里回荡。她向我们展示了一张照片，是她和儿子在橄榄球场的合影，她儿子穿着橄榄球队的队服，身材魁梧，比她高出许多。现在，儿子却不在了。

当国会成员讨论某些议题时，他们有时会邀请少数利益相关的团体作为专家团，参加由参议院或者白宫下属的小组委员会召集的特别会议。这些会议在大房间内召开，古典风格的建筑，装饰美轮美奂，象征着民主制度历久弥新的力量，令人肃然起敬。房间里的人按照社会等级有序就坐——国会的专家团坐在前台，他们面前有一张桌子以供证人发言。再往后是等候发言的人，他们挨着国会协助人员以及其他来旁听会议进程的人们就坐。

一场听证会往往有 3～4 个发言人，由工作人员根据他们讨论的议题而组织起来。国会成员与社会名流首先发言，

85

然后是他们的朋友们，接下来是相关组织。我曾多次就抗生素滥用带来的耐药细菌这一议题在听证会上发言。尽管美国传染病学会是对这个主题最了解、最关切的专业团体，却总是被安排到最后一位发言。到了这个时候，会议已经开了数小时，经过了令人头皮发麻的作证、发言人与国会议员们的自我吹捧，以及中场休息。这时，屋子里的人基本上都走光了——大多数国会成员都已经退场，只有会场主席坚守在主持人的岗位上，为各项国家大事收场。

　　类似的情节再一次上演。最后，终于轮到我发言了。我准备了讲稿，论证疏通抗生素开发渠道的必要性，并就如何展开这部分工作提出建议。当时在场的唯一一位国会议员是小组委员会主席，一位有着浓重南方口音的长者。还没等我开口，他就说他很高兴能听到关于这一议题的发言。他继续讲道："就在几周前，我和一个朋友打高尔夫。他跟我抱怨最近老是膝盖疼，说已经联系了一位外科医生进行膝盖替换手术。下一次我再见到他就是在他的葬礼上了。那次手术之后，他感染了抗甲氧西林金黄色葡萄球菌，这要了他的命。就这么简单，没有什么好法子治疗。所以我明白你要说什么。"

　　当时的会场只有少数几个人在旁听，但是这位国会议员已经把握到了问题的精髓——我们必须要做点什么了。他所在的委员会就立法一事积极回应，这最终成了一个新的联邦法案的一部分——我们要采取措施激励医药公司开发新的抗生素。然而，更加令人尴尬的局面在于，由于我们已经使用了太多的抗生素，一旦耐药细菌感染突然发作，我们可能没有合适的药物可以使用。事实上，这两个问题相互关联，前者为后者推波助澜。

　　但是，耐药细菌的问题不只是由于我们在人类身上使用了太多的抗生素，它同样与我们如何对待牧场里的动物有关。

第七章 现代牧场

　　试想一下这样的画面：牛群在牧场悠闲地啃着草，嘴巴一张一合地在反刍着，不时地走动寻觅新鲜的青草。你脑海中浮现的或许是诺曼·罗克威尔（Norman Rockwell）式的田园绘画：精心打理的谷仓、整齐优美的篱笆、心满意足的奶牛，只有飞来飞去的苍蝇与不时甩动的牛尾巴偶尔打破这份宁静。

　　现在，试想一下另一幅画面：在狭小逼仄的金属牛栏里，奶牛排成排，脑袋被箍着套进满是玉米饲料的食槽，浓密刺鼻的牛粪味飘荡至几千米之外；在栏外的饲育场，奶牛在几乎荒芜的草场上游荡，不停地在吃，周围满是它们的粪便。

　　我们制造的大多数抗生素其实并没有用到人类身上，而是用到这种大型牧场里了，除了养牛场，还包括养猪场、养鸡场及火鸡养殖场。这些现代工业化的集约型养殖设施，养肥了数百万头牛、猪，以及数十亿只鸡。农业科学致力于提高肉类的产量，而且特别关注于优化喂食效率——如何最大效率地将动物饲料转化为肉类。给动物喂以抗生素是其中的

关键步骤，这帮助了它们增肥。但是这同样导致了畜牧动物 80
体内耐药细菌的积累，以及抗生素在食物与水体中的残留。
虽然听起来有些令人不快，但是我们可能正在对孩子们做着
类似的事情。

我们现在知道抗生素在治疗人类时也会筛选耐药细菌，
过程是这样的：药物消灭了对它敏感的细菌，留下了少数基
因变异的耐药微生物；这些耐药细菌繁衍生息，使得后续的
抗生素治疗不再有效。同样的事情也在农场发生，但是在这
里我将更详尽地讨论这个过程。

细菌、真菌、藻类在数亿年的时间里鏖战不休，在化学
战争中力争上风。在生存竞争中，它们制造出天然抗生素来
消灭对手、自我防御。与此同时，它们也演化出了可以对抗
这些抗生素的相应基因。因此，两大类复杂的基因在微生物
中出现：一些负责合成抗生素，另外一些负责耐受抗生素。

2011 年，科学家从加拿大北部的育空冻土（Yukon per-
mafrost）里发现了一株存活了 3 万年的细菌，它对霉菌产
生的天然抗生素以及有着类似核心结构的半合成抗生素都有
耐药性。这个发现提供了直接的证据，表明抗生素耐药性基
因分布广泛，而且早在人类利用抗生素治病之前就已经存在
很久了。这个古老的军备竞赛说明了并非人类导致了细菌的
耐药性。不过，这并不意味着我们毫无过失。耐药性基因固
然古已有之，但我们把局面弄得更糟了。我们甚至不知道我
们把问题扩大了多少个数量级，它肯定非常可观。即使是海
洋沿岸依靠人类废弃物维生的海洋生命也开始有了耐药性。
放眼望去，到处都是人类的足迹。

耐药性基因之古老同样暗示着这个问题没有简单的解决

81 方案——我们将永远无法彻底消灭耐药性，达尔文的自然选择理论早就预言了这种局面。当群体经受环境压力的时候，总会有能耐受压力的个体被选择出来。在这个例子里，微生物经受着抗生素的压力，被选择的个体则是耐药细菌。由此得出的一个推论是我们永远不可能发现一种包治百病的超级抗生素。微生物太多样了，而且大自然还会源源不断地创造出新花样。

* * *

时至今日，我们想象中的田园牧歌式的农场已然被那些大型集约式养殖场替代，后者可以容纳数以万计的动物。大型养猪场里的一个牲口棚就可以容纳两千多头猪，养鸡场里的一个鸡舍可以装得下 2 万多只鸡。牧场主人把动物们塞进又脏又挤的空间里，这恰好为细菌繁殖传播创造了绝佳的条件。

但是，给动物使用抗生素的主要目的还不是为了使它们可以拥挤在一起而不生病。事实上，人们使用的剂量并不足以治疗感染。在大多数工业化的牧场里，动物的饲料和饮水中添加的都是低于临床治疗剂量的抗生素。牧场主这么做是为了提高饲养效率，低剂量的抗生素有促进生长的效果。

这种做法可以追溯到 20 世纪 40 年代中期。当时的医药供应商发现，喂食了抗生素的动物增重（以肌肉重量来衡量）更快。在查阅历史文献的时候，我发现 1963 年的一项研究特别有意思。令我震惊的是，抗生素与肠道微生物的相互关系早在那时候就有记录了。这些科学家试图解答的问题是，在动物之中观察到的生长促进现象是由于抗生素本身

（对身体组织）的作用呢，还是因为它们对微生物群落（当时还叫作正常菌落）的作用。因此他们饲养了两类鸡：一类是在正常的环境，我们称为传统饲养；另一类则在无菌环境下培养，通过特定的培养方式，科学家可以确保它们是"无菌动物"（它们身体上或体内没有任何微生物）。在每一类之内，一半接受低剂量的抗生素喂食，它们是实验组；另外一半则不接受抗生素，它们是对照组。

　　不出所料，在传统饲养的鸡里，实验组比对照组长得更快。但是意外来自于在无菌环境中长大的鸡：实验组并不比对照组长得更快。这意味着，抗生素的生长促进作用对于无菌动物是无效的。换言之，鸡体内的微生物对于抗生素促进生长至关重要；仅有抗生素是不够的。这些发现早在 50 多年前就已公之于世，但是它们被忽略，甚至被遗忘了。

　　结果就是牧场主们很快意识到了他们只要花很小的代价就可以使动物在正常体重的基础上增重 5%～10%，乃至 15%。这也就意味着，从动物们消耗的单位重量的食物中他们可以收益更多，即提高了饲养效率。医药公司发现这里有巨大的利润——卖给医生的抗生素以毫克（mg）计，而卖给牧场主的却以吨计。

　　今天，大约 70%～80% 的抗生素都用于增肥动物，包括数以亿计的牛、鸡、火鸡、猪、绵羊、鹅、鸭、山羊。2011 年，动物养殖业共购买了接近 1260 万千克重的抗生素，这是有记录以来在畜牧业里使用的最大用量。我们不知道准确数字，因为这些用量被当作商业秘密保护起来了，农业及医药公司对他们的所作所为都三缄其口。据美国食品药品监督管理局（Food and Drug Administration，FDA）的前任局长大卫·凯斯勒（David Kessler）透露，截至 2008 年，国会并不要求药物公司向管理机构通报他们销售给农场的抗生素用量，也不需要提供这些药物的使用方式、使用对象或使用目的。工业界的游说团体成功阻断了绝大多数试图限制在动物饲料中添加抗生素的努力。由于这些尚在进行的争论，目前鲜有关于在动物身上使用抗生素利弊的研究。除了少数对工业界有所关注的科学家，很少有人注意这些事。

与此同时，生态学家和医生们谴责在动物身上使用抗生素来促进生长的做法，因为他们注意到在动物身上所使用的药物与医生开给病人的药物是一样的。2013 年，消费者联盟检测了宰杀的猪肉，从中分离出的 14 个葡萄球菌样品之中有 13 个都对至少一种抗生素有耐受性。同样的情形也发生在 6/8 的沙门菌，以及 121/132 的耶尔森菌（*Yersinia*）样品里。其中一个样品里检出了抗甲氧西林金黄色葡萄球菌——如我们之前所讨论到的，这是一种可怕的，甚至是致命的耐药性细菌。为什么我们要在动物身上浪费珍贵的抗生素，包括不可多得的救命良药，目的只是让肉便宜几毛钱？

2011 年，联邦政府对超市里的火鸡肉、猪肉和牛肉进行了微生物检测，发现一半以上的样品里都含有耐药细菌。这些细菌有时候也称为"超级细菌"。事实上，所谓的"超级细菌"是子虚乌有的（这个名词是记者们杜撰出来的），但是，如果其中一种高度耐药的细菌攻击并感染了你的膝盖或者心脏瓣膜，而我们缺乏有效的抗生素来治疗它，你八成就会觉得这种细菌具有某种超能力。

问题还不只是耐药细菌。美国国家防治微生物耐药性监督系统（由食品药品监督管理局、农业部、疾病预防与控制中心共同参与的一个项目）发现，超市里大约 87% 的肉类包含肠球菌，这暗示着它们都被粪便污染了。其中两种细菌，粪肠球菌（*Enterococcus faecalis*）和屎肠球菌（*Enterococcus faecium*），是美国医院重度陪护病房里最常见的感染，有些病人可能就是从食物里获得了这些耐药微生物。

瑞典在 1986 年就禁止了在动物身上使用抗生素来促进生长的做法，欧盟从 1999 年起也禁止了这种做法。从那以后，整个欧洲都禁止了在动物饲料中添加抗生素来促进 84 生长。

美国的食品供应商及医药公司争辩说，目前并没有坚实的证据表明动物身上的耐药细菌感染了人类。但事实上，我们早在 30 年前就有证据表明，同样的微生物和同样的耐抗生素模式已经出现在了病人与抗生素饲养过的动物身上。比如，超过 2 万种不同类型的沙门菌株都已经备案，而且也都有名字，因此我们知道它们是谁。人类中出现的一系列沙门菌的暴发都可以追溯到工业化的牧场。从动物、食物和感染的人身上可以分离出同样的细菌，它们具有同样的分子印记，以及同样的抗生素耐受模式。

这种藐视理性的不合作态度代表了一种袖手旁观的自由放任主义，它正威胁着我们的公共卫生体系。细菌可不在乎任何的政治纲领，不关心任何政治边界或者司法管辖区域。2013 年 3 月，丹麦的一份研究又提供了一份力证。通过对细菌进行全基因组测序，研究人员发现，两位丹麦农场主感染的抗甲氧西林金黄色葡萄球菌与感染了他们饲养的动物的是同一种微生物。这不可能是偶然发生的——这一证据表明他们很可能是由于接触动物而受到了感染。

* * *

问题还不止在于工业化牧场生产的肉类使我们染上了耐药细菌。抗生素本身就通过食物——特别是肉类、牛奶、奶酪、蛋类进入我们体内。食品药品监督管理局要求牧场在最后一次给药与屠宰之间留出足够长的"降解期",以便药物可以分解。但是督查只是偶尔为之,这一要求并没有得到充分执行。

超市货架上的食物可以在合法范围内有一定程度的抗生素残留。比如,牛奶之中四环素含量的合法限度是 100 mg/kg。这意味着,一个儿童如果每天都喝两杯奶,就摄入了 50 mg 的四环素。这个量单看并不高,但是它的规模不容小觑——要知道,许多儿童一年到头天天都在喝牛奶。而且这还只是四环素,其他的抗生素都有一定的合法限度。1990 年的一份报道显示,30%~80% 的牛奶中都检测出了抗生素,特别是磺胺类药物和四环素。

20 世纪八九十年代的调查统计显示,9% 的肉类、牛奶、蛋类中抗生素比例超过法定值。因此,当你食用非有机肉类、奶类或者蛋类的时候,你很可能都在摄入抗生素。许多自认为多年都没有使用过抗生素的人未免高兴得太早了。每天,我们中有数百万的人都在接触抗生素,而且不仅仅来自食物。抗生素也分布在生活用水中,特别是在农田径流以及处理过的人类排泄物里。当前水体净化设备可以有效减少有害细菌及病毒,但是它们无法充分清除抗生素。2009 年,一项针对密歇根州和俄亥俄州多个城市的研究发现,处理过的饮用水及自来水中都含有耐药细菌。当然,它们的含量都很低，自来水中的含量相对最高。但是，问题在于它们具有累积效应。

密集饲养的鱼类，比如鲑鱼、罗非鱼、鲶鱼，还有甲壳类动物，包括小龙虾和大龙虾，都接受了相当高剂量的抗生素。对它们而言，促进生长倒是次要的，更主要是预防在拥挤的环境下滋生的各种疾病。跟牲畜一样，食品药品监督管理局同样要求有一个"降解期"，但是人工饲养的鱼类很少被检查。亚洲饲养的鱼类及甲壳类受到的污染更加严重。水产养殖业里违规做法层出不穷。

土霉素（类似于在人类中广泛使用的四环素）和链霉素甚至被用于有机水果以避免火疫病（一种细菌引起的果树疾病）。这种做法从前一直都被视为商业秘密。你可能从来没有想到标注着"有机"的水果里居然也会有抗生素。抗生素耐受性细菌同样可能出现在化肥和土壤里，在生态系统中又增添了耐药性的储备。

现代农业大规模生产出的产品，从牲畜到水果，都可能会把耐药细菌或者抗生素本身直接带到人身上。稍后，我将讨论可能的后果。就本书的论题，我将集中于讨论喂食抗生素促进动物生长这一方面。如果幼年摄入抗生素会使牧场动物增肥、发育过程改变，那么，当我们给孩子们使用抗生素的时候，是否会导致同样的后果？我们的本意是治疗疾病，但在不经意间，是否也助长了肥胖？

第八章 母与子

　　20 世纪 50 年代，两种治疗孕期症状的新型药物上市了。一种是反应停（thalidomide），另外一种是己烯雌酚（diethylstilbestrol，缩写为 DES）。这些药物据说对孕妇是安全的，而且确实具有宣称的疗效。然而，回头来看，这两种药物都成了警世醒言，提醒着我们对孕妇使用药物可能带来的巨大风险。

　　首先是反应停的故事，时至今日它已经成了业内丑闻。反应停在 20 世纪 50 年代中期由东德最先发明出来，1957 年投放市场，用于治疗失眠、缓解焦虑。不过，人们很快就发现它也可以缓解孕吐。女同胞们大喜过望。那个时候，大多数科学家和医生都认为药物不会透过胎盘，所以基本上没人质疑过该药物的使用。既然母亲没事，那么胎儿也应该安然无恙。

　　后来发生的不幸你我都知道了。在 1957～1961 年之间，数以千计的女性使用了反应停。在 1960 年的德国，你甚至可以在非处方药的柜台上购买到它们。即使是今天，我们也依然不清楚有多少位女性使用了这种药物。我们知道的是，

10 万～20 万个胎儿一生下来就患有先天残疾，大多数都是四肢发育不良，缺胳膊少腿，并伴有盆骨、眼睛或耳朵畸形。许多残疾是致命的。人们很快就明白了问题的原因，反应停马上被禁用。

幸运的是，在美国，弗朗西斯·凯尔茜（Francis Kelsey）作为美国食品药品监督管理局的审查专员，鉴于没有证据表明该药物的安全性，始终没有批准它。因此，大多数美国妇女幸免于难——除非她们碰巧从国外获得了反应停。反应停的毒性很大，孩子一出生症状就很明显，因此，一旦许多类似病例集中出现，人们马上就明白了事情的原委。即便如此，禁用这种药物仍然花了好几年的时间，中间夹杂着大量的讨论与质疑——比如，有人怀疑婴儿畸形的原因在于核试验或者其他原因。无论如何，在那些年里，灾祸无情地落在了许多人头上。

第二则警示故事涉及的是一种雌激素，叫作己烯雌酚。它是 1938 年由牛津大学受英国医学研究委员会资助研发出的药物。当时的政策规定，公共经费赞助下做出的发现不得用于谋利。因此，这种药物无法被注册专利。结果，所有打算制造己烯雌酚的公司都能够轻易地获得它的配方。1941年，食品药品监督管理局批准该药用于终止产后泌乳、缓解乳房肿胀以及一系列更年期症状。鉴于己烯雌酚没有显著的副作用，医生们从 20 世纪 40 年代就兴冲冲地开始用它来治疗孕妇中的一系列疾病，包括预防习惯性流产及缓解孕吐。

己烯雌酚问世的时候，医学和医生的权威正广受公众信任。医学期刊的广告里展示的漂亮宝宝，皮肤光滑，耳聪目明，面带微笑，暗示着他们良好的健康是缘于己烯雌酚的作用。许多医生们发现这个潮流如此汹涌，无法拒之门外，不仅身边有许多同事都在使用它，卓有声望的大型医药公司也都在推销它。在美国及其他发达国家，大概有超过 300 万的孕妇使用了己烯雌酚。不幸的是，对这种药物的信仰背后并没有真正的科学支持，它的流行纯粹是营销策略的成功。

1953 年，一项细致的临床试验发表在了《美国妇产科学报》，它表明己烯雌酚对胎儿并没有宣称的那些益处。渐渐地，医学教科书里都开始说它没有什么效果。尽管如此，在随后的好些年里，仍有孕妇使用己烯雌酚。虽然医学文献建议不再使用该药物，但是医生养成的习惯并非一朝一夕就会发生改变。理论与实践之间存在着脱节，惯性、习俗、同行压力往往会主导我们。不过，即使它没有益处，也没有人料想到它竟有害处。

情况转折的第一个迹象发生在 1971 年。波士顿的医生发表了一项研究，事关一种非常罕见的癌症，叫作阴道透明细胞癌。阴道癌多见于年长的女性，但是这种透明细胞癌却都发生在青少年女性身上。接下来的研究发现，在 8 位患者的母亲之中，有 7 位曾经在怀孕期间使用过己烯雌酚。也就是说，当这些年轻女性尚在母亲子宫里的时候就已经接触过己烯雌酚了，但是后果要到 14～22 年之后才开始显现。接着，更多的案例陆续出现。我们现在知道，胚胎期间接触己烯雌酚会使罹患这些癌症的概率提高 40 倍。

当然，这些都是罕见的癌症，但是它们只是冰山一角。2011 年，由国立癌症研究院的罗伯特·胡佛博士（Dr. Robert Hoover）领衔的团队研究了孕期使用己烯雌酚在后代女性中的累积风险。结果发现，与母亲未使用己烯雌酚的女性相比，胎儿时期接触己烯雌酚会导致女性不孕的概率增加一倍（从 15.5％上升到 33.3％）。也就是说，这些女性无法生育的可能性更高。胎儿时期接触己烯雌酚同样会导致女性妊娠中期流产的可能性提高（从 1.7％上升到 16.4％）、早产以及衍生性问题，比如早期乳腺癌。

在使用过己烯雌酚的孕妇生育的男孩中，患病风险同样有所增加，包括生殖道问题，比如出现囊肿，以及睾丸滞留在腹部。有微弱的证据暗示着在服用了己烯雌酚的女性的孙子辈中也有着类似的后果。

这些可怕的健康问题之前没有检测出来，是因为己烯雌酚不像反应停那样，恶果出现得那么迅速，而是被延搁了数十年。此外，导致女性不孕的原因很多，必须得有人想到"己烯雌酚的累积会对人体带来危害"，并仔细地为此寻找证据，才能观测到导致这些问题的累积风险。现在，这一切已经昭然若揭。

这些故事带给我们的启示足以振聋发聩。这个道理我们中的许多人从父母那里很早就学到了：别人都在做的事情并不一定就是安全的。曾经有一段时间，孕妇服用己烯雌酚或者反应停是一件稀松平常的事情。而今天，剖宫产及孕期服用抗生素也同样稀松平常。这些行为发生的范围之广，前所未见。

* * *

在整个动物界，母体在分娩的时候都会将微生物传递给后代：尽管不同的蝌蚪生活在同一个池塘、有着同样的微生物背景，它们都从自己的母亲那里获得了特定的皮肤细菌；

母鸡的直肠附近有一个满是细菌的袋状结构，新生的鸡蛋在从母鸡的泄殖腔排出时，就在那里接种上了微生物；数千年来，哺乳动物的胎儿在通过母亲的产道时获得了最初的微生物群系。通过这种方式继承的微生物对于人类胎儿的健康至关重要，但是今天它们正面临危险。

在过去的150年里，分娩的方式发生了极大的变化。毫无疑问，现代分娩比从前任何时候都更加安全。医院配备了各种急救设施，于是过去会危及母子生命危险的紧急情况如今都可以得到有效的控制。不过，伴随着巨大的进步而来的是一个悄无声息的危险。对于后者，我们才刚刚开始有所察觉。高比例的剖宫产、对孕妇与新生儿滥用抗生素，这些正在改变着多年以来由母亲传递给胎儿的微生物种类。

91　　微生物在怀孕的每个阶段都发挥着隐秘的作用。比如，你有没有想过为什么孕妇增加的体重超过了胎儿与胎盘重量的总和？答案就在于细菌。

母亲的血液透过胎盘为胎儿提供营养、氧气和某些抗体，而胎儿的排泄物和二氧化碳通过血液运送回母亲体内得到清除。目前，据我们所知，正常情况下子宫里是没有细菌的。一般认为它是一个完全无菌的环境，虽然现在这一则医学信条也开始遭到质疑，但是，我们知道，生命早期的某些感染，比如风疹（rubella）或者梅毒（syphilis）都会带来极大的灾难。

随着胚胎生长，母亲的乳房与子宫都开始增大。与此同时，在肉眼看不见的肠道，微生物也开始骚动。在妊娠的头三个月，一些细菌开始大量繁殖，而另外一些则日益减少。到了妊娠的最后三个月，胎儿出生之前，肠道微生物还会发生更大的变化。这些变化并非随机出现，而是涉及几十种特定的微生物的特定转变。对数十位女性的研究表明，微生物组成变化的方向也是一致的。这个模式暗示着这些微生物要完成一些重大的事情，似乎它们是身体里为了促进怀孕和保证分娩而做出的适应性调整的一部分。

几年前，路得·利（Dr. Ruth Ley），一位在康奈尔大学任教的年轻科学家，初为人母，决定在她的实验室里从微生物的角度研究怀孕过程。怀孕过程中的一个核心生物学问题在于母亲要供养两个人。她必须找到一种方式来动员其体内的能量，并在她与胎儿之间合理地分配它们。路得·利的假说是母亲的肠道微生物可能重新组织了她的代谢过程，使其向胎儿倾斜。

路得·利的研究团队使用无菌小鼠来研究肠道微生物在怀孕中发挥的作用。这些小鼠在无菌环境下出生、长大，为实验人员展开实验提供了一个干净的实验背景：小鼠不含任何细菌，而且，就我们所能检测的能力而言，也不含任何病毒或者其他类型的微生物。它们生活在用塑料膜分隔出来的无菌空间里。不过，科学家可以引入特定的细菌来结束无菌状态，可以一次性"移植"一种细菌或者多种细菌，甚至可以"移植"另一只小鼠或者一个人的整个肠道菌群。之前，许多研究已经表明了人类的微生物可以在小鼠体内"安家"，而且这些小鼠也会接受这些"外来户"。接受了移植细菌的小鼠在一定意义上是"杂合体"，它们既有小鼠的身体与基因，又有大量来自人类的微生物的基因。

路得·利想要了解的是，如果把孕妇结肠内的微生物移植到无菌小鼠体内，将会发生什么。她的研究小组选取了两

92

类微生物进行移植实验：妊娠初期与妊娠末期孕妇粪样里的微生物。接种了这些微生物之后，她开始观察这些小鼠的长势。两周之后，差异变得明显——接种了妊娠末期孕妇微生物的小鼠增重更多，且血糖浓度更高。

如果推广到人体里，这个实验暗示着，孕妇的许多生理或病理特征都一定程度上受到了肠道微生物的控制。这一特性在演化过程中被保留了下来，因为它对孕妇和微生物本身都是有好处的。在人类历史中的绝大多数阶段，食物都很短缺，孕妇的微生物可以调整它们的代谢过程从而从食物里捕获更多的能量。这样，微生物增加了孕妇留下后代的概率，而且新生儿也将为微生物提供新的居住地。

因此，微生物组成上的改变促进了孕期的肥胖以及血糖含量的升高。怀孕期间普遍发生的这类现象是有道理的——母亲储备的能量越多，她们后代存活下来的概率就越大。

不过，这个过程的一个后果是有些孕妇患了妊娠糖尿病。她们承受不住增加的体重，身体发生了紊乱。大多数时候，这一病情都比较缓和，并且在分娩后的数周之内就能自行恢复。然而，在少数特别不幸的情况下，糖尿病会非常严重。路得·利的研究带来的一个好消息就是，有一天我们或许可以通过调控孕妇体内的肠道微生物来优化能量储备的过程，从而缓解妊娠糖尿病。比如，我们可以恢复孕妇妊娠前期的微生物，或者引入健康孕妇体内的微生物，还可以让孕妇摄入益生元（详见后文），通过定制的食物来调节每个孕妇体内的微生物组成。如何使怀孕更加安全？这些研究为解决这个问题敞开了无数新的可能性。

第八章　母与子

＊　＊　＊

随着孕妇肠道内的微生物储存能量，她们阴道内的微生物种群也开始发生变化。它们同样也在为分娩做准备。如前所述，生育期女性的阴道里充满了乳酸杆菌，正是它们使得阴道腔呈酸性。这种环境提供了一个坚固的屏障，可以抵御那些对酸性敏感的细菌。乳酸杆菌同样演化出了有效的分子武器，可以抑制甚至消灭其他细菌。

在怀孕期间，孕妇体内的乳酸杆菌生长旺盛，占据了统治地位，把其他的微生物或者潜在的入侵者都挤了出去。它们在准备着一件大事——分娩——这一刻将在怀孕的第38周或第39周来临。我们并不清楚该过程的诱因是什么，为什么有人会"提前"两周，而有人会"推迟"一周。我的推测是这个过程也同样有微生物的参与。

母亲的羊水一旦破裂，就会经过阴道流到大腿，并将细菌散布到她的周身。这股饱含着乳酸杆菌的激流迅速漫过母亲的皮肤。与此同时，胎儿还在子宫内等待出生。随着分娩的进行，宫缩逐渐加剧，子宫颈充分扩张，为胎儿降生做准备。最后，一股包含着肾上腺素与催产素的"激素洪峰"涌过母亲与新生儿，婴儿出生了。

无论分娩快慢，胎儿一出生马上就接触到阴道里的乳酸杆菌。当胎儿通过阴道的时候，后者就像一只富有弹性的手掌，紧紧地包裹住婴儿柔软的身体，抚摸过每一寸肌肤。就是在这个过程中，细菌转移发生了。婴儿的皮肤就像海绵⁹⁴吸收了它周围的乳酸杆菌。胎儿的脑袋朝下，而且面对着母亲的背部，恰好贴合着产道。婴儿吸入的第一口汁液包含了母亲阴道里的微生物，也不排除有一定的肠道微生物。天然的分娩并不是一个无菌的过程，但是它从来都是这种状态——从我们最早的哺乳动物祖先算起，至少7000万年了。

一旦出生，婴儿就本能地寻找母亲的乳头开始吮吸。于是，婴儿嘴上的大量乳酸杆菌就混着第一口母乳进入了体内。没有比这更完美的互动了——乳酸杆菌和其他产乳酸菌可以分解乳糖——母乳里的主要糖分，并提供能量。婴儿的第一口食物是母亲的初乳，与之后的普通母乳不同，它富含抗体，可以保护婴儿。这一系列恰到好处的组合，涉及了阴道、婴儿、口腔、乳头、母乳，一切都是为了保证新生儿肠道内的第一批微生物可以帮助胎儿消化母乳。这些微生物同样可以合成它们自己的抗生素，从而抑制其他竞争性的或者更危险的微生物在新生儿的肠道寄居。母亲阴道内的乳酸杆菌在怀孕期间大量繁殖，并成为进入婴儿无菌肠道的第一批住户，它们为随后到来的微生物种群奠定了基础。婴儿现在具备了必需的条件，可以离开母体独立生活了。

几天之后到来的母乳为新生儿提供了更多的益处。它包含了婴儿不能消化的寡糖类物质。为什么母乳里竟含有婴儿不能直接利用的高能量物质？原因还是在于微生物。寡糖类物质可以被特殊的微生物利用，比如婴儿双歧杆菌（*Bifidobacterium infantis*），它是健康婴儿体内的另外一种重要细菌。母乳的组成正是为了筛选特定的细菌，并给它们一定的先行优势，从而可以竞争过其他细菌。母乳里也包含了尿素。这本是尿液中的一种主要代谢废物，对婴儿是有毒的，不过它同样可以用于筛选特定的细菌。细菌可以利用尿素作为氮源合成自己的蛋白质，而不必直接与婴儿竞争氮源。母亲体内的废物都可以用来促进对婴儿有益的细菌生 ⁹⁵ 长。大自然之机巧，怎不令人赞叹！

虽然婴儿降生之后会接触到各种各样的细菌，但并不是随便哪种微生物都能在人体内栖居的。在亿万年绵延不息的演化之中，大自然选择了那些有益的细菌，它们为发育中的婴儿提供了最关键的代谢功能，并滋养了婴儿肠道内壁的细胞。这些有益细菌的大量繁殖也让那些有害细菌无处兴风作浪。

与此同时，母亲皮肤上的细菌也在忙着占领她的孩子，每一次亲吻都引入了她口腔里的细菌。很久以前，母亲曾经把她们的孩子舔舐干净，许多动物直到今天依然在这么做，这有利于将它们的微生物传播到下一代身上。但是今天，当孩子出生之后，每一个人都忙活着把胎儿洗干净，洗去从母体里带来的包被。这层包被，由胎儿皮肤分泌的婴儿皮脂组成，包含了数百种有用的成分，包括抑制特定危险细菌的蛋白质。由于医院的护理人员都忙活着把婴儿洗干净，好抱给父母及摄影师看，这层皮脂往往都被洗掉了。在亿万年的演化中可能发挥着保护作用的天然皮脂被洗掉了，医院的护理人员是在"护理"婴儿吗？尽管目前还没有这方面的具体研究，但是直觉告诉我，这些皮脂会吸引对我们有益的特定细菌，并阻隔潜在的病原体。

第一批进入婴儿体内的细菌开启了一个动态的过程，为后续微生物的到来搭建好了舞台，逐渐显现出成人体内微生物群系的模样。它们激活婴儿体内的一些基因，并为未来的微生物群系构建好了微环境。它们的存在对肠道而言属于外来刺激，从而帮助了免疫的发育。我们出生就具备的先天性免疫系统，这一系统包含了一系列蛋白质、细胞、去垢剂（detergents）、细胞连接，它们可以识别出许多不同种类微生物共有的分子结构，从而保护我们。与此同时，我们的适应性免疫系统只有经过后天的训练才能区别"我"与"非我"。我们幼年时期接触的微生物正是"指导"这一过程的第一任老师，"教会"了免疫系统如何识别危险。

慢慢地，婴儿获得了更多的微生物——一部分来自于他们渐趋复杂的饮食，一部分来自于周围渐趋复杂的人群：爸爸妈妈、爷爷奶奶、兄弟姐妹，再往后，还有其他的亲戚、邻居、同学、朋友和其他陌生人。最终，这个过程越来越无序，接触到的微生物不同，留下来的微生物也不同。就像前面讨论过的那样，到了 3 岁，每个孩子都已经奠定了自己独特微生物群系的基础。在我看来，这非常了不起。在短短 3 年的时间里，各种各样的微生物就自发地组织成了一个可以支持生命的系统，而且复杂性与成人的微生物群系不相上下。这个过程在我们每一个人身上都发生过。最初这 3 年里，新入住的微生物最富于变化，这也正是婴儿在代谢、免疫、神经方面快速发育的时期。这个关键的时期为人生后续的过程，包括童年、青春期、成年、老年阶段都奠定了良好的生物学基础——除非某些外在因素扰乱了它们。

* * *

剖宫产对母婴之间微生物的传递带来了巨大的威胁，但目前人们对此依然缺乏足够清醒的认识。在剖宫产的过程中，孩子通过手术从子宫里被直接取出，没有通过母亲的产道，也没有获得乳酸杆菌。这套手段最初发明于罗马时期，目的是在紧急情况下牺牲母亲来挽救孩子。

今天，剖宫产非常安全，在医院里它们基本上总是由经验丰富的产科医生操作。一旦母亲或婴儿因任何原因出现生命危险，医生就开始实施紧急剖宫产。常见的原因包括产程延长、分娩失败、胎儿宫内窒息、羊膜囊破裂或脐带断裂、产妇高血压、臀位胎位异常，甚至包括婴儿个头太大预计分娩困难。在有些人群里，这种紧急剖宫产的比例高达 20%，而在瑞典的一些更传统的人群里，这个比例只有 4%。

剖宫产如此安全，以至于目前许多女性其实是出于各种原因主动选择了它。原因之一是减轻或者避免分娩的痛苦，这不是一件无足轻重的事情。由于个人或者文化上的原因，有些女性对分娩格外恐惧，既然有一个安全的替代方案，何乐而不为？成百万的女性因此选择剖宫产。另外，有些以事业为重的女性因为工作日程的安排而选择剖宫产；有些女性是为了腾出时间来参加一个重要的婚礼或毕业典礼，或者只有选择剖宫产才可以预约到她们指定的产科医生。

医生同样影响了孕妇的选择。有些医生非常谨慎，只要看到一丁点胎儿窒息的迹象或者怀疑母亲有任何风险，就采取紧急剖宫产。比如，当胎儿的胎位异常，自然分娩可能会很危险，然而，大多数处于臀位的胎儿在分娩开始不久就会自己将姿势调整成正常的头位。此外，还有更现实的原因——剖宫产比等候自然分娩更省时省力；对于大多数医生和医院来说，进行剖宫产手术比自然分娩盈利更多。

由于以上种种原因，美国剖宫产的比例从 1996 年的不到 20% 增长到了 2011 年的 33%，增长率几乎达到了 50%。如果这个趋势持续下去，到 2020 年，每年约有一半的婴儿

（相当于每年 200 万）将通过剖宫产出生。

在世界范围内，剖宫产的比例呈现出巨大的地域差异。在巴西，超过 46％的孩子通过剖宫产出生；在意大利，这个比例是 38％，尤其是在剖宫产的起源地罗马，这个比例高达 80％；北欧诸国一向以他们的医学谨慎而自豪，剖宫产的比例不到 17％，而荷兰的比例只有 13％。

为什么差异如此巨大？分娩行为本身在世界各地并无区别，唯一的解释在于风俗习惯的不同。如今罗马的女性往往选择在正值事业繁忙期的三十多岁怀孕生子，而且通常只要一个孩子。她们之中选择剖宫产的比例是意大利其他女性的两倍，这暗示着剖宫产在某些地区的流行并非由于该地区女性的生理构造有所不同。

也许会有人反问，那又怎么样呢？剖宫产有什么大不了的？如果只是多花点钱，就能让产妇更舒服、医生更省事，那么何乐而不为？

可是问题在于，剖宫产的成本不仅仅是多花点钱，它还有生物学的代价——它会影响到婴儿。几年之前，我的妻子格洛丽亚（Gloria）在委内瑞拉的亚马孙纳斯州首府阿亚库乔港滞留了几周。在过去二十多年里，她一直在那里进行营养与微生物学方面的研究，而且经官方批准可以对居住在那边的印第安人进行微生物采样。她一直在等候着进入丛林，好从一个新近发现的印第安人村落里采集微生物，但是事不凑巧，安排给她们医疗小组的直升机被取消了。于是，为了不浪费时间，她决定走访当地的医院，并在医院里就地取材寻找研究机会。她的目光转向了妇产科：自然分娩出生的婴儿与剖宫产出生的婴儿相比，他们身上的微生物会有差别吗？当时还没有人进行过类似的研究。

9 位年龄从 21～33 岁不等的孕妇与她们的 10 位新生儿参与了这项调查。其中 4 位母亲是自然分娩，另外 5 位按她们本来的计划进行了剖宫产。格洛丽亚对每位母亲的皮肤、口腔、阴道微生物在分娩前 1 小时进行了取样。通过 DNA 测序，她发现不同女性的同样身体位点上有着大体相当的主要细菌种类和组成。

在婴儿出生之后的 15 分钟内，她也对每个婴儿的皮肤、口腔、鼻子进行了采样；24 小时之后，她还收集了他们的第一次便样，即所谓的"胎粪"。

虽然所有的母亲体表和体内各处在分娩之前都生活着许多不同类型的细菌，但是自然分娩的母亲流出的羊水会冲刷她们的皮肤，使得孩子降生的环境里满是乳酸杆菌。最重要的是，不同分娩方式降生的婴儿体现出了不同的模式：自然分娩出生的婴儿，其口腔、皮肤、胎粪里充满了母亲的阴道细菌，包括乳酸杆菌、普雷沃斯菌（prevotella）、纤毛菌属（Sneathia）；剖宫产出生的婴儿身上的细菌群系则以葡萄球菌、白喉棒状杆菌、丙酸杆菌为主。换句话说，后者身上的奠基微生物（founding microbes）与母亲阴道内的微生物毫无关系。无论是在口腔、皮肤还是肠道里，他们身上的奠基微生物都更像是护士及医生皮肤上、医院床单上或者外科手术室的空气里的细菌。他们没能获得来自母亲的乳酸杆菌。那些细菌花俏的名字并无法遮蔽这个事实——剖宫产出生的婴儿最开始获得的并非那些在数十万年甚至更久的人类演化中选择出来的微生物。

格洛丽亚研究的是新生婴儿，但是我们从其他的研究者那里了解到，在婴儿出生之后的第一个月里，随着他们接触到的世界越来越大，自然分娩或剖宫产出生的孩子的微生物群系趋于一致，早期的区别渐渐消失。一个原因可能是每个人早晚都会接触到在身体里发挥着类似功能的微生物。但是也有可能，出生时这些起始的差异比我们想象的更重要。在新生儿时期，婴儿体内的细胞迅速发育，如果第一批微生物居民为这些发育过程提供了关键的信号，那么缺失了这些微生物会有什么样的后果呢？在稍后的章节里我们将会讨论这些问题。

* * *

对婴儿体内获得微生物群系的另外一个威胁来自于母亲摄入的抗生素。在反应停事件之后，医学界对于孕妇用药格外谨慎。这是否意味着推荐给孕妇使用的抗生素就是安全的呢？它们对谁安全，是母亲还是胎儿？

大多数医生认为青霉素类药物是安全的，包括氨苄青霉素、阿莫西林和安美汀（Augmentin），它们往往用于治疗怀孕期间的各种轻度感染——咳嗽、嗓子疼、尿道感染，等等。有时候，即使医生认为孕妇患的是病毒感染，"为了安全起见"（鉴于她们有轻微的可能感染的是细菌），也依然会开些抗生素。正如我们所知的那样，抗生素对母亲体内所有部位的细菌都有影响，它会抑制易感细菌、筛选耐药细菌。孕妇服药的时间越接近分娩，新生儿微生物群系受的影响就越大。

然后是分娩本身。产妇往往都摄入抗生素以抵御剖宫产之后的感染，或者预防 B 群链球菌的感染。在今天的美国，大约 40％的女性在分娩期间接受过抗生素注射，这意味着大约 40％的新生儿在获得奠基微生物的同时也接触了抗生素。

30 年前，2％剖宫产的女性在手术之后会被感染。这令人无法接受。因此今天所有的妇女在第一次剖宫产之前都接受抗生素注射以防万一。

在新生儿身上，抗生素同样用于预防 B 群链球菌感染。这种细菌生活在肠道、口腔、皮肤，有时候也出现在阴道，但是很少给母亲带来麻烦。其实，链球菌是人体里发现的最常见的细菌类型之一。在美国，约 1/4～1/3 的孕妇携带有 B 群链球菌。

但是有时候，B 群链球菌对免疫系统尚未发育完全的新生儿来说是致命的。虽然这样的感染并不常见，但是医护人员推荐所有的孕妇在分娩前都做这项检查。如果结果是阳性，他们会让孕妇在临近分娩之前打一针青霉素或者有类似效果的抗生素。

但是，我们也都知道，抗生素的作用范围广泛，并不专一，而这正是问题所在。当抗生素消灭 B 群链霉素的时候，它同样影响了其他对我们有益的细菌，消灭了易感细菌，筛选了耐药细菌。这种做法改变了母亲身体各处的微生物组成，而且这一切都刚好发生在代际转移即将发生的时刻。

婴儿受到的影响同样无法预料。任何进入胚胎血液或者母亲乳汁里的抗生素都不可避免地影响到婴儿体内微生物的组成。一个刚生下来血液里就流淌着青霉素、肠道里就含有耐药细菌的婴儿，与那些不含药物或者不含耐药细菌的婴儿是截然不同的。原因在于抗生素影响了发育中的微生物组，但是我们只是刚刚开始理解这个过程。一个可能的结果是抗生素抑制了某些类群的细菌，促进了另外一些类群的细菌。无论这是微不足道的暂时现象，还是一个累积效应的开始，我们目前都不得而知。我相信这是一个值得研究的重要领域。

总而言之，在美国，每年都有超过100万的孕妇检测出了B群链球菌，而且这些人都将在分娩期间接受静脉注射青霉素，以避免胎儿受到B群链球菌感染。但是，实际上，每200个婴儿中只有1个从携带着B群链球菌的母亲那里获得该细菌。为了避免1个孩子，我们连累了其他199位孩子。一定还有其他更好的方法来解决这个问题。

青霉素除了偶尔引起过敏，似乎没有其他明显的副作用。如果真是这样，大规模的滥用似乎不是问题。但是如果微生物群落组成的变化会影响婴儿的代谢、免疫乃至智力方面的发育呢？在接下来的篇章里，我们将会看到，根据我的实验室与其他一些实验室的研究结果，这些忧虑并非毫无根据。

另一项重要的考量在于，尽管今天的婴儿出生时患有B群链球菌感染的概率越来越少，但是其他细菌感染的概率却在不断增加。通过消灭或者抑制某些细菌，青霉素也在筛选着耐药细菌，比如某些毒性大肠埃希菌，它们本身就可以感染新生儿。为了避免少数严重的新生儿感染，我们每年连累了100万名母亲接受青霉素，而且净收益可能并不如我们预期的那样大。最近，与一位同事的对话也令我非常震惊。虽然检测结果表明他的妻子并不携带B群链球菌，但是医生仍然建议她接受高剂量的青霉素（以免他们"遗漏"了什么）。幸运的是，她拒绝了。

　　许多女性在另外一个场合下也接受了抗生素，这就是会阴切开术。这个手术通过剪开会阴来预防胎儿头部露出产道时造成会阴撕裂和大出血。20 多年前，约有一半的美国女性在分娩时接受该手术。如今，由于习俗的改变，这个比例降到了 1/3。但是在拉丁美洲，9/10 的女性在第一次自然分娩的时候仍然会接受这些手术。这个比例因各地的风俗习惯以及医生的建议而异。但是，大多数母亲可能从来没有意识到在分娩的时候她们接受了抗生素——医生没有告诉过她们，新闻媒体也没有报道过。

　　最后，婴儿也会直接接触到抗生素。大多数父母都没有意识到，时至今日，美国的新生儿一出生就摄入了抗生素，这是为了避免儿童眼部感染。多年之前，当还没有抗生素的时候，患了淋病的女性无法清除病原体，但她们也不会表现出任何疾病的症状，这些状况只有当她们的孩子患上一种可怕的眼部感染后才会被发现。当婴儿出生的时候，他们的脸上就沾上了这些细菌。这种叫做淋球菌性眼炎的眼部感染有时会非常严重，有些婴儿甚至会因此失明。

　　在过去 100 多年里，人们都使用眼药水来预防这种感染，最初用的都是硝酸银，最近开始使用抗生素。尽管广谱抗生素的抗菌效果主要限于眼部，但它却会被血液吸收并散布到新生儿的身体各处。虽然它的剂量很低，但是这一时机却非常关键——此时正值婴儿体内的微生物群系开始形成的关键时期，即使是低剂量的抗生素也有可能影响奠基微生物群系的组成。我的实验室正致力于开展这方面的研究，来衡量抗生素对微生物群系的干扰程度。

　　因此，尽管严重的疾病非常罕见，每年在美国出生的

400 多万名婴儿都在接受着抗生素治疗。我们可以并且应当用更好的方法来筛选出真正需要抗生素治疗的婴儿，这样的婴儿在每年的几百万新生儿中也许只有几百人。在瑞典，新生儿不必接受硝酸银或者抗生素眼药水的治疗，但瑞典的感染率并未因此上升。这为我们提供了一个可循的先例来更加细致地评估风险与收益。然而，目前我们采取的方案是"宁可错杀一千，不可放过一个"。这一方案默认的前提是：抗生素的使用基本上没有生物学代价。可是，如果这是有代价的呢？

第九章　被遗忘的世界

在儿童及成人身上持续的抗生素滥用、剖宫产，以及对104畜牧动物使用大量的药物，所有的这些做法都不可避免地影响了我们身上所有的细菌，无论它们是敌是友。早在 15 年前，我就开始思考这种变化对我们的影响，并形成了我的这一假说——许多现代疾病：肥胖、青少年糖尿病、哮喘等，正是由于失去了这些世代传承、功能保守的微生物居民而导致的。

在接下来的五个章节里，我将要介绍我的实验室取得的一些实验结果。这些工作最初是在范德比尔特大学开展的，从 2000 年起在纽约大学进行。这些实验旨在验证上述假说。我们的工作经历了许多意外的辗转与曲折，几许成功，几许失败，个中艰辛，一言难尽。尽管如此，工作还在继续，欢欣鼓舞的日子还是比挫折磨砺要多，我们毕竟取得了一些进展。有些时候，结果是如此的清晰、漂亮（感谢这些优秀的学生，他们越来越懂得如何展示他们的发现），以至于我都不敢相信它们是真的。但是好消息一再地出现，我们才确定105它们确实是真的。我们仍然在努力。

消失的微生物

在这 30 年里，幽门螺杆菌一直都是我的向导。1979 年，当它们最初被发现的时候（或者更准确地说，是被重新发现的时候），它们对人类健康的影响并不明显。直到后来，人们才渐渐明白它们导致了特定的疾病。但是在过去的 18 年里，我的研究都集中于幽门螺杆菌如何促进了我们的健康。

引起我们生病的细菌还能促进我们的健康？——这可能听起来有点自相矛盾，但是这种两面性在自然界并不罕见。早在 50 多年前，微生物生态学家西奥多·罗斯伯里（Theodore Rosebury）创造了一个词——"双面共生"（amphibiosis），来描述两种生命形式之间的微妙关系：时而共生、时而寄生，视情境而定。某天这个生物对你好——比如说它帮你抵御入侵者，改天它又背叛了你甚至伤害你；或者，后来又有一天，两种情况同时发生。我们之前讨论过的甲型溶血性链球菌就是一个明显的例子。双面共生现象在我们生活中并不鲜见，在我们的工作关系与婚姻关系中时有发生。在生物学里，大自然的不断选择，产生出了许多微妙的相互作用。

"双面共生"一词比"偏利共生"（commensalism）更为精确。通常，"偏利共生"所描述的现象就好像有客人来吃晚饭，对主人而言，给他们提供一份额外的晚餐不是难事，但是这些客人并没有对厨房里的辛劳贡献什么。一直以来，当我们想到在人体内栖居的微生物，也就是通常所说的正常菌群的时候，我们大概都是这么想的。现在我们知道了，罗斯伯里的"双面共生"更好地描述了我们身体与细菌之间复杂的关系。幽门螺杆菌是这些关系之中我了解最深的一个模型。我们可以借此管中窥豹，探索肠道微生物与人体之间的生物学联系。

　　幽门螺杆菌基本上只分布于一个地方：人的胃部。数十 106
亿个细菌生活在胃壁内厚厚的黏液（mucus）保护层之下。
黏液覆盖了你的整个消化道，从口腔到肛门。它是一层胶质
物质，可以促进食物下滑并保护消化道细胞本身不被消化。
在消化道的每一个环节，黏液的化学组成都不尽相同。而
且，重要的是，每个区域里都有独特的细菌聚居。胃部黏液
特别地厚，形成了一个壁垒，可以将消化食物与抵御病原体
所必需的强酸环境隔离出来。幽门螺杆菌就生活在这层黏
液里。

　　幽门螺杆菌的演化历史极为悠久。原始的哺乳动物祖先
只有一个胃，这为后世所有的胃奠定了基础。随着小鼠、猴
子、斑马、海豚沿着不同的方向演化，它们的胃也朝不同方
向演化着，各自有它们自己独特的胃酸分泌系统、黏液层以
及在此环境下演化的微生物。今天我们可以从不同哺乳动物
的胃中辨别出许多种螺杆菌：猪胃里的猪杆菌、猎豹胃里的
豹杆菌、海豚胃里的鲸豚杆菌，还有人类胃里的幽门螺
杆菌。

　　遗传学研究显示，人类携带幽门螺杆菌已有十多万年，
这个时间跨度已经是目前的检测手段所能达到的极限了。有
理由认为，从 20 万年前智人刚刚出现在非洲大陆的时候，
这种微生物就已经和我们共同生活了。这是一份长期的伴侣
关系，不是萍水相逢的一夜情。

　　遗传分析同样告诉我们，当前所有的幽门螺杆菌来自于
五大祖系：两个祖系来自非洲，两个很可能来自欧洲，还有
一个来自东亚。我们可以追溯幽门螺杆菌的迁移轨迹——随

着人类在世界上的迁徙，它们也随之四处跋涉。我实验室的研究表明，大约 11000 年前，当人类从亚欧大陆穿越白令海峡来到美洲的时候，他们胃里携带的是来自东亚的幽门螺杆菌。今天，欧洲菌株在南美洲沿海城市广泛分布，这可能源于西班牙人的入侵。但是，在居住于美洲大陆内陆的丛林与高原里的印第安人身上，我们同样可以检测到纯种的东亚菌株。

107 　　一直以来，幽门螺杆菌在几乎所有发育中的儿童体内都有分布。它们以一种对儿童和它们自身都有好处的方式塑造了胃部的免疫反应。一旦幽门螺杆菌入住，它们可以长久地存留。我们接触到的许多其他微生物，比如家犬嘴里的细菌、酸奶里的细菌、引起感冒的病毒，却不会长久存留，它们只是我们身体的过客。幽门螺杆菌演化出了一套存留下来的策略，尽管有一些也因为肠胃蠕动而随着黏液、食物或者废物从消化道中被排出去。幽门螺杆菌可以游动，而且能够迅速繁殖。因此，在人类宿主一生中的大部分时间里，幽门螺杆菌都维持着它们的数量。数千年以来，这些细菌成功抵御了各种大风大浪，在胃里占据了绝对的主导地位。但是，谁也没有料到，到了 20 世纪，幽门螺杆菌却开始在人类的胃中消失。这就是本书讲述的故事的背景。要看清这一点，我们首先要稍微回溯一段时间。

* * *

　　在 19 世纪，早期的医生开始用显微镜比较正常人与病人的组织细胞，这标志着病理医学的开始。而且他们果然发现了差异：正常的组织细胞具有规则的形状、良好的对称性、细胞整齐地排列着；但是在受感染的组织里，比如伤口、发炎的关节或者肿胀的阑尾里，到处都渗透着白细胞，层层叠叠，仿佛一支一眼望不到头的大军。在另外一些情形里，白细胞围成一圈，包裹着脓液，里面是在与病原体的战斗中牺牲的白细胞遗体。

这种渗透称为炎症反应，总是伴随着红肿、发热和无力感，就像我们在经受感染或者关节炎时所体会到的那样。有时候，炎症反应较严重，比如恶性溃疡；有时它可能很轻微，比如锻炼过度之后第二天的肌肉酸痛。

早期的病理学家与临床医生也曾将目光投向胃部，目力 108 所及之处都是弯曲如逗号或 S 形的螺旋状细菌。这些细菌需要独特的生长条件，无法在微生物学家通常使用的实验室培养基中存活。因此，如同肠道里的许多其他生物体那样，它们的身份不明，功能不清，一直没有成为研究的焦点。有人声称这不过是某种人人都有的普通共生菌。但是这样的论断不久之后就被遗忘了。

在随后的几十年里，医生们从教科书上学到的是，胃是一个彻底无菌的环境。当然，与胃紧挨着的小肠含有丰富的细菌，要解释这个明显的差异，需要一个理由。教授们已经忘记了那些弯曲的螺旋状细菌，于是他们发明了一个理由：没有什么细菌可以在胃部的强酸性环境下生存。要知道，胃酸与汽车电池里的酸强度相当。因此，在当时看来，细菌无法在胃里生存似乎是一个合情合理的推断。彼时，我们看待微生物世界的视野极为褊狭。我们并不知道，细菌可以在火山、热泉、花岗岩、深海甚至盐田里生存。

医生们当然也知道胃酸会带来麻烦。它可能会引起受伤、发炎。如果创伤过于严重，胃壁表皮细胞会破裂，形成溃疡。胃部末端紧挨着的十二指肠里也可能形成溃疡，会引起剧痛。溃疡会侵入血管，导致大出血，甚至可能致命。有时它们也会腐蚀胃壁，引起胃穿孔，使得胃酸渗入本来无菌的腹膜空间，这在以前几乎总是致命的。在一日三餐的间隙或者深夜里，溃疡患者都可能会经历钻心的腹痛、胀气或呕吐。这种溃疡可能会持续地或者时不时地发作。

1910 年，德国的一位医生，德拉古廷·施瓦茨（Dragutin Schwarz）意识到，胃酸是溃疡发生的必要条件。老年人的胃酸已经非常稀释，所以他们从来不患溃疡。施瓦茨的格言是"没有胃酸，就没有溃疡"。因此，医生发现，要治疗溃疡，就需要降低胃酸水平。一代又一代的病人接受的建议是，多喝牛奶、服用抗酸药物、用外科手术降低胃产酸的能力。此外，压力似乎会使溃疡进一步恶化，这也解释了为什么它们时好时坏。医生强烈建议患者在控制胃酸的同时也要缓解心理压力。事实上，当我还在医学院读书的时候，教科书上讲的是患有溃疡的男性往往与他们的母亲相处困难，而且溃疡是受心理影响的疾病的范例。有一次，一位著名的精神科医生前来作报告，他的溃疡治疗方案里就包括了心理治疗。当然，各种流行的疗法在许多重要方面都不完美，而"消化性溃疡"（peptic ulcer disease）逐渐成了一个臭名昭著的顽疾。

1979 年，罗宾·沃伦医生（Dr. Robin Warren），澳大利亚柏斯的一位病理学家，再一次注意到了胃壁黏液层里出现的细菌。利用常规及特异性染色，他可清楚地看到弯曲如逗号或 S 形的细菌。他进一步注意到，具有这些细菌的人的胃壁在显微镜下显示出炎症反应的迹象——在沃伦这样的病理学家看来，这正是胃炎的典型症状。在胃部细菌被发现接近一个世纪之后，沃伦终于意识到胃部原来不是无菌环境，它含有丰富的细菌，而且他正确地推断出这些细菌极可能参与了炎症反应。但是它们是什么细菌？为什么胃酸没有杀死它们呢？

在接下来的数年里，沃伦同巴里·马歇尔医生分享了他的观察。巴里·马歇尔是一位年轻的实习生，他从中顿悟到了一些东西。在查阅了大量的医学文献后，他了解到，几乎每个消化性溃疡患者同时也患有胃炎。他的思路是：如果这些细菌与胃炎相关，那么它们也有可能与溃疡相关。更进一步，甚至有可能是它们导致了这些消化性溃疡。

于是他们俩对溃疡患者及胃病患者进行了活体组织检查。几乎每个患有溃疡的病人都患有胃炎，且携带有 S 形状的细菌，但是许多没有溃疡病【溃疡病，是胃溃疡（GU）和十二指肠溃疡（DU）的总称——译者注】的人同样具有胃炎和这些细菌。他们的结论是，同胃酸一样，这种神秘的细菌可能是导致溃疡病的必要条件，而非充分条件。

医生们（包括我自己在内）接受到的教育是，胃炎是胃部的一种病理炎症反应。但是，现在看来，我们有充分的理由质疑它到底是一种病理反应，还是胃对于共生细菌的正常反应。我们稍后将会回到这个难题，因为它不仅具有学术意义，对于理解人类与幽门螺杆菌的关系也至关重要。

1982 年 4 月，利用他们早些年开发出的从粪样中分离弯曲杆菌的方法，沃伦和马歇尔首次培养出了这种 S 形细菌。一个世纪前德国、荷兰、日本的多位科学家都曾试图完成却

110

未能成功的工作终于经他们之手成为现实。如我们在第一章提到的那样，这些细菌最初被命名为"胃部类似弯曲杆菌生物"，然后更正为"幽门弯曲杆菌"。经过几年更严谨的研究，人们终于明白了这些细菌并不是弯曲杆菌，而是它们未曾鉴定过的近亲。于是，它们有了新的名字：幽门螺杆菌。自从 1983 年沃伦与马歇尔的第一篇论文在《柳叶刀》（*Lancet*）杂志上发表之后，短短几个月，其他研究人员在胃里也发现了这些"新"的细菌，并报道了它们与胃炎的关联。

但是马歇尔还需要证据表明这些细菌与胃溃疡之间具有因果关联，而不仅仅是相关性。因此，在 1984 年，他拿自己做了实验。在检查确认了他的胃里不含幽门螺杆菌之后，他吞下了一瓶细菌培养液。起初没有什么症状，但是几天之后他开始出现消化不良。活体组织检查确认了他的胃里出现了幽门螺杆菌。更重要的是，他患了胃炎——他开始胃疼，并伴有口臭。

几天之后，第二次活体组织检查表明胃炎基本上消失了。但是马歇尔担心幽门螺杆菌有可能会残留在体内，因此他服用了一种抗菌药物，替硝唑片（tinidazole）。此后，至少就见诸报道的消息而言，幽门螺杆菌再也没有给他添过麻烦。

马歇尔"以身试法"，表明了幽门螺杆菌导致了胃炎，而不仅仅只是在胃部生存。但是他的急性胃炎仅仅持续了几天，而后就自愈了，这毕竟与那些慢性胃炎患者的状况不同。在后者身上，幽门螺杆菌会存在数十年。此外，我们现在知道，马歇尔服用的抗生素，若不与其他药物合用，单靠自身是无法有效清除幽门螺杆菌的。因此，事后推测，他患上的感染及炎症反应是自发痊愈的。更为重要的是，马歇尔的胃炎从未发展成溃疡。

不过，这个看似疯狂的实验却说服了大多数怀疑人士，他们转而接受了新观念：幽门螺杆菌确实是病原体。既然幽门螺杆菌导致了炎症，那它显然就是一种有害细菌。大多数人记住的是这样的故事：一个疯狂但勇敢的澳大利亚人喝下了幽门螺杆菌，患了溃疡病，因此证实了他的理论。虽然实情并非如此简单，但是它吸引了全世界的目光。

接下来，为了厘清幽门螺杆菌是否可能直接引起溃疡病，马歇尔与沃伦开始使用含有铋的食物来治疗胃溃疡患者。铋是一种抗菌剂。马歇尔和沃伦比较了食用含铋食物和不含铋食物的患者的病情，结果非常明确：服用了铋的患者中胃溃疡的比例大大降低。其他的独立研究也发现了同样的规律。

医生现在开始使用抗菌药物，包括抗生素来治疗溃疡病。这是一场革命，溃疡病可以治愈了。压力导致溃疡的说法一去不复返，我们现在终于找到了元凶——幽门螺杆菌。

由于马歇尔和沃伦在分离幽门螺杆菌、证实它们与胃炎及消化性溃疡的关联、改变胃溃疡疾病的治疗手段中所做出的贡献，他们获得了 2005 年的诺贝尔生理学或医学奖。这种官方的认可进一步强化了下述观念：幽门螺杆菌是人类的一种主要病原体，最好不要有它们。

不过，关于溃疡病，仍然有许多未解之谜。幽门螺杆菌在两性中的分布大致相当，为什么溃疡病在男性中的发病率远高于女性？人们从幼年到老年一直携带着它们，为什么溃疡病在 30 多岁才开始出现，在接下来 20 多年达到高峰，而

112

后开始消退？为什么有的溃疡病只持续几天或几周，在数周、数月或数年之后复发？探明这些关联，有助于我们更好地治疗溃疡病并防止复发，但目前我们对这种疾病的生物学原理仍然只知皮毛。

* * *

1983 年，国际弯曲杆菌研讨会在布鲁塞尔召开。正是在这里，我第一次了解到沃伦与马歇尔的研究。起初我对他们的结论心存疑窦，特别是对于马歇尔的论断。诚然，他发现了一种新的细菌，但是，他展示的证据并不能确凿无疑地证明"这些细菌导致了溃疡病"。接下来，马歇尔与领域内的其他同行们提供了更多的证据，表明了这种细菌与胃炎及溃疡病之间的关联。于是，我决定自己也参与进来。1985年，我们开始着手研究这些细菌（当时它的名字还是弯曲杆菌），并揭示了它们的多样性。同时，我们也发现，胃里携带这些细菌的人们血液里含有针对它们的抗体。

1987 年，我与长期合作伙伴吉列尔莫·佩雷斯（Guillermo Pérez-Pérez）开发出了第一套血清检测试剂盒，可以根据人体产生的抗体准确地鉴定出幽门螺杆菌的携带者。像许多科学家一样，我们对自己身体的状况也颇为好奇。很快我就发现，我自己也携带着幽门螺杆菌。老实说，这还挺意外的。像这个世界上大多数幽门螺杆菌携带者一样，我没有感到任何不适。我的消化道一切正常，虽然在得知检测结果的瞬间感到了一丝不适。不过这种试剂盒为我们的研究开辟了新的途径——我们可以从世界各地不同年龄段、不同疾病背景的人身上获得血液样品，继而鉴定出哪些人携带着幽门螺杆菌。由此，我们可以分析这种细菌与各种疾病的关系。

　　我首先想了解的是为什么只有少数的携带者会患溃疡病。我们已经发现人的胃里有各式各样的幽门螺杆菌，但是我们不知道这些差异是否足以解释哪些细菌是病原体，哪些不是。举例来说，几乎所有的人都携带着大肠埃希菌，对人并没有害处，不过，极少数的大肠埃希菌却可以编码称为"毒性因子"的特殊蛋白质，只有这些大肠埃希菌才会使我们生病。我们在想，幽门螺杆菌是否也具有类似的毒性因子？有没有可能正是这种毒性因子导致了疾病？我们观察到的多样性是否具有临床相关性？

　　经过两年的研究，我们从幽门螺杆菌里鉴定出的一个蛋白质正好吻合这个功能。它在溃疡病患者体内出现的概率是100％。而在没有溃疡病的人体内，这个比例仅为 60％。因此，它看起来是溃疡病的必要条件，但不是充分条件。尽管如此，这仍然是一个很大的突破。我们是否可以找到编码该蛋白质的基因呢？1989 年，我们在大肠埃希菌细胞里构建了幽门螺杆菌的"基因文库"，这意味着我们可以利用大肠埃希菌作为微型工厂来生产幽门螺杆菌所有的蛋白质。幽门螺杆菌总共有约 1600 种蛋白质，每一个大肠埃希菌细胞都可以大量合成其中一个或两个。然后我们用幽门螺杆菌携带者的血清（这一次还是我毛遂自荐），从这个"基因文库"里筛选出所有跟血清中的抗体发生作用的蛋白质，以及生产这些蛋白质的大肠埃希菌细胞。打个比方，这就像是钓鱼，而且我们幸运地钓到了一条大鱼——我们鉴定出来的第一个基因编码正是与溃疡病相关的蛋白质。于是，我们将这个基因命名为 *cagA*，意为细胞毒素相关基因（cytotoxin-

113

associated gene）。

随后，我们了解到这些细菌是多么的狡猾。这些有毒菌株包含了一串基因，不仅能生产活性特别高的蛋白质，比如CagA，还能制造一套注射系统，将这些活性蛋白从细菌细胞里注射进入宿主细胞内。这意味着我体内的幽门螺杆菌不断地分泌出 CagA 蛋白质，并将其注射进入我的胃壁细胞。这会引起免疫反应——这可不是什么好事。

我们的第二个发现是所有的幽门螺杆菌都具有一种蛋白质，我们将它们命名为穿孔蛋白（VacA 蛋白）。只要有足够的穿孔蛋白，幽门螺杆菌就可以在胃壁上皮细胞上凿出孔来。有些菌株能够分泌更多的穿孔蛋白，因此，它们在胃壁上凿出的孔也比其他菌株凿的更大。

114

* * *

马歇尔与沃伦的工作表明，幽门螺杆菌引起了溃疡病及胃炎。我们悉心研究了他们的工作，然后开始考虑另外一个问题：这些细菌是否与胃癌有关。胃癌是胃部的重大祸害。这是一种可怕的疾病，一旦确诊，90％的患者都会在 5 年之内去世。在 1900 年的美国，胃癌是癌症中的头号杀手；在世界范围内，它至今仍然是致死率排名第二的癌症，仅次于肺癌。

1987 年，我们试图说服美国国立癌症研究院与我们合作，探索幽门螺杆菌与胃癌可能的关联。然而，他们谢绝了我们的邀请。但两年之后，位于檀香山的日本–夏威夷癌症研究计划的领衔研究员，亚伯拉罕·野村（Abraham No-mura）博士主动联系了我。他与同事们针对生活在夏威夷的日裔美国人进行了疾病风险方面的开拓性研究。当时，他希望能够用我们的血清试剂盒来研究与幽门螺杆菌相关的胃癌风险，我立刻答应了下来。

在1965～1968年之间，超过7400名年龄在45～65岁间的日裔美国男性参与了檀香山心脏研究计划。这些男性都是退伍军人，他们所在的美国军队第442路纵队在第二次世界大战中做出了卓越贡献。我小时候就读过詹姆斯·米切纳（James Michener）写的《夏威夷》一书，这些士兵一直都是我心目中的英雄。第二次世界大战期间，当大量的日裔美国人被集中囚禁在美国西海岸的时候，这些军人正冒着生命危险（有些甚至牺牲了生命）保卫美国。前参议员丹尼尔·井上（Daniel Inouye）就是他们中的一员。

到了1989年，我们从这些老兵身上获得了接近6000份血液样本，并冷冻了起来。在此期间，超过137人患了胃癌，其中109名都可供研究。我们同时对另外109位没有患胃癌的老兵进行了对比研究，检测了他们体内针对幽门螺杆菌的抗体。这项研究的一个优势在于，我们的血液样本是在癌症发作之前12年左右收集的，这个时间差可以帮助我们确立其中的因果关联。

我们探寻了两个简单的问题：第一，60年代，哪些人的胃里具有幽门螺杆菌？第二，这些细菌是否与后来罹患的胃癌相关？

我们的发现非常令人震惊。携带了幽门螺杆菌的人比没有携带的人在接下来的21年里患胃癌的概率大6倍。我于是赶在一次学术会议上第一时间报道了这个最新发现，巧合的是，这与8年前马歇尔报道他们发现的正是同一个学术会

115

议。与此同时，在英国和美国加州进行的平行研究（parallel studies）得出了类似的结果。随后我们发现携带 *cagA* 阳性菌株的人们患病的概率是其他人的两倍。

很快，一切都研究清楚了：幽门螺杆菌不只是旁观者，它们参与了胃癌的发生。1994 年，基于我们及其他实验室的工作，世界卫生组织将幽门螺杆菌列为一级致癌物。它与胃癌的关系就像吸烟与肺癌的关系一样无可置辩。

难怪世界各地的医生都开始相信"幽门螺杆菌没一个好东西"。从溃疡病到胃癌，一切症状都暗示着幽门螺杆菌对人类是有害的。医生们开始在所有患有消化道疾病的病人身上寻找这些细菌，一经发现，就用抗生素消灭它们。究其原因，部分是缘于对胃癌的恐惧，部分是要治疗患者的病症。但是除了针对溃疡病，并没有临床测试表明这些药物当真有效。尽管如此，只要发现了幽门螺杆菌，医生们还是很乐意消灭掉它们。

* * *

然而，多年以来，我不断地思索着另一个问题：为什么在沃伦发现幽门螺杆菌与胃炎之间的关联之前，人们对此视若无睹？最后我终于想起来了，19 世纪的医生在几乎每个人胃里都发现了这种弯曲螺旋的细菌——你很难认为人人都有的细菌是病原体。到了 1970 年，在澳大利亚，只有半数的受试者携带这些细菌。在其他发达国家的研究发现了同样的事情：幽门螺杆菌及其相关的胃炎只分布于少数人群，不再是人人有份。

然而，对非洲、亚洲和拉丁美洲的最新研究表明，几乎所有的成人依旧携带着幽门螺杆菌。就好像他们仍然具有 19 世纪的胃，而我们"发达国家"的人们有 20 世纪的胃。

由此我提出了一个猜想：沃伦之所以能够发现幽门螺杆菌与胃炎的关联，是因为这些细菌不再人人有份，而是正在消失。换句话说，这种世代传承的细菌正在走上灭绝的道路。其他的研究人员注意到幽门螺杆菌在年轻人身上更少见到，不过他们都认为这暗示着事情在慢慢起变化。当然，从某种意义上说，事情的确在起变化。

我们最近的工作表明，20 世纪早期出生的大多数美国人都携带着这种细菌，但是 1995 年之后出生的人里携带这些细菌的比例只有不到 6％。类似的趋势在德国和北欧诸国也出现了。事实上，无论我们放眼哪个国家，幽门螺杆菌都在消失，区别无非是发达国家消失得快，发展中国家消失得慢。这种区别不在于地理因素，而是社会经济水平——贫困地区的人们携带幽门螺杆菌的比例高，富庶地区的人比例低。在世界各地，这个规律都同样适用。这似乎在传递一个信息：人们在努力杜绝幽门螺杆菌——就好像我们都希望更富裕一点。但是，为什么幽门螺杆菌在消失？为什么这种曾经在我们的祖先中生存了如此之久且占据着胃部统治地位的细菌在世界各地都开始消退？答案无非四个字：现代生活。

我们要想深入了解幽门螺杆菌这样的持久性寄居者，必须回答两个重要的生物学问题：它们如何传播到新的宿主，以及在此之前如何在原有的宿主里维持生存。传播是最大的瓶颈，因为幽门螺杆菌只能在人体里生活。如前所述，我们并不是从宠物、农场动物或者来源于动物的食物里——像感染沙门菌那样——染上它们的，也不是从土壤里染上它们

129

的。事实上，幽门螺杆菌在地球上最大的栖息地正是人类的胃。这种细菌必须从一个人的胃里传播到另外一个人的胃里，而传播的渠道要么经过消化道的上端，要么经过消化道的下端。

幽门螺杆菌可以在打嗝或者胃反流的时候从胃里上涌到口腔，然后滞留在牙菌斑上。在世界上许多地方，母亲仍然保留着先咀嚼食物再喂给婴儿的习惯，在此过程中实现了细菌的传播。当人呕吐的时候，幽门螺杆菌也会带出来，并随着空气传播数米远，遍布周围的环境。

从下端传播就更容易了。消化道里的一切物质都可能随着粪便排出，人们从中检测到过幽门螺杆菌本身或者它们的DNA。通常来说，只有极少的活细菌被排出来，但是，当微生物爆发的时候，排出来的也会更多。如果卫生条件不好——事实上，以现代眼光看来，人类历史上绝大多数时候卫生条件都不好——粪便就会污染食物或水源。于是，幽门螺杆菌得以传播到另外一个人体内。

年幼的儿童最容易获得幽门螺杆菌。在 1 岁之前，他们似乎可以抵抗它们，但是在那之后，在卫生条件很差的国家，每年都有 20％～30％的人会染上它们。到了 5～10 岁，大多数儿童都会获得这些细菌，而且往往是好几种不同的菌株。从那之后，再获得该细菌的概率就开始下降。

为什么在过去的 100 多年里这些细菌开始消失呢？一个明显的原因是卫生条件的改善。自 19 世纪末，城市开始为其居民提供清洁的水源——水源地不再被粪便污染，而且人们使用了更先进的手段，用氯来为生活用水消毒。这些举措帮助人们阻断了霍乱、伤寒、肝炎、儿童痢疾等疾病的传播。这些都是公共卫生上的巨大成功，它们为 20 世纪上半叶健康水平的提高与寿命的延长做出了巨大贡献。但是，我们在阻断了这些病原体传播的同时，也切断了某些我们世代相承的微生物的传播，幽门螺杆菌就是一个典型。我无意低估清洁水源的重要性，但是我们也要认识到这隐藏的后果：[118] 在不知不觉之间，它销蚀着我们体内远古的微生物群系。

　　一个儿童可能因为饮用了受污染的水而从陌生人那里获得了幽门螺杆菌，但是大多数传播都发生在家里。如上文所述，婴儿可能在他/她的母亲咀嚼喂食的时候获得了幽门螺杆菌。我们目前尚不知道母婴传播的所有途径，但是研究表明，母亲是否具有幽门螺杆菌基本上决定了孩子是否具有幽门螺杆菌。

　　儿童也可能从他们的哥哥姐姐那里获得幽门螺杆菌。在某种意义上，兄弟姐妹放大了母婴传播的渠道，为细菌的传播提供了更多的机会。大家庭为这种细菌提供了重要的储备，但是在发达国家，家庭正变得越来越小。如果一家有 5 个孩子，那么 80％ 的孩子都有起码一个哥哥或姐姐。如果一家只有 2 个孩子，那么这个比例将是 50％。如果一家只有 1 个孩子，这个比例是 0。在人们尚不富裕的时候，孩子们习惯于在一张床上睡觉，甚至于全家人都在一张床上睡觉。这种亲密接触加速了细菌的传播，在儿童发育早期的关键阶段尤其显著。

　　有趣的是，我们的研究表明，当成人在一起生活的时候，幽门螺杆菌传播的概率似乎相当低。我们研究了那些来治疗不孕不育的夫妻。我们假定夫妻间的亲密接触多过其他人群，但是在他们之中，一方的阳性结果与另外一方的结果并不成任何相关性。我们同样研究了那些来就诊性传播疾病的人。对于许多微生物，比如引起淋病或梅毒的细菌来说，性伴侣越多的人染上它们的概率就越大。但是对于幽门螺杆菌却没有这种规律，它几乎不在成人之间传播。

如果幽门螺杆菌确实是在儿童阶段获得的，那么它必须要一直维持着，直到传播给下一代。我们从对人类和猴子的研究中了解到，细菌需要一段时间适应它们的宿主。并非所有的细菌都能很好地在新宿主中定居下来，就像在巴里·马歇尔对他自己做的实验里那样。如果外界条件对微生物来说 119 非常苛刻，它们传播的成功率就会下降。

考虑到今天的孩子们摄入抗生素的剂量，不难想象，在治疗各种喉咙痛或耳朵疼的时候，我们对幽门螺杆菌施加了多么大的影响。每一次抗生素的使用都会清除病人体内 20%～50%的微生物。当儿童接受这些抗生素的时候，他们同样有可能丧失掉体内的幽门螺杆菌。

我相信，每一次使用抗生素，就有一部分孩子失去体内的幽门螺杆菌。在整个人群中，这个趋势会有累积效应。这种现象是我们体内其他世代传承的细菌消失的一个范式，但它却未必有利于人类的生存延续。虽然幽门螺杆菌在人类胃部存活了几万年之久，但是它们却没有"准备好"在过去70年里被抗生素大屠杀。

微生物丧失一旦发生，后果会绵延数代。研究表明，如果母亲失去了幽门螺杆菌，她的孩子就很难获得这些细菌。依此类推，这一影响代代相传。自20世纪30年代起人类就开始使用磺胺类药物，20世纪40年代开始使用青霉素及其他药物，在美国与欧洲，我们已经是第四或第五代抗生素的

使用人群了。此外，最近的数据显示，美国的年轻人在 20
岁之前平均使用了 17 次抗生素，而 20 岁恰恰是女性育龄的
开端。而且，由于兄弟姐妹数量减少，幽门螺杆菌又少了一
条传播途径。清洁的水源、更小的家庭和抗生素的滥用成了
压垮幽门螺杆菌的三座大山。

幽门螺杆菌的消失还有最后一个原因。它们喜欢与其他
的幽门螺杆菌聚居交配，这是它们生物本性的重要组成部
分。有些细菌较为保守，比如那些引起炭疽或者结核病的细
菌。对于幽门螺杆菌来说，自由放荡是它们的生活方式。在
以前，每个人平均携带着好几株不同的幽门螺杆菌。在今天
的发展中国家，情况仍是如此。造成这种现象的原因之一是
受到污染的水源。这种含有多种幽门螺杆菌的混合体代表了
一个健康的"细菌社群"。随着它们不断地彼此交换基因，
它们的种群发生着变化，反映着胃里不断变化的条件。这种
基因交换使得这个群系具有高度的可塑性，它们可以更好地 120
利用胃里的资源繁衍生息。整个群系可以维持数年，甚至数
十年。这就是幽门螺杆菌在数万年来演化出的生存策略：它
们彼此竞争，但又密切合作，确保了向新宿主的传播。但是
近年来，幽门螺杆菌在人体之间的传播以及在人体内的维持
变得愈发困难，于是，人们胃里携带的幽门螺杆菌种类越来
越少，乃至消失。

* * *

我逐渐意识到，在仅仅几代人的时间里，人类胃部的微
生物生态环境就已经发生了翻天覆地的变化。于是，我开始
对"幽门螺杆菌没一个好东西"的信条产生了怀疑。我发

现，虽然幽门螺杆菌会引起炎症反应，但是它们与人类共存了漫长的时间，而且，大多数患病的人，特别是胃癌患者，都是老年人——以70多岁居多，80多岁的人群里患病的概率更高。就整个人群而言，幽门螺杆菌引起的伤害并不如疟疾或白喉严重，因为后两者会引起儿童夭折。

我开始思考，也许在某些情况下，幽门螺杆菌引起的炎症反应对我们是有益的。最初的想法很不明确，我不知道益处可能在哪里。我唯一知道的是，当统治许久的远古细菌消失的时候，注定会有某种后果。我的同事们听了都觉得是天方夜谭：既然幽门螺杆菌是一种病原体，我们就应该集中精力研究怎样才能尽快地消灭它们。他们满脑子想的只是"消灭异己"，而不是"双面共生"。

后来我们的确发现了这些益处。现在看来，这似乎很明显，但是寻找答案的过程却颇费周折，前后折腾了好几年。而且突然之间，这个领域里的大部分同事都与我意见相左。我没能说服他们，事实上，大多数医生仍然认为胃炎是一种病理特征。在他们看来，正常的胃部是不应该有炎症反应的。这个困境的关键问题在于：怎样才算是正常？

当医生在胃黏膜里发现了大量的淋巴细胞和巨噬细胞的时候，他们认为这是慢性胃炎，但是这种状况也可能是身体对体内微生物的正常免疫反应。正如你的口腔和结肠里有炎症细胞，它们与人体内有益的细菌相互作用。你的胃里同样有炎症细胞，它们与在此栖居的细菌相互作用。于是，同样的问题出现了：幽门螺杆菌引起的胃炎到底对人体是好是坏？如何权衡利弊？病理学家认为胃炎是一种疾病，因此将幽门螺杆菌定义为病原体，而生态学家则从一个完全不同的视角看待这些远古的微生物。

幽门螺杆菌与我们的祖先在漫长的演化历程中不离不弃。在儿童时代或青年时代，携带这些细菌也没有什么危害，因此也就没有选择压力来清除它们。与此相反，疟疾对儿童如此致命，以至于在成千上万年之后，人类演化出了一系列的基因来抵御它。

像幽门螺杆菌这样的微生物则比疟原虫之类要安静得多。幽门螺杆菌在人类里世代传承，与人类不断相互适应，彼此间如同走高空钢索的杂技演员一样小心翼翼地维持着一种平衡。只要不出差错，我们就相安无事。这些微生物在人体内特定的微环境里寓居，给人体的细胞发送信号。与此同时，我们的人体细胞也给微生物发送信号，告诉它们压力、体温、化学信息，包括免疫防御信号。微生物给我们提供信号，我们给它们反馈——交流就这样出现了，就像是语言一样。在这个动态平衡中，炎症调控会在特定的部位起伏波动。这有点儿像婚姻：我们决定谁做家务，谁去遛狗，彼此的行为会互相影响。

举例而言，胃里炎症反应的程度决定了免疫反应的高低。有可能，在生命的早期，尚在发育阶段的婴儿中，微生物与宿主间的相互作用就定下了免疫的基调。一个人的免疫可能比较敏感，一只昆虫爬过胳膊都会引起哮喘；另外一个人可能比较迟钝，对病原体都不大起反应。没有哪种普适的基调可以适用于所有情况。不过，在亿万年的演化过程中，我们已经形成了特殊的基调，它并不是随机无序的。随着我们肠道微生物发生变化，敏感型的相互作用似乎在不断增加。

122

现在，幽门螺杆菌的消失已经导致了一种新的环境——古老的平衡被打破了，免疫、激素与胃酸之间的调控紊乱了，就像没了舞伴的舞蹈。而且如同任何长期关系的终结，它的影响不只是暂时的、局部的，而是终生的、全局的。

过去一个世纪内发生的变化，影响的不只是胃部，它对食管也产生了影响，这正是我们下一章的故事。随着幽门螺杆菌日渐消失，新的疾病开始出现。

第十章　胃灼热

在美国，有超过 6000 万人至少每月都会经历一次胃灼热（又名烧心，heartburn），有 1500 万人每天都受到该病的折磨。如果你不幸也是其中之一，看看哪些名流与你同病相怜吧。记得比尔·克林顿沙哑的声音吗？他当时正经受着胃反酸的折磨，也就是通常所说的"烧心"。当小布什喝咖啡或者吃薄荷糖的时候，他也会有同样的症状。体育界里，被胃灼热折磨的名人包括橄榄球四分卫布雷特·法弗（Brett Favre）和约翰·埃尔韦（John Elway）、棒球巨星吉姆·帕尔默（Jim Palmer）和尼克·马卡克斯（Nick Markakis）。有时候歌手们在台上哽住以至于无法演出，这多半可以追溯到食管出了问题。那么，人体的食管到底长什么模样，它怎么就使得如此多的人为之受苦？

食管是一段约 20 厘米长的管道，上承咽喉，下接胃部。与胃部类似，食管的整个内壁都是润滑的黏液层，可以帮助食物向下运输。每一次你咀嚼完食物的时候，食管上部的一束肌肉会张开，完成吞咽动作。如果你现在咽一口空气，你就可以感受到它们。

在食管的底部还有另外一群肌肉，它们控制着通往胃部的要塞。当食物在食管里积累的时候，这部分括约肌便打开，食物从而滑进胃里。当食管空着的时候，它们则关闭。这样，食物可以有序地逐步滑到胃里，基本上就像一条单行道。虽然吞咽的动作受意识控制，底部括约肌的开启或关闭却不受人的控制。

当你的食管一切正常，而且你也没有进食的时候，这部分括约肌就保持关闭状态——胃酸或胃部的食物不会反冲到食管里。但是如果它关不紧，你就会体会到食管反流、胃酸上涌至食管带来的灼痛感。

胃反流往往都是偶尔发作一次，而且它本身也不是大毛病。等一阵子它就好了，大不了吃上两片抗酸药。不过，一旦胃反流成了慢性疾病，你就有可能患上胃食管反流疾病（gastroesophageal reflux disease，缩写为 GERD）。这种疾病极为糟糕，它每天都会折磨你。除了胃灼热，患者还会感到恶心、胃反酸、吞咽困难、胸闷。食管不断地受到刺激，最终可能会瘢痕化。胃食管反流疾病现在是发达国家里增长最迅速的疾病之一。以美国为例，10％～20％的成年人都受其困扰。

也许幽门螺杆菌也参与了食管疾病？引起我如此思考的机缘颇为巧合。还记得在 1987 年，吉列尔莫和我开发出了检测幽门螺杆菌的血清试剂盒，虽然我自己没有什么感觉，但是我的检查结果是阳性。之后几年，我们开始用我的血清从溃疡病患者体内常见的毒性幽门螺杆菌里鉴定毒性蛋白。1993 年，我们发现了 CagA 蛋白，后来发现它也与胃癌相关。

我的父亲患有溃疡病。我的母亲来自东欧，那里胃癌的发病率很高。鉴于我的家族史，我是否可能会患胃癌呢？虽然我携带着幽门螺杆菌，而且我知道它们跟溃疡病及胃癌都有密切的关联，但是我感觉良好。不过，如果我当真相信自己的研究结果，那么我就应该服用抗生素，彻底清除幽门螺杆菌，以观后效。将潜在的祸害消灭于萌芽之中，何必亡羊再补牢呢？

要完成这个实验，我需要同道中人的帮助。我找了同事理查德·皮克（Richard Peek），他刚刚完成了肠胃病学方面的训练，可以做内窥镜检查。我们的计划是这样的：他将一根导管沿着我的鼻腔，经过喉咙，穿过食管，探入胃部。在伸入及取出导管的过程中，他可以进行仔细的检查。通过导管，他也可以将一个微小的像剪刀一样的设备送进胃里，取样进行活体组织检查。

另外一个同事，约翰·阿瑟顿（John Atherton），从英国远道而来跟我们一起研究幽门螺杆菌。他将负责处理活体组织样品，并在培养皿中分离出我胃里的幽门螺杆菌菌株。吉列尔莫将检查我血清中的抗体水平。然后，在我服用治疗幽门螺杆菌的抗生素之后，我们将会检查抗体水平是否会随时间而下降。

方案拟定，只待执行。我没有料到的是胃镜切片的过程如此痛苦。在做胃镜那天，瑞克（理查德的昵称）给我服用了安定剂，大大降低了我对痛苦的记忆。这的确管用。只有一件事是例外：每一次他将胃镜插入我的胃部并取样的时候，我都想呕吐——他一共做了 17 次。为什么做这么多次？我们都是科研人员，既然我主动请缨，干脆多取点样，方便未来的研究。

检查一结束，他们就告诉我说没有发现任何异常，更别提胃溃疡了。我并不意外，但是这仍然是个好消息。约翰将我胃里的 3 份样品进行培养，等待细菌生长。然后，我服用了 10 天的抗生素。

我们等啊，等啊，等。

令我意外的是，没有任何幽门螺杆菌长出来，一个细菌都没有。血清测试已经表明我是携带者，但是它们在哪儿呢？我们猜测，尽管血清检测显示我的抗体水平较高，但是有可能我携带的细菌非常之少。或者，高水平的抗体恰恰抑制了这些细菌，尽管并没有清除它。这有点类似于河蚌将沙砾裹成了珍珠——河蚌固然无法清除沙砾，但是可以包裹上它，使它不那么刺激。在接下来的一年里，我们几乎每个月都收集血样进行分析，吉列尔莫发现我的抗体水平在稳步且显著地降低——这是典型的抗生素治疗成功的表现。现在我终于可以长呼一口气了。我得胃癌的概率几近于零。

然而，奇怪的事情发生了。大约在我体内的幽门螺杆菌被清除的半年之后，我开始时不时地在饭后或者晚上感到胃灼热——之前这从未发生过。我开始思索胃灼热是否与我服用抗生素有关。在参加医学会议的时候，我从医生那里听说过有些时候抗生素确实会有"胃灼热"的副作用，但是还从来没有人仔细地进行过研究。

如果胃食管反流疾病没能得到及时治疗，它会引起更加严重的疾病，比如组织损伤（称为巴雷特食管症）并逐渐恶化成食管腺癌。在过去，几乎所有的食管癌变都发生在食管中上部、靠近口腔部分，并不引起食管腺癌。但是，自从巴雷特食管症在 1950 年首次被鉴定以来，人们发现它往往伴随着食管下部或者胃上部的病变，不时会演变成食管腺癌。食管腺癌曾经非常罕见（在美国所有的食管癌中仅占 5％），目前却成了所有主要癌症类型中增长最为迅猛的一个——在过去的 30 年里，它增长了 6 倍，在美国所有食管癌中占的比例超过了 80％，并且在发达国家里持续攀升。

我们当时还不知道这些统计数据。

虽然有许多理论试图解释这些现象，但是没有人知道为什么如此众多、且彼此相关的疾病增长得如此迅猛：最为温和常见的胃食管反流疾病，从 1930 年开始增长；更为严重罕见的巴雷特病症，自 1950 年开始增长；还有令人闻之色变的食管腺癌，自 1970 年开始增长。更重要的是，它们彼此显然是有关联的。

在这个时候，我们的研究重点还是幽门螺杆菌如何对胃造成了伤害。瑞克·皮克，给我做胃镜检查的医生，研究的是 *cagA* 阳性菌株（毒性最强）与 *cagA* 阴性菌株（毒性较弱）对胃部的作用有何不同。鉴于幽门螺杆菌与众多细菌之间的关联已经被人研究过了，我建议瑞克研究它们与胃食管反流疾病的关联。我们可以用血清试剂盒检测胃食管反流疾病患者是否比食管正常的人含有更多的幽门螺杆菌。瑞克与克利夫兰医院里专门研究胃食管反流疾病的同事们一道，收集了大量的血清样本。然后，吉列尔莫进行了血清测试。像往常一样，这些都是单盲测试，他不知道哪些样本来自正常人，哪些来自胃食管反流疾病患者。

意外的是，我们并没有发现幽门螺杆菌与食管反流之间有正相关——实际发现的是负相关，也就是说，不携带螺杆菌的病人患胃食管反流疾病的概率更大，是携带者的两倍。后来的研究发现这个比例甚至高达 8 倍。这到底是怎么回事？

我们知道 *cagA* 阳性菌株毒性更强，因此我询问了瑞克在这些病人中 *cagA* 的相关性研究。他告诉我，CagA 蛋白与胃食管反流疾病之间也呈负相关，而且相关性更强。也就是说，CagA 蛋白越少，胃食管反流疾病越强。这与我们之前的期待恰恰相反。

当时，我对胃食管反流疾病知之甚少，于是我询问了瑞克胃食管反流疾病的发病率是否也在增长。当他确认了情况确实如此之后，我们对幽门螺杆菌的研究又开拓出了一个新领域。

早期的研究为"幽门螺杆菌可以抑制胃食管反流疾病"的假说奠定了基础。负相关性的确存在，对此我们很有把握。但是这意味着什么呢？什么导致了它的出现？这种生活在胃部，参与了溃疡病及胃癌的微生物是怎样保护食管的？有没有可能是食管疾病清除了这些微生物呢？

多年以来，德国的一个研究小组一直在用抗生素清除幽门螺杆菌来治疗十二指肠溃疡患者。他们开始研究这种治疗的结果如何。三年之后，他们检测了患者的胃部及食管。对接近一半的患者来说，治疗都是有效的——体内的幽门螺杆菌被清除干净了。但是对另外一半患者，治疗失败了——幽门螺杆菌依然存在。在早期清除幽门螺杆菌的治疗中，这是很常见的现象。今天，医生使用不同的处方，成功率超过 80％。

在比较这两组结果的时候，德国的科学家发现，在那些幽门螺杆菌依然存在的患者身上，12.9％的人患有食管反流，而在治疗成功的人身上，这个比例接近26％。这个结果相当惊人，而且为我们的假说提供了更直接的证据：清除幽门螺杆菌导致了食管反流的增加。

这个领域的许多研究人员从多个技术层面攻击这篇论文，认为它有设计漏洞。在随后几年的学术会议里，到处都能听到对它的批评之声。但是它吸引了我的注意。据我了解，这项研究的领衔专家，乔基姆·拉本茨（Joachim LaBenz）是一位严肃认真的科学家。

在随后的几年，我的课题组与世界各地的同行们进行了更多的研究。我们的结果揭示出了同样的规律：幽门螺杆菌与胃食管反流疾病、巴雷特食管病以及食管腺癌之间都具有负相关。携带着 cagA 阳性菌株越多的人，患食管疾病的概率就越低。

这确实是一个难题。幽门螺杆菌——这个坏家伙——怎么可能保护食管？ cagA 阳性菌株毒性最强，怎么偏偏是它最能保护食管？

我们不妨将目光投向胃酸来寻找线索。胃酸可以杀死绝大多数细菌，但是在亿万年的演化之中，幽门螺杆菌"摸索"出了在酸性环境下生存下来的策略。在一定意义上，幽门螺杆菌喜欢酸性环境——这固然提高了它们的生存代价，却也赶走了许多竞争者。敌人的敌人就是朋友。

事实上，包括我的课题组在内的许多实验室对此进行了大量的研究，结果表明：幽门螺杆菌可以通过引起炎症反应影响胃部的荷尔蒙，调节胃酸的分泌。在人生的头十年里，这套平衡胃酸的系统工作得相当不错。在显微镜下，这些分

129

泌胃酸的腺体好像是随风摆动的蕨类植物。不过随着年龄的增长，慢性炎症开始侵袭胃壁细胞，在幽门螺杆菌出现的地方，侵袭则更为严重。于是，分泌胃酸的腺体开始萎缩消退，引起萎缩性胃炎。这个时候，它分泌的胃酸就会越来越少。因此，胃溃疡也会消失。施瓦茨的格言——没有胃酸就没有胃溃疡——依然成立。

但是，假如有人从未在儿童时代获得过幽门螺杆菌，或者摄入了大量的抗生素之后这些细菌消失了，那么他们年过40之后胃酸的水平就会很高。于是，在漫长的人类历史中，首次出现了许许多多的人，他们已近中年但胃酸分泌依旧旺盛。对于这些人，上涌至食管的胃部物质酸性很强，而且含有更多的消化酶，因而更具破坏性。今天的儿童身上幽门螺杆菌数量更低，而且大多数儿童在成长发育过程中都借助了与以往不同的酸性调节过程——幽门螺杆菌是不在其中的。在以前，儿童极少胃反流，但是今天这样的例子越来越多，而且许多儿童需要接受药物治疗以降低其胃酸水平。这些事件之间是否相关呢？

我们发现，虽然一开始我们认为幽门螺杆菌是病原体，但是它实际上亦敌亦友：随着人的衰老，它会增加你患胃溃疡与胃癌的概率；与此同时，它也保护了食管，降低你患胃食管反流疾病或者其他一系列癌症的概率。随着幽门螺杆菌的消失，胃癌发病率开始降低，但是食管腺癌的发病率却在逐年攀升。这是双面共生的经典案例，证据确凿。

第十一章　呼吸困难

哮喘病古已有之，但是最近愈演愈烈——大多数人对此都有同感。发达国家里完善的医疗纪录表明，在过去 70 多年里哮喘病增长了 2～3 倍。看着这种增长趋势，你也许会想：工资要是也这样增长该多好！但是它表示的是折磨人的疾病，甚至是提前到来的死亡！

医生们早就知道，胃食管反流疾病与哮喘有某种尚不清楚的关联。许多胃食管反流疾病患者同时呼吸喘鸣、咳嗽、胸闷——这些症状类似于哮喘发作。而且，当哮喘患者服用治疗胃食管反流疾病的药物中和胃酸之后，他们的呼吸问题往往也有所改善。尽管如此，大多数医生都相信胃食管反流疾病只能解释少数的哮喘案例。

关于这两种疾病的相关性，有人从纯粹物理学的角度提出了解释。一旦胃酸上涌到食管，少数会侵入气管，引发哮喘。但是，这种解释没有考虑到过敏或花粉症往往也与哮喘相关。实际上，哮喘是一种典型的自身免疫性疾病，原因是身体对外来物质过于敏感。

我们的研究表明，幽门螺杆菌可以保护我们免于胃食管反流疾病。在此之后，我开始考虑它是否也能保护我们免患哮喘。哮喘病例之所以越来越普遍，是因为早年获得幽门螺杆菌的儿童越来越少，还是由于被抗生素清除了体内细菌的儿童越来越多？有没有可能，幽门螺杆菌的消失导致了亚临床水平的胃食管反流问题，进而引发了哮喘的流行呢？

这听起来挺有道理，也与我们在 20 世纪 90 年代中期的认识相吻合，但是这两者之间的关联仍然有待验证。幽门螺杆菌的减少与哮喘的增多可能并无关联，正如哮喘的增多与家庭电视或者汽车数量的增多并无关联一样。

我试图寻找几个研究肺部疾病的同行一道探索这两者之间的关联，但是应者寥寥。此外，医学同仁们仍然认为幽门螺杆菌只有坏处没有好处。为了检验我的假说，我需要研究大量的哮喘患者，但是如果找不到愿意合作的临床医生，研究将无从谈起。

转眼到了 2000 年，我从田纳西州的范德比尔特大学转到了纽约，并担任纽约大学医学系的系主任。我对回到母校任教非常期待，决心建设一个更强大的医学系。虽然行政事务繁忙，也颇有压力，但是我始终不愿放弃科学研究。新的起点，新的机会。我询问了同事们："这里哪位医生在研究哮喘？"

每个人都提到了她——琼·瑞卜曼（Joan Reibman）医生，她是肺部疾病方面的专科医生，早在 1991 年就在贝尔维尤医院开设了专治成人哮喘的门诊。琼礼貌地听我讲了我的假说，但是没有表现出太大的兴致。琼的过人之处正是她的质疑精神。每时每刻都有各种奇谈怪论出现，除非我能提供更具说服力的证据，否则她是不会信服的。

不过，琼答应了在贝尔维尤医院的门诊中征集我们研究需要的患者。他们健康的亲戚和朋友可以作为对照组。她设 132计了一系列实验来鉴定他们的胃部功能与过敏反应。更令我激动的是，从 2002 年起，她从受试者体内同时收集并冷冻了他们的血样，这样我就可以研究他们体内幽门螺杆菌的水平了。琼的支持对检测我们的假说至关重要，对于优化治疗哮喘的研究，她一直都非常热心。

到了 2004 年，琼的团队收集了 500 多份血样。我们同意，她将给我们邮寄编好号的血清样品，编号方式只有他们知道，这样我们就不知道哪些来自哮喘患者，哪些是对照——这种单盲实验的好处是可以避免分析过程中的偏见。吉列尔莫进行了血清测试，然后我们将结果分成阳性、阴性及待定三组。通过重复实验，我们基本上解决了所有的不确定因素。到了 2004 年末，我们将结果反馈给了琼和她的研究团队。其中有一位叫迈克尔·马默（Michael Marmor）的资深流行病学家，统计分析十分熟练。几周之后，琼打电话回来，告诉了我们结果。令她颇为意外的是，她和迈克尔发现幽门螺杆菌与哮喘之间存在负相关。可是她依然心存疑窦，毕竟，胃部的微生物怎么会使人不患哮喘呢？

我们答应见面讨论这个结果。一周之后，琼、迈克尔还有他们团队的其他成员来到了我的实验室。琼描述了本实验的参与者——由 318 位哮喘患者组成的实验组和 208 位健康人组成的对照组。统计分析表明，与对照组相比，携带幽门螺杆菌的人患哮喘的概率要低 30%。即使我们排除其他引起哮喘的因素，这个结论依然成立。

我的理论得到了第一份支持。但即便如此，仍然有许多方式来解读这份数据。

"*cagA* 基因是什么情况？"我问道。我们在血清测试中同时检测了幽门螺杆菌是否存在，以及它们是否是 *cagA* 阳性菌株——我们之前对胃溃疡、胃癌、食管疾病都是这么做的。

"我们还没来得及分析这一点。"琼说。

我大感失望，因为 *cagA* 才是关键指标——*cagA* 阳性菌株最容易引起胃溃疡，而且也最能够保护食管。如果我的假说没错的话，*cagA* 阳性的人患哮喘的比例应该更低。

"没事，我们随后就看看。"琼说道。

然后迈克尔插话了："稍等！我现在就可以分析出来。"

话音未落，他就开始在他的笔记本电脑上敲起键盘来。我们都静静地看着。大约 30 秒噼噼啪啪的输入之后，迈克尔煞有介事地按下了最后一个键。几秒钟之后，他宣布了结果："*cagA* 阳性，概率是 0.6"。

有了！这意味着携带 *cagA* 阳性菌株的人比不携带幽门螺杆菌的人患哮喘的概率要低 40%。这非常令人震惊。

与胃癌或溃疡病最相关的菌株反而会抑制胃食管反流疾病或哮喘。这似乎是一个悖论，但是这项发现可以由 *cagA* 阳性菌株与宿主之间比其他菌株更为频繁的互动来解释。于是，我们终于理解了这些菌株的工作原理：它们不断地将自身的成分注射进人体胃壁细胞里。这似乎说明有两种类型的幽门螺杆菌：有些属于活跃型——比如 *cagA* 阳性菌株；另外一些 *cagA* 阴性菌株，也许可以称为懒惰型，它们与人体宿主细胞之间的互动要少得多。

cagA 阳性菌株可能生活得离我们的细胞更近一点，而

其他细菌离人体细胞更远一些。因此，*cagA* 阳性菌株对胃壁细胞的破坏性更强，不足为奇。但是，由于它们更加活跃，它们同样有更大的潜力为我们身体的调节过程提供助力。

接下来，琼检查了哮喘患者的临床数据以了解他们确诊哮喘的时候年龄是多大，第一次发病的时候是儿童还是成人。我们发现，携带幽门螺杆菌的人平均在 21 岁时患上哮喘，而那些不携带幽门螺杆菌的人，平均年龄是 11 岁。这是一个显著的区别，它表明缺少幽门螺杆菌与儿童时期的哮喘发作密切相关，而且暗示着在那些早晚要患哮喘的患者身上，幽门螺杆菌的存在会延迟这个过程。几年之后，一项大规模的针对儿童的健康研究在加拿大的马尼托巴州进行。研究发现，出生头一年里使用抗生素会显著提高 7 岁时患上哮喘的概率。他们并没有专门研究幽门螺杆菌，但是这个发现与我的整体假说吻合。

从琼收集的研究血液里，我们同样分析了过敏抗体，以便研究幽门螺杆菌是否与其他的免疫反应相关。这里，我们又一次发现了关联：幽门螺杆菌的存在与较少的过敏反应相关，暗示着幽门螺杆菌可以保护我们远离过敏。

我们把发现以摘要的形式投给了 2005 年美国胸腔学会的年度会议，并且在 5 月份做了展板汇报。不幸的是，人们对此无动于衷。我们的研究不属于哮喘研究的主流，而且即使是琼的研究团队里的肺部疾病专家，也不像我这样为结果感到振奋。

149

* * *

我没有放弃，而是继续求索。我们是否可以在其他不同的人群里验证我们的假说呢？如果我们的发现确实是真的，那么它们应该是可重复的。我想到了之前进行的一项大规模研究，称为第三次国家健康与营养诊断调查计划（The Third National Health and Nutrition Examination Survey，NHANES 三号计划）。该研究筛选了两万民众作为全美国人口的代表，分别在 1988 年和 1994 年进行了一系列健康检查。

血液测试结果依然保留着，其中包括受试者的幽门螺杆菌水平。2006 年，在我的办公室里，我向陈虞博士，纽约大学的一位年轻的流行病专家，提议我们用这些数据来检验"幽门螺杆菌与哮喘之间负相关"的假说。她答应了，并从 NHANES 三号计划 7600 多人的病史当中找到了哮喘病与幽门螺杆菌相关的记录。之前，琼的研究涉及了 500 多人，从研究的角度讲，已经不小了。但是 NHANES 三号研究是之前的 15 倍之多。

2006 年 5 月 5 号，陈虞给我发了封电子邮件："我对 NHANES 的数据进行了一些分析……"她写道，"……结果有点奇怪。"

当时我正要去赶一趟飞往芝加哥的航班，所以我马上合上电脑塞进包里就启程了。几个小时之后，在安静的机舱内，我重新打开了电脑。结果非常清楚：陈虞的工作非常漂亮，她的研究表明，在 NHANES 三号数据里幽门螺杆菌与哮喘之间确实存在负相关。而且在 cagA 阳性菌株里的效果更加显著。事实上，它们之间的差异也接近 40％，这与琼的研究发现几乎一致。

这是第二次大规模的独立单盲实验，而且与第一次的结果几乎完全一致。这无法用随机事件解释。虽然还有其他方面的事情需要考虑，而且这些数据并没有揭示其中的因果关联，但是在那一刻，飞机平稳地飞行，引擎隐隐地作响，邻座安静地打盹，而我的内心是止不住的狂喜：那一刻，我知道这个假说是正确的！这感觉就像经历了千辛万苦的攀登终于登上了峰顶——这是一次刻骨铭心的高峰体验。

陈虞的研究也发现了更多的细节。所有的负相关都在 15 岁以下的孩子身上出现。这种相关性仅在儿童期发作的哮喘里出现，在成人阶段发作的哮喘里却没有。虽然哮喘的病例自第二次世界大战以来有所增加，但是它主要的增长来自儿童。在发达国家里，无论是城市还是乡村的儿童都受到了影响，但是贫穷人家的孩子受的影响更大。有许多理论来解释这种现象，其中一个流行的理论认为，贫穷人家的儿童更经常接触蟑螂或其他昆虫，因而诱发了哮喘。但是，不是所有接触过蟑螂的儿童都患上了哮喘，而且，许多身患哮喘的儿童压根儿就没见过蟑螂的模样。对我来说，人在接触蟑螂之后出现过敏及喘鸣不难理解。问题在于，为什么有些儿童在接触蟑螂之后安然无恙，而有些儿童却患上了疾病？

NHANES 三号计划的记录里同样包含了花粉症（又称过敏性鼻炎）的数据。在这里，我们再一次只在儿童身上发现了负相关，而且发现 *cagA* 阳性菌株的作用更加明显。这项工作提供的证据表明，儿童胃里的幽门螺杆菌可能保护他们不得花粉症。如同哮喘一样，花粉症在儿童体内出现得越来越频繁，而这一切都伴随着幽门螺杆菌的消失。

NHANES 三号计划是一个资源宝库（我们纳的税毕竟没有白费）。陈虞得以将幽门螺杆菌的信息与 2400 多人的皮肤过敏测试的结果联系起来。所有 6 项过敏测试研究均表明，过敏与幽门螺杆菌呈负相关，其中 4 项（豚草、黑麦、蓟草、链格孢真菌）的差异具有统计上的显著性。如同在哮喘和花粉症中见到的那样，携带幽门螺杆菌的人更少发生皮肤过敏。必须澄清一点，我并没有暗示幽门螺杆菌与这些过敏有任何直接关联。但是，幽门螺杆菌似乎对免疫具有广泛的作用，它们可以关闭人们的某些过敏反应。

这些额外的发现非常重要，三种不同但彼此相关的疾病——哮喘、花粉症、皮肤过敏，与幽门螺杆菌都存在负相关。它们也在更大的样本中支持了我们的假说。陈虞和我又进行了另一项大规模研究。我们对参与了 1999 年 NHANES 计划但是在十年之后的研究进行了分析，结果依然吻合。在科学研究中，单一的研究往往不足以证实一个论点，多项研究都得出了一致的结论才更有说服力。

由于哮喘与胃食管反流疾病的关系，我也着手研究前者。我曾经也相信胃食管反流导致哮喘是由于胃酸、胆汁或其他刺激性物质接触了食管下部，并经食管上涌到气管。但是这个理论没有解释花粉症或皮肤过敏，显然，它们与食管没什么关系。考虑到这些疾病都是免疫失调综合征，问题于是变成了：幽门螺杆菌是否会影响免疫系统？更进一步的问题是：胃部的细菌如何影响了人的免疫水平？

最终，我的结论可以追溯到罗宾·沃伦最初的观察：胃炎患者的胃壁里积累了大量的炎症细胞与免疫细胞。问题在于，哪种胃壁是正常的呢？是没有幽门螺杆菌，只有少数免疫细胞（没有胃炎）的现代胃壁，还是有幽门螺杆菌和大量免疫细胞（有胃炎）的远古胃壁呢?

如同肠道，你的胃壁里含有多种参与免疫反应的细胞。其中有白细胞，有些可以抵御感染，有些则起着调控免疫的作用。你的胃里还有所谓的树突状细胞，它们的胞体有着长长的延伸部位，可以感受到附近的细菌并对它们做出反应。当这些树突状细胞被细菌或者其分泌物激活时，它们会拉响警报，告知你体内维持治安的关键细胞——淋巴细胞和白细胞。

淋巴细胞以多种方式提高了我们的免疫力。它们同样具有"智能"，因为它们具有记忆力。我们每个人都有大量记忆细胞，如同一支军队，它们往往会记住某一次感染事件中的某些化学信息，比如前一次感染细菌的细胞壁成分。这些记忆使得你的身体可以尽快对危险做出反应，当同样的危险再次出现，可以聚集起更大的力量予以反击。每一次儿童的喉咙受到链球菌感染，他们的身体对细菌成分会获得更多的记忆，最终身体对它们完全免疫，即使再次遇到它们，也不会有任何的不适。疫苗及加强疫苗正是利用了"免疫记忆"的能力为我们提供了强大的免疫力。

因此就不难理解，你的消化道里，从最上端到最下端，到处是可以感知细菌的树突状细胞和对细菌做出反应的淋巴细胞。这些"防守队员"对人体内正常的微生物居民和不受欢迎的入侵者都会做出反应，但反应不尽相同。淋巴细胞会记住常见的可疑细菌，并予以围堵打击，它们也会区分哪些细菌需要温柔对待。

138

你的胃壁里同样有自己的淋巴细胞：B 细胞可以产生抗体，T 细胞可以整体指挥完整的免疫反应。但是，正如你的肱二头肌收缩的时候，肱三头肌就舒张，不同的免疫细胞可能会具有截然相反的功能。它们可能起到激活作用，也可能起到抑制作用。有些 T 细胞主要引起炎症反应，而另外一些，被称为调节性 T 细胞，则发挥调节或者抑制炎症反应的作用。我们并不希望任何微小的冲突都升级成为全面的战役——那样对我们自己的破坏性也太大。我们需要一支警力来调控军队，就像军事警察维持部队里的秩序那样。这正是调节性 T 细胞的一项功能，它和激活性 T 细胞分布在胃壁里。一旦幽门螺杆菌在人体内定居，胃壁里的淋巴细胞自然会对它们做出反应——这正是病理学家发现"胃炎"的证据。与不含幽门螺杆菌的胃相比，含有幽门螺杆菌的胃里有着更多的淋巴细胞，以及更多的调节性 T 细胞。它们在那里做着它们的工作——精确地调控着免疫反应。

139　　因此，病理学家观察到的胃炎并不总是坏事，这算得上是"范式转移"（paradigm shift）。我相信，正是栖息在胃部的调节性 T 细胞帮助人体免受哮喘或过敏症的困扰。病理学家及医生需要意识到胃部的"炎症反应"是正常的。它当然会给我们带来胃溃疡或胃癌，但是它也有生物学上的好处。关于后者，我们最近才认识到。

　　在瑞士，由安妮·马勒博士（Dr. Anne Mueller）领衔的研究小组通过小鼠实验，试图理解幽门螺杆菌引起的免疫反应所具有的重要性。他们的工作表明幽门螺杆菌对哮喘具有抑制作用。马勒和她的同事们通过向肺里喷洒气雾型过敏原引发小鼠中的哮喘症。他们发现，如果小鼠携带有幽门螺杆菌，它们对过敏的反应会有所减轻。只有活的幽门螺杆菌才具有这种保护作用，给小鼠摄入灭活的细菌则没有这种益处。此外，在幼年阶段感染了幽门螺杆菌的小鼠比成年阶段才受其感染的小鼠受到的保护作用更强。这些发现与人类中的流行病学观察一致。它们表明，大多数幽门螺杆菌引起的、使宿主免患哮喘的保护作用发生在生命早期。

马勒小组后续的小鼠实验表明，幽门螺杆菌与胃壁内的树突状细胞相互作用，引起免疫系统派遣出调节性 T 细胞，于是改变了免疫系统的功能。幽门螺杆菌是何等的狡猾！调节性 T 细胞可以抑制免疫系统的反应，使得这些细菌免遭清洗。但是对我们来说，它同时也抑制了过敏反应，正如马勒和她的同事在小鼠实验中发现的那样。

虽然这个理论目前鲜有人知，但是它完全符合演化理论与生理学的道理。此外，流行病学、细胞组织学的实验提供了一致的证据：幽门螺杆菌激活的免疫细胞可以抑制哮喘。另外，幽门螺杆菌与蟑螂或者豚草并没有什么关联。实际上，在早期生活中接触到的这些细菌可以帮助免疫系统认识它们，以后再次遇到它们的时候不至于引发过敏反应。而且，这种关系可能不只局限于幽门螺杆菌，其他的细菌可能也在消失，同时消失的还有依赖于它们的免疫细胞。幽门螺杆菌可能是那只领头羊，甚至可能是一切疾病的罪魁祸首。140 我们目前尚不清楚真相到底是什么，不过我们可以确定的是，这些世代传承的寄居者正在迅速消失，这也许足以解释越来越多的哮喘病。

* * *

幽门螺杆菌对宿主早期的生活似乎是有益的，而在晚期的生活中则是有害的——这便是我提出的理论。不过，对于这个理论，我的同行并不买账。恰恰相反，有人甚至视其为异端邪说。

一个重要原因在于幽门螺杆菌最初是以病原体的面目为人所知，而且围绕着"幽门螺杆菌有害"这个核心观念又衍生出了许多派生观念。另外，这种不接受的态度恰好反映了我们珍视的一个科学原则：相关性并不等于因果性。抢银行的人也许比其他人抽烟更凶，但是这并不意味着抽烟导致了抢银行。事实上，可能存在着"反向因果"。抢银行是一件颇费心神的事情，人们可能需要抽根烟来压压惊。

虽然多位研究人员进行了许多研究探索幽门螺杆菌的不同亚群，但是直接证明它们双重性质的证据非常少。尽管如此，人们的怀疑似乎有点失公允，因为他们的证据也不够充分。比如，幽门螺杆菌在胃溃疡疾病中的因果关联也从未得到过证明。研究人员发现，清除幽门螺杆菌可以显著地降低胃溃疡发生的危险，这对临床治疗具有重要的意义，但是这依然没有回答胃溃疡的起源问题。

试想一下，假如我不小心将汽油洒到了手上，而有人恰好点燃了它。显然我的手将被烧伤。假设我们设计了一项治疗研究，在我的右手上敷上了抗生素，而左手没有任何处理，结果右手恢复得更快。结论是什么？显然，使用抗生素提高了疗效。如果我们在更多的人身上进行这种测试，那么平均而言，经过抗生素处理的手都要比没有经过处理的恢复

141

得更好，它们将成为新的治疗标准。

但是这样的测试并不能证明是细菌引起了烧伤，只能说明清除了细菌可以帮助恢复——我们知道，烧伤是由于汽油被点燃而引起的。清除胃溃疡患者体内的幽门螺杆菌的事后研究正像如此。事实上，据我所知，只有我们实验室就幽门螺杆菌是否导致了胃溃疡进行过研究。再一次，与亚伯拉罕·野村博士合作，我们对夏威夷退伍军人的研究表明，20世纪60年代携带着幽门螺杆菌的人更容易在接下来的21年里患上胃溃疡。因此，我并不否认幽门螺杆菌可能对人体健康带来了危害，但是正如人类生物学中许多复杂的问题一样，我们并不清楚其中具体的因果机制。虽然幽门螺杆菌是胃溃疡发生的必要条件，却远不是充分条件。在1998年，我曾提出溃疡病的发生是由于胃部微生态发生了变化，这些因素可能包括：幽门螺杆菌的数量、菌株类型、丰富程度、是否有其他共存微生物以及它们的分布状况。16年之后，这个主意看起来依然站得住脚。

继沃伦与马歇尔之后，学界涌现了一批"幽门螺杆菌专家"。我们的学术会议遍布世界各地，我的护照上也因此多了许多国家海关的印章。欧洲的同行们每年都会举行幽门螺杆菌研讨会，与会人员包括肠胃病学家、微生物学家、病理学家以及他们的学生们。在20世纪90年代中期，与会人员已近数千人。当然，这背后也离不开急于确定这股新动向的各大医药公司慷慨的赞助。

在1996年、1997年，当我最初提出有些幽门螺杆菌可能对人体有益的时候，遇到了各式各样的反应，有人善意容忍之，也有人恶意鄙视之。要知道，流行的信条是"幽门螺杆菌没一个好东西"。沃伦与马歇尔获得 2005 年诺贝尔奖也没有帮上我什么忙,不过,诺贝尔奖委员会的措辞也非常精 142 准,他们表彰的是"(沃伦和马歇尔)发现了幽门螺杆菌,揭示了它们在消化性溃疡疾病中发挥的作用……并挑战了'压力过大、胃酸过多导致溃疡病'的古老信条"。而现在,人们又形成了难以撼动的新信条——"对幽门螺杆菌应该赶尽杀绝"。

医生相信清除幽门螺杆菌利大于弊,病人担心幽门螺杆菌"感染"的风险,而医药公司则乐于看到产品大卖,包括抗酸药物(这是世界范围内销量最好的药物之一)——在这三方的合力之下,这些世代传承的微生物日渐式微。虽然真正患有溃疡的患者仅占少数,但是清除幽门螺杆菌的势头并未消减。

尽管如此,我相信早晚有一天我们将认识到,幽门螺杆菌的消失引起了大规模的生态变化,结果喜忧参半。在这个过程中,我对幽门螺杆菌的研究形成了我的想法,并促使我走到了现在——在我们体内,还有多少世代传承的古老微生物正在消失,或者业已消失?

医药公司赞助的学术会议依然在召开,而且不断有新人加入清除幽门螺杆菌的队伍。"一旦发现,马上治疗"依然是今天的常见做法,这类似于军事行动中的"一旦发现,马上摧毁"。世界各地的患者谈幽门螺杆菌色变,医生认为铲除这些细菌是他们的职业责任。虽然我们课题组的研究结果发表在了许多一流的学术期刊上,但是这丝毫没有改变临床实践。

尽管如此,我的想法在微生物学或生态学领域的同行那

里引起了共鸣。由于我的研究小组对幽门螺杆菌作为病原体
的研究做出了贡献，许多学术会议和大学都邀请我作报告，
我也得以结识了许多一流的学术团体。在我的文章里，我不
再将幽门螺杆菌称为"感染"——而是"寄居"，正如那些 143
长久以来在人体内生活着的无数其他生物体那样。关于这一
点，我相当有把握。

　　我同样有把握的是，时间在我这一边，真理必胜。我们
将会学着因人施治，区分在哪些人身上应该清除幽门螺杆
菌、在哪些人身上应该保留它们，以及哪些人需要恢复它
们。前途是光明的，道路是曲折的。今天的医学卫生行业里
有许多不利的因素，比如大量适得其反的奖励和极大的惰
性，特别是其中涉及的许多信念根深蒂固，积重难返。

第十二章 更高

144 　　我们又回到了路上。从地图上看，这条路相当笔直，它通往位于奇琴伊察（Chichén Itza）的玛雅城邦遗址。天气干燥，风沙不断，好在土路的质量还不坏。我们不时可以看到树丛中闪现的屋顶。除了这条新修的道路，烤焦的地面上没有太多文明的迹象。尤卡坦半岛周边曾出现过绵延了数百年的古文明，养育过数以百万计的人。现在，在古代祭典残迹的周边，只有大片大片的灌木孤独地挺立着。

　　不过我在路上瞥见了两个儿童。等从他们身旁经过，我才看清楚他们的面相——典型的玛雅人，头发又直又黑、五官又广又平，如同我们在经典玛雅石碑上的壁画里或雕像上所见的那样。但是有些事情却看起来不大对劲。这些孩子，看起来十岁上下，却有点太胖了。要是在阿肯色州、俄亥俄州或者德国巴伐利亚州的路上看到这些小胖墩，我并不奇怪，但是在尤卡坦见到他们，我颇为意外。

145 　　"在这里居然也发生了。"我告诉同行的格洛丽亚。她知道我在研究肥胖症，所以心领神会地点头。令我意外的是，肥胖这种流行病居然传播得如此之远，甚至抵达了发展中国家的偏远地区。后来，当我向纽约大学的一位同事谈起这次旅途见闻，他告诉我，加纳也是同样的情景："三十多年前，我在那里工作的时候，儿童面临的最大问题还是营养不良，而今却是肥胖。"

为什么世界各地的人变得越来越胖？纵观历史，温饱人口首次超过了饥饿人口。在全球，1/3的成人超重，1/10的人肥胖。世界卫生组织预计，到 2015 年，超重的成人数量将达到 23 亿，相当于中国、欧洲以及美国人口的总和。与此同时，世界各地儿童和青少年的体重也都在不断增加。这是因为垃圾食品吃得太多，并且锻炼得不够吗？

作为一名研究人类健康的医生及科学家，对于人类为何普遍开始发胖这个问题，我感到既不安又着迷。而且，我相信，我摸索到了一些关键的线索。但是在我展开它们之前，我想先讨论另外一个相关的问题，正是对这个问题的追问使我迂回地发现了这些线索。这个问题就是：为什么世界各地的人越来越高？

在过去的一个世纪里，许多国家的人均身高都在不断攀升。对于这件事情的缘由，最通常的解释是：营养更好了呗。对此你很难反驳。在发达国家，我们的确要比祖辈们吃得更多，不过，是否吃得更好则是另外一回事。饥饿几乎成了遥远的记忆，在这个意义上，营养当然改善了，我无意低估它的重要性。但是，如同一直以来所做的那样，我关注的是微生物对人类发育发挥了什么作用。

早在 1964～1973 年间，哥斯达黎加大学的一位微生物学家及公共卫生专家列奥纳多·马塔（Leonardo Mata）就研究过儿童营养不良与感染的关系。他选择的地点是危地马 146

拉（Guatemala）一个叫圣玛利亚考克（Santa Maria Cauque）的边陲小镇。在当时，危地马拉的儿童夭折率相当高，达到了 9.6%（在今天的美国，这个比例只有 0.6%），卫生条件也很差，许多儿童死于痢疾。马塔和他的同事们发现，越是经常患痢疾的儿童生长得越缓慢。疾病越多，他们就越矮。马塔的发现与一系列数据都相吻合，但是他的研究发现格外清楚，这引起了我的注意。

人们通常认为人体生长速度最快的阶段（即所谓的"生长迸发期"）是在青春期，但其实并非如此。事实上，人生的头两年半才是生长最快的阶段，也是决定成年身高的关键时期。有经验的儿科医生都知道，将儿童两岁时的身高翻一番，基本上就是这孩子未来的身高了。对从亚洲收养的儿童的研究表明，如果在 3 岁之前就移居到美国，他们会长到美国儿童的平均身高。但是如果在 3 岁之后才移居美国，他们将保持着来源地的身高水平。因此，决定身高的因素必然在于儿童的早期阶段。

另外一项关于身高的关键观察来自于幽门螺杆菌研究。自从科学家发现这种细菌以来，一直就在寻找它们与人类健康之间的关联。比如说，携带幽门螺杆菌的人更有可能在儿童阶段受过穷。此外，平均而言，他们的身高比不携带这些细菌的人要低得多。这些研究主要集中于幽门螺杆菌如何阻遏了生长，这与当时流行的观念——"幽门螺杆菌没一个好东西"相吻合。这种研究暗示着病原体让人变矮。只要清除了病原体，你就能长高。我觉得颇有道理。

到了 20 世纪 90 年代，我们知道了幽门螺杆菌是在生命早期获得的，在这个阶段，它确实有可能对身高产生影响。

147

而且幽门螺杆菌与幼年贫穷有相关性，这也很符合"幽门螺杆菌让人变矮"的假说，因为穷人家的孩子普遍更矮。但是没有人知道阻遏身高的究竟是幽门螺杆菌本身，还是其他同样通过"粪便－口腔传播途径"传播而来的细菌。

我们随后了解到，幽门螺杆菌影响了胃部分泌的两种激素：食欲刺激激素（ghrelin）与瘦蛋白（leptin）。有趣的是，这两种激素都参与了能量的储存与代谢过程。我们可以想象，携带着幽门螺杆菌长大的儿童与那些不含这些细菌的儿童相比，代谢上可能有一定的差异，而这种荷尔蒙的区别可能会减缓他们的生长速度，使得他们更矮。当然，目前这还是一个有待证实的假说。不过，我们目前关于小鼠的实验对此提供了支持，下面我会谈到。

2000 年，当我返回纽约大学的时候，我就开始寻找合伙人来共同研究为什么人越来越高这个课题。一位医学院的学生，艾伯蒂娜·比尔德（Albertine Beard）接受了这个挑战。很快，她就得到了许多有趣的数据。其实长期以来人类身高的变化是比较容易测量的：人类学家利用骨骼来推测身高，而军队保留着一个世纪以来入伍军人的身高数据。

艾伯蒂娜发现，人类的历史并非如我们想象的那样是一个漫长但势不可挡的不断增高的过程。现存的骨骼暗示着，人类在历史上曾经多次长高而后又变矮，这种趋势因时因地而异。从美国军队记录里我们了解到，18 世纪乔治·华盛顿的士兵比 1860 年参加了南北战争的士兵要高不少。为什么更早的一代反而更高呢？

最近的一次显著趋势是 20 世纪末以来身高的不断增长。荷兰人，在 20 世纪早期一度是欧洲最矮的人，现在是最高

148 的了。阿姆斯特丹的街上到处都是年轻的小巨人，无论男女都是如此。在亚洲，这个趋势更加明显。1975 年，我去东京学习。每当我挤地铁的时候，身高 187 厘米的我环顾四周，只见人山人海的黑发头顶。后来每次我再回去，都会发现有几个面孔在人群中高人一头，而且这种面孔越来越多。现在，差不多 40 年之后，日本不少年轻人个头都很高。在化学染料的帮助与流行时尚的影响下，他们的头发变得五颜六色，金、红、紫、蓝，不一而足，看起来尤为奇怪。在中国，身高的增长要稍晚于日本，但是 2005 年的调查显示，与 30 年前的同龄儿童相比，今天的男孩高了 6.5 厘米。女孩也比过去高了 6.2 厘米。这些都是值得载入史册的飞速变化。

这些趋势有多种可能的解释，包括更好的营养。但是我认为微生物可能影响了身高。这并不意味着营养不重要，而是说，营养本身不足以解释不同时间段、不同地域的不同趋势。如同我们在之前的篇章里讨论到的，19 世纪的工业国家卫生条件一度很差，直到采取了更严格的公共卫生措施之后，情况才有所好转。在 19 世纪早期，市政供水往往都受粪便污染，因此含有大量微生物，既有人类病原体，也有对人类有益的细菌及共生菌。自 19 世纪后期开始，世界上很多地方的供水都需要过滤，并加氯消毒，从此病原体逐渐被清除，人们变得越来越健康。霍乱越来越少，痢疾病情越来越轻，疫苗控制了白喉、百日咳以及其他儿童疾病，而且，人类越长越高。

但是，同样有可能的是，我们所观察到的身高变化是由于我们失去了体内的微生物，包括对我们有益的细菌及病原体。我们对寄居于我们体内的微生物的认识仍然非常浅薄，因此我们不知道哪些微生物会帮助我们长得更高，或者它们是否存在。但是根据我们最近的工作，我相信我们将会找到它们。

微生物传染与身高之间的关联确实为解答"为何独立战争的士兵比南北战争的士兵更高"这个难题提供了思路。如果你在 18 世纪中期的农场里长大，成长的过程可能比较孤单。在那之后的 80 年，城镇人口增多，你可能患过了不少儿童流行病，而且你饮用的水也更有可能受过污染。

在 2002 年，我们将这些想法及相关的证据以"身高的生态学：微生物传染对人类身高的影响"（The Ecology of Height：the Effect of Microbial Transmission on Human Height）为题发表在了《生物学与医学视角》（*Perspectives in Biology and Medicine*）期刊上。这是一份颇具权威的刊物，但是关注这篇文章的人寥寥无几。

尽管如此，我已经开始构思它的姊妹篇——《体重的生态学》（The Ecology of Weight），将会涉及许多类似的想法，不过这篇文章至今也没有成稿。部分原因在于我们发现了另外一条理解"肥胖的人为何越来越多"这个问题的思路，而且更加吸引人。要开始这个故事，我们需要回到 1979年，当时我还在疾病控制中心的肠道疾病部门工作，担任美国沙门菌检测员。我的任务是追踪并研究沙门菌及其他肠道病原菌。也正是在那个时候，我经历了此生最严重的一场沙门菌感染，在本书第五章里我谈过了这个故事。虽然我是从受了污染的西瓜那里感染上的，但是，大多数人感染沙门菌都是通过动物来源的食物，包括肉类、蛋类、牛奶，以及含

149

有这些成分的食品。

别忘了，我们给农场里的动物们使用了低剂量（亚临床剂量）的抗生素以促进它们的生长。当时，没人思考过为什么生长促进的效果如此之好。在我动笔写作关于身高论文的时候，我才意识到，其实农场里正在进行着一项规模庞大的实验，而且它的结果与我的"微生物对身高及体重发挥了作用"的想法吻合。

如果牧场主给动物提供抗生素可以促进生长，那么当我们给孩子们使用了类似药物的时候会引发什么后果？治疗儿童疾病时广泛使用的抗生素是否也会产生类似的效果呢？

150　　在农场里，饲养员主动地给动物们不间断地喂食低剂量的抗生素。显然，这是有效的——动物们的体重增加了。相比之下，我们给孩子们使用的是临床浓度的抗生素，但只是在治疗疾病时才用。在某种意义上，这是一个重要的区别，但是总的来看，基本效果是一致的：生命早期接触的抗生素干扰了微生物群系。为什么要强调生命早期？因为这是一个关键时期，此时儿童的器官与系统正在发育。或许正是抗生素导致了儿童的增重，并构成了肥胖症蔓延的"缺失的一环"——这个想法似乎有点道理，但是我们必须深入研究来检验它是否成立。

* * *

没人怀疑，抗生素的使用从根本上改变了幼年动物的发育。饲养员对鸡、牛、猪使用抗生素越早，对它们发育的改变就越大。更为重要的是，饲养员发现几乎所有的抗生素都具有促进生长的效果。虽然这些抗生素的化学分类、结构、作用机理以及针对的微生物种类不同，但是它们都能促进生长。

假如药物促进生长的效果与它们本身的差异无关，那么，唯一的解释就在于它们影响了微生物群系整体。这些药物影响了微生物群系的组成、与宿主之间的相互作用；而这些微生物必然影响着宿主在关键时期各方面的生长以及代谢系统的发育。

同样有趣的是，这些动物越早接触到抗生素，对生长的促进作用就越明显。最简单的解释是，抗生素导致了肠道微生物整体平衡的变迁，有些微生物占了主导，另外一些则受到了抑制。如我们所知，微生物与它们所寄居的动物协同演化。现在饲养员正主动改变着这些微生物的生存条件，以及它们与宿主之间达成的平衡。正如约翰·纳什（John Nash）的理论模型所预测的那样：一旦平衡被打破，坏事就有可能发生。这个道理很简单，但是后果很严重。

为了探索摄入低浓度的抗生素对发育的影响，我们实验室开始了一系列小鼠实验。这开启了我职业生涯里最为激动人心的岁月。

151

第十三章 而且……更胖

152 为什么抗生素使得动物们更肥更胖？我们打算在实验室里模拟出农场动物体重与身高的增加，然后分析这一现象发生的机理。要解答这个问题需要一个相当规模的团队。幸运的是，我遇到了多位科学家，他们发挥了关键作用：周义盛（Ilseung Cho）是一位肠道方面的实习医生；劳瑞·考克斯（Laurie Cox）是一位研究生，她的研究课题以小鼠为模式生物，自 14 岁起，她就在父亲的公司里培养细菌，为医院的细菌实验室提供样品；还有一位大学生耶尔·诺贝尔（Yael Nobel）。没有这些人的聪明才智与兢兢业业，我的假说无法得到检验。与此同时，许多人也加入了探索的行列，包括暑期来进行独立研究的高中生和大学生，还有来自世界各地的访问学者。

2007 年，经过了多次尝试，我们终于建好了模型。于是我们开始了第一批完整的实验：在喂食小鼠的饮用水里添加 4 种低于临床治疗剂量的抗生素，完全模拟牧场里的做法。我们称之为亚临床剂量浓度抗生素处理实验（subtherapeutic antibiotic treatments，STAT）。我们的实验只在雌性

小鼠中进行，因为它们不像雄性那样剧烈反抗，使得工作更
容易进行。最初的结果并不令人振奋：亚临床剂量抗生素处
理小鼠与对照组之间并无体重的差异。

当周义盛的研究课题委员会得知小鼠的体重并未增加的
时候，一位专家问道："它们的身体组成有没有变化？"他问
的是脂肪、肌肉及骨骼含量。我们一头雾水。

"你们为什么不进行 DEXA 分析呢？"他问道。

DEXA 是什么？它是双能量 X 射线吸收骨质密度仪
（Dual-energy X-ray absorptiometry）。DEXA 分析是用来检
测女性骨质并预防骨质疏松症的一项测试，但同样可以检测
身体内脂肪及肌肉含量。

事后来看，这个建议至关重要。我们发现，4 组亚临床
剂量抗生素处理小鼠比对照组的脂肪含量高 15％，这个差别
不可能是随机事件。

这是我们得到的第一份证据，它表明抗生素改变了代
谢，并影响了身体组成。亚临床剂量抗生素处理小鼠合成了
更多的脂肪，但肌肉含量与对照组相当。我们还获得了一个
意外发现：从第 7 周开始，也就是摄入抗生素 3 周之后，小
鼠骨骼的生长速度明显加快。更多的骨骼形成暗示着它们将
长得更大、更长、更高。但是到了第 10 周，所有小鼠的骨
骼质量都差不多了。也就是说，抗生素对骨骼的影响仅在早
期比较明显。在本书后面，我将提到后续实验，我们发现
了，某些对骨骼的影响是终身性的。再一次，这种效果并不
局限于某一种抗生素——如果它果真如此，那我们也许会认
为这是该抗生素的副作用，但是这种效果在所有的抗生素里
都有出现。我们的工作支持了下述观点：除了更好的营养与

清洁的水源，抗生素的使用可能也促进了人类身高的增长。

现在，我们有了证据表明亚临床剂量抗生素处理改变了早期发育。不过，我们依然没有理解这些变化发生的机制。154 添加的抗生素如何影响了发育呢？什么使得动物们发胖，而早期骨骼迅速生长？我们推测，药物可能改变了肠道微生物的组成。因此，我们首先观察的是小鼠的粪便。粪便代表了肠道活动的终产物，而且我们可以每天都对每只小鼠的粪便进行单独取样。这些粪样方便了我们对同一批小鼠进行追踪，并对不同抗生素处理（包括无抗生素处理）或者不同饮食的小鼠进行比较。

我们同样研究了结肠上端，也就是盲肠里的微生物。当然，这需要牺牲掉小鼠。盲肠的成分对我们的研究非常重要，因为它可以告诉我们哪些微生物在体内生活着，而不仅仅是在排出的粪便里。由于必须通过外科手术才能进行盲肠取样，每只小鼠只有一次取样的机会，取样之后，小鼠就牺牲了。在小鼠与人体里，大多数的肠道物质，无论是在结肠里还是在粪便里，都是未消化的纤维、水分和细菌。DNA 几乎都是细菌的。我们进行了 16S 核糖体 RNA（16S rRNA）分析，以期获得全部细菌的组成信息。

所有的细菌都包含编码 16S rRNA 的基因，这样才能组装成完整的核糖体来合成蛋白质。虽然所有的细菌都具有这些基因，但是不同种类细菌的基因序列中却彼此不同。举例而言，大肠埃希菌的 16S rRNA 基因与金黄色葡萄球菌的 16S rRNA 基因就不同，这反映的是演化历程中的差异。通过测序，我们可以获得所有细菌的 16S rRNA 基因序列，从而知道"谁在那里"。这类似于在纽约或者芝加哥进行人口普查，我们可以询问有多少教师、律师、警察、学生等等。在这里，我们询问的是梭状芽孢杆菌、类杆菌属、链球菌属等数千种细菌各有多少。基于这些普查结果，我们便可以回答一系列重要的问题。

首先，亚临床剂量抗生素处理改变细菌的多样性了吗？换言之，接受了抗生素处理的小鼠与对照组小鼠相比，体内的微生物多样性是否一样？虽然两份样品里可能都会有许多的教师、学生和警察，因为这些职业非常普遍——但两份样品里是否也具有同样多的公证人、钢琴调音师等稀有职业？还是说，这些稀有职业已经不见了？

我们发现，亚临床剂量抗生素处理对微生物多样性并没有明显的作用，这可能是由于剂量太低。接着刚才的职业类比，在亚临床剂量抗生素处理组与对照组中有同样数目的"职业"。155

不过，微生物群系的组成呢？继续借用职业的类比，教师、警察与不同职业之间的相对比例是否有差异呢？我们可以进行人口统计来回答这个问题。比如说，我们可能预期纽约与芝加哥在职业分布上更接近，而德黑兰或者北京的职业分布差别要大得多。在肠道微生物组里，我们发现的正是后者。

由此，事情变得有趣起来。亚临床剂量抗生素处理改变了肠道微生物群系的组成，粪便样品及盲肠样品都支持这一发现。无论是正常剂量的抗生素，还是亚临床剂量的抗生素，它们都改变了微生物群系的组成。

但是细菌的功能是否也被抗生素改变了？回答依然是肯定的。你吃进去的大多数食物在小肠里被消化吸收，到达大肠的残余食物基本上都难以消化。但是在这里，细菌可以帮你一把。要知道，大肠里的某些细菌可以消化这些物质，并分泌出短链脂肪酸（short‐chain fatty acids，SCFA），后者可以被结肠吸收。这些短链脂肪酸相当于每日膳食里 5%～15% 的能量。如果你体内的微生物从这些"难以消化"的食物里汲取能量的效率更高，那么，你将会得到更好的营养，可能也会更胖。

我们测量了盲肠里短链脂肪酸的浓度。结果发现，亚临床剂量抗生素处理小鼠中的浓度显著高于对照组的浓度。这意味着亚临床剂量抗生素处理小鼠在早期组织发育的时候，从它们体内的微生物那里获得了更多的能量。

156　　下一步我们研究的是肝脏——身体里最重要的代谢器官。它将肠道吸收的物质，包括短链脂肪酸，转化成有用的产物，包括蛋白质、用于提供能量的糖类和淀粉类，以及用于储存能量的脂肪。我们比较了亚临床剂量抗生素处理小鼠与对照组小鼠肝脏里的基因表达水平。事实如我们所料——亚临床剂量抗生素处理小鼠的肝脏上调了一些基因的表达，包括脂肪合成基因以及将脂肪转运至外周组织所需的基因——肥胖动物里肥嘟嘟的赘肉就是储藏在外周组织的脂肪。我们知道亚临床剂量抗生素处理小鼠积累了更多的脂肪，而它们不是凭空产生的。肝脏填补了这个理解上的空白——它是获取能量的肠道与储存脂肪的组织之间的战略枢纽。

* * *

由劳瑞设计并完成的下一个实验更加细致地考察了小鼠

在生命早期摄入抗生素（我们选择用青霉素作为代表）之后
发生了什么。在周义盛的实验里，动物在断奶之后才接触药
物，差不多是出生之后的第 24 天，这相当于人类的 12 个多
月大。现在，劳瑞在小鼠妈妈怀孕的时候就喂给它们抗生
素。因此，它们体内的微生物，包括阴道里的微生物，从一
开始就改变了。新生的小鼠自出生的那一刻起接触的就是改
变了的微生物群系，而且它们出生之后我们继续给它们服用
抗生素。如我们所预测的那样，这些在出生时就接触了抗生
素的小鼠比第 24 天才接触的长得更大。这套实验步骤成了
我们进行下一步实验的标准流程。

　　劳瑞进行了下一步的实验，专门研究小鼠在什么时候开
始变胖。我们知道小鼠出生之后就开始迅速生长。它们是从
幼年起就开始不断增重呢，还是要过一段时间？实验结果表
明，在雄性小鼠里，实验组与对照组的差别从第 16 周开始
明显，而在雌性小鼠里，要等到第 20 周（对小鼠来说，这
已是中年）。但是无论对于雄性还是雌性，一旦体重增加，
多出来的脂肪就会保持一辈子。

　　随后，劳瑞研究了在这些年幼的小鼠体内哪些细菌更为
普遍。在第 4 周，对照组的小鼠体内主要是乳酸杆菌，这是
从母亲的阴道里接种来的。这并不奇怪，因为在这个阶段，
它们刚刚断奶，无论对于小鼠还是人，在这个时期乳酸杆菌
都占了大多数。

　　但是在亚临床剂量抗生素处理组里，大多数乳酸杆菌都
不见了，取而代之的是其他类型的细菌。既然身体组成的变
化在 16 周之后才出现，而寄生的微生物从第 4 周就已经出
现差异，我们做出了一个重要的观察：微生物群系的变化早

157

于身体组成的变化。

我长期的同事与朋友杰夫·戈登（Jeff Gordon）在华盛顿大学圣路易斯分校做了许多出色的工作，这些工作也为我们的发现提供了新的洞见。杰夫是微生物群系研究领域的泰斗，多年来集中研究肠道的发育与功能。杰夫的研究团队利用的是一种缺失了瘦蛋白基因的小鼠（被称为 *ob/ob* 小鼠）。这些小鼠无法合成瘦蛋白激素（瘦蛋白激素在正常小鼠体内的功能是调控食欲与饮食，并帮助大脑决定该储存还是使用能量），所以都变得特别肥胖。杰夫和他的研究团队求证的第一个问题是，*ob/ob* 小鼠与它们正常的兄弟姐妹相比，体内的微生物组成是否不同。回答是肯定的，每种类型的小鼠有着独特的肠道微生物群系。

他们求证的第二个问题是，这些微生物是否执行了不同的代谢功能。他将肥胖的 *ob/ob* 小鼠和正常小鼠体内的肠道微生物分别接种到了无菌小鼠里。在接种前，这些无菌小鼠的肠壁更细，细胞更少，而且体重增长也较慢。但是当无菌小鼠重新获得了肠道微生物之后，它们的长势如何呢？杰夫的发现引起了全世界的关注：接种了肥胖小鼠的肠道微生物之后，无菌小鼠的体重开始增加，而且比对照组小鼠体重增加的速度更快。

不过，仍有一些事需要考虑：杰夫的实验中使用的小鼠本来就具有遗传缺陷，它们从一开始就容易肥胖。这是肥胖的首要原因，微生物群系的变化只是次要原因。虽然杰夫的研究团队优美地刻画了肥胖对微生物群系及其功能的影响，但我认为，他们并没有触及肥胖的根本原因。此外，无菌小鼠固然为检测关于免疫与代谢的特定假说提供了良好的系统平台，但是它们是完全人为制造的。不过，虽然没有天然的无菌小鼠，我们依然学到了微生物与宿主之间相互作用的许多基本原理。

在我看来，抗生素对早期微生物群系的干扰可能是正常 158 个体中宿主代谢发生改变的主要原因（两年之后，我们才有了更确切的证据）。

接下来，我们要考察的问题是，如果将亚临床剂量抗生素处理小鼠与高脂肪的饮食结合起来，将会发生什么。众所周知，孩子们的饮食在过去几十年里变得越来越丰富——无论是含糖饮料，还是高脂肪食物，所含能量越来越高。今天的儿童比一两代人以前的儿童平均摄入的能量要高得多。我们知道，小鼠摄入高能量饮食时会变得更胖，那么，亚临床剂量抗生素处理对于高脂肪的饮食有什么影响，是增加、减缓抑或没有作用呢？

劳瑞将这组实验命名为"高脂食物＋亚临床剂量抗生素处理"（FatSTAT），实验结果再次让我们为之一振。如我们所预期的那样，高脂食物喂养的小鼠比普通食物喂养的要更胖，但是添加了抗生素依然引起了显著的改变。我们成功地模仿了现代农场里喂养动物的做法。当抗生素与高热量食物组合起来，雄性的体重较仅食用高脂食物的小鼠增加了10％，肌肉与脂肪的含量都有增加。但是最令人震惊的区别在于脂肪含量——雄性当中增加了25％，雌性当中增加了100％。仅摄入了高脂食物的雌性增加了大约5克的脂肪，而接受了双重处理（高脂食物及抗生素）的雌性增加了10克的脂肪，多了一倍。这个量不容小觑，尤其是考虑到小鼠的体重只有20～30克。

因此，抗生素起了作用，高脂食物也起了作用，但是当二者加起来，作用却不只是叠加，而是协同作用（synergistic），即1＋1＞2。对雌性小鼠，接触抗生素开启了一个开关，将食物中多余的能量转换成脂肪；而在雄性里，则同时转换成了脂肪与肌肉。我们还不知道造成性别差异的原因。尽管如此，这些观察与下述理论吻合：现代的高热量食物本身并不足以解释蔓延的肥胖症，抗生素的使用也起了推波助澜的作用。

接下来我们探究的是一个简单的问题，这要归功于劳瑞的论文委员会的建议。截至目前，实验动物的一生都维持着亚临床剂量的抗生素处理。那么，只持续几周的抗生素处理是否仍然足以带来长期性的体重增加？对于我们孩子的未来，这是一个极为重要的问题。如果只有终生接受抗生素治疗才能引起体重的增加，这可能与我们的孩子没太大关系，一辈子都服用抗生素的人毕竟极少。但是如果短期接触抗生素就足以引发肥胖，那么这与我们的现实生活就更相关，也就可能解释当前蔓延的肥胖症。大多数儿童在耳部或者呼吸道感染的时候，都曾短暂接触过抗生素。

2011年3月，劳瑞开始了"亚临床剂量抗生素处理的持久性"（DuraSTAT）实验。之所以如此命名是因为我们检测的是短时间的抗生素接触是否会引起增重的效果、效果有多持久。她将小鼠分为4组：没有抗生素处理的，作为对照组；亚临床剂量抗生素处理4周，然后停止；亚临床剂量抗生素处理8周，然后停止；最后一组是亚临床剂量抗生素处理持续整个实验周期。所有的小鼠都在第6周进食高脂食物，以观察区别。鉴于我们之前"高脂食物＋亚临床剂量抗

159

生素处理"的实验结果，劳瑞将研究集中于雌性小鼠。

不出所料，在整个实验周期一直接触抗生素的小鼠比起对照组的体重有所增加。但是接触了 4 周或 8 周的抗生素与接触了 28 周的抗生素引起的效果一样。与对照组相比，摄入了青霉素的小鼠体重增加了 10％～15％，脂肪含量增加了 30％～60％。换句话说，生命早期接触亚临床剂量抗生素处理足以带来终生的影响，小鼠的发育过程改变了。亚临床剂量抗生素处理持久性实验的结果并不完全等同于高脂食物＋亚临床剂量抗生素处理的结果，它们的实验条件也不一致。因此无法直接比较两者——有效的比较只能在各个实验之内进行。在科学探索中，这是一个重要的问题。有些同行陷入了"不当比较"的误区——如果某些没有考虑到的条件改变了，这样的比较就是没有意义的。但是对我们来说，两组试验得出了完全一样的趋势：早期接受了亚临床剂量抗生素处理的小鼠的发育过程被永久性地改变了。

接下来我们决定研究微生物群系本身。劳瑞无比认真地收集了细小的粪样——每只小鼠，一天一次。她已经收集了几千支玻璃试管，按每盒 100 只装进白色盒子里。每支试管都是一次样品，需要大约 2 万支试管才够 0.5 千克。由于它们携带的信息里隐藏的秘密，这比同等质量的黄金还要珍贵。

劳瑞对数百个样品进行了测序分析，推断其中的 DNA 组成，并了解微生物群系的组成结构（再次借用警察与教师的比例这个比方，不过这一次我们研究得更为细致），比如税务律师、出租车司机、动物标本制备师等所占的比例。

她首先关注的是刚刚断奶的 3 周大的小鼠，对接受了青

177

霉素的处理组与没有接受抗生素的对照组进行了比较。虽然两组的微生物群系在结构上有部分重合，但它们是截然可分的。这正是我们所预期的：抗生素改变了肠道内的微生物群系结构。

然后她研究的是从 8 周大的小鼠身上取得的粪样。现在我们有了三组不同的小鼠：对照组（未经抗生素处理）小鼠、在第 4 周就停止了摄入抗生素的小鼠、连续 8 周一直在摄入抗生素的小鼠。如我们预期的那样，接受了 8 周抗生素的小鼠与对照组相比，体内的微生物群系结构差异比它们 3 周时的更大。抗生素确实是有效的。但是在第 4 周就停用了抗生素的小鼠与对照组相比，几乎没有什么区别——它们几乎完全重合。这意味着 4 周的抗生素使用对微生物群系结构的影响是暂时性的。结果非常清楚。但是，别忘了，这些小鼠增加的脂肪与连续 8 周摄入抗生素的小鼠增加的脂肪一样多。这暗示着，生命早期短暂接触过抗生素可以干扰体内微生物的组成，而且，即使这种干扰本身是暂时的，它们的后果却是终生性的。

这是一项重大发现。我相信，我们孩子身上发生的正是这种情况。在小鼠身上，在关键的早期阶段对微生物的干扰足以改变宿主的发育过程。正是这个实验说服了我抗生素有可能改变了发育过程。当然，发育是一个多维度的事件：它既有代谢的一面，如我们的小鼠实验所揭示的这样，也有免疫、认知能力的方面。随着婴儿的成长，即使是在他们睡眠过程中，他们体内的微生物群系也在塑造着他们后期发育的基础。在发育的关键阶段，即使是暂时的感染也会带来巨大的改变。

161

但是作为科学家，我们需要不断拓展理论，了解更多细节，发现运行的机理。我们需要回答这个看似简单的问题：它是怎么工作的？为什么早期接触了抗生素如此重要？这是由于它对微生物的作用，还是因为青霉素有其他方面的效果，比如直接与小鼠的身体组织作用，与微生物却毫无关系？如同许多之前所做的实验，包括杰夫·戈登课题组的工作，我们将要尝试着在小鼠之间移植微生物来回答这些问题。

回忆一下我们之前的问题：体重的增加是由于抗生素的直接作用呢，还是由于抗生素影响了体内寄居的微生物？我们假定这是由于微生物，但是假定不等于证明。为了回答该问题，我们需要做的是将亚临床剂量抗生素处理过的小鼠或者对照组小鼠体内的微生物转移到中性条件下，然后观察受体小鼠的反应是否有区别。如同杰夫，我们选择以无菌小鼠作为这个中性条件来进行研究。

我们购买了 15 只无菌雌性小鼠，2011 年 8 月下旬它们抵达了我们的实验室，装在三个大塑料囊里，各有 5 只。它们 3 周大，刚刚断奶。提供小鼠的公司告诉我们，这些小鼠可以在这种大塑料囊里维持无菌状态达 72 个小时，这足够我们开始实验了。我们称之为"移植亚临床剂量抗生素处理实验"（TransSTAT），这是因为我们将把亚临床剂量抗生素处理过的小鼠体内的微生物群系转移到受体小鼠里。

劳瑞从她的亚临床剂量抗生素处理持久性的实验里选择了 6 只 18 周大的小鼠：3 只作为对照组，另外 3 只持续摄入抗生素。她从每只小鼠身上都采集了盲肠样品，分成两组：一个是对照组，另外一个是亚临床剂量抗生素处理组。这些

盲肠样品里有些微生物对氧气敏感，哪怕一丁点的接触都会
162 让它们丧命。多亏了劳瑞扎实的细菌学训练，这些微生物才
得以存活，然后将样品移植到每一只无菌小鼠的胃里。7只无
菌小鼠接受了对照组里的粪样，另外8只接受了亚临床剂量抗
生素处理过小鼠的粪样。对你我而言，将粪样引入胃里听起
来格外恶心，但是小鼠们却有食粪癖（coprophagic）——它
们经常吃自己或其他小鼠的粪便。

　　现在，这些小鼠不再是无菌的了。它们被"重新接种上
了微生物"，开启了新生活。我们继续追踪了5周，定期获
取粪样，并进行必要的测量，包括对每一只小鼠进行4次
DEXA扫描。我们没有再对它们喂食更多的抗生素。所有的
小鼠都在同等条件下喂养，它们的区别仅仅在于最初接种的
微生物不同。

　　不出所料，在它们的生长阶段，所有小鼠的体重都在增
加。不过，接受了亚临床剂量抗生素处理组微生物移植的小
鼠增重更多，比对照组小鼠的脂肪含量也更高。而且这种差
异相当可观：与对照组小鼠相比，实验组小鼠平均增重多出
了10％，脂肪含量多出了40％。

　　这些实验表明，亚临床剂量抗生素处理改变了微生物群
系，进而诱导了发育的变化——而且，仅仅是移植变化之后
的微生物群系本身，便可以改变受体宿主的发育过程。

＊　＊　＊

　　亚临床剂量抗生素处理向我们揭示了在农场里发生了什
么。但是我最感兴趣的还是我们的孩子。他们很少是连续地
摄入抗生素。事实上，如同我们之前讨论过的，他们接受的

都是短暂的抗生素治疗，一般持续 5～10 天，视病情（耳朵感染、支气管炎、喉咙疼）与医生而定。

我希望回答的问题是短期间歇式的抗生素使用是否依然会促进体重增加及肥胖。因此，我们进行了新的实验，间歇式抗生素处理实验（pulsed antibiotic treatment，PAT）。这一次，我们不再给予低剂量的抗生素，而是更接近现实，使用临床剂量的抗生素，但只持续数天。

我们选择的抗生素是阿莫西林和泰乐菌素（tylosin），这两种药占了美国儿童使用抗生素的 80%。然后，我们将实验小鼠分成了 4 组：没有接受抗生素的对照组；分三次接受了阿莫西林的小鼠；分三次接受了泰乐菌素的小鼠；最后，考虑到药物之间可能有叠加作用，我们设置了混合组，按泰乐菌素、阿莫西林、泰乐菌素的顺序三次给药。

为了将药物尽早地引入幼年小鼠体内，耶尔在喂养成年雌性小鼠的时候，在它们生下幼鼠之后的第 10 天起，在饮用水里添加了抗生素（对照组则不添加）。我们假定，这些药物将会被母亲的血液吸收，并随着母乳进入幼鼠体内，进而影响后者的微生物群系——这个假定后来发现是正确的。

第一次间歇性抗生素处理发生在小鼠 10～14 天大的时候，第二次发生在第 28 天，即它们断奶的时候，第三次发生在第 37 天——每一次的抗生素接触都持续 3 天。在第 41 天，我们对所有的小鼠都喂以高脂食物，从而强化抗生素引起的差异。由于雌性小鼠饲养过程中长势更加同步，我们研究中所用到的都是雌性小鼠。

到了第 28 天，所有的间歇性抗生素处理小鼠比对照组都长得更快。在接下来的 150 天里，我们进行了脂肪、骨

163

骼、肌肉分析，这涵盖了小鼠的中年与老年前期阶段。与对照组小鼠相比，间歇性抗生素处理的小鼠肌肉含量更高，脂肪含量却没有太大的差异。骨骼是另外一码事。接受了阿莫西林的间歇性抗生素处理小鼠在实验期间表现出了更大的骨面积以及更高的无机盐含量。也许是因为它们在生命的早期就摄入了这些药物，这些影响似乎是长期的。而且，鉴于阿莫西林是儿童阶段最常使用的抗生素，我开始思考这种药物是不是也促进了近年来人类身高的增长。

164   耶尔已经收集了 3000 多份小鼠的粪样，而且，对于每一份样品，她都进行了详细编号，包括来源小鼠、时间、何种处理，一一记录在案。我们与华盛顿大学圣路易斯分校的同行们合作，对这些样品中的 DNA 进行了更细致的分析，以期理解不同的处理如何影响了小鼠肠道内的微生物多样性。

我们发现，正常小鼠妈妈们的粪样里平均有 800 多种微生物。第一次抗生素处理之后，对照组的幼鼠近似于母亲。阿莫西林处理组只有 700 多种微生物，而泰乐菌素处理组、阿莫西林与泰乐菌素的混合组只有 200 多种。换句话说，接触一次泰乐菌素就引起了 2/3 的微生物消失。我们在阿莫西林里也观察到了类似的效果，但是它的作用要轻微得多。

现在，在小鼠接触了三次抗生素之后，我们开始考虑微生物群系的丰度与多样性是否会反弹。阿莫西林作用较为温和，这一组的小鼠里微生物几乎完全恢复。但是在那些接受了泰乐菌素的小鼠体内，即使是在最后一次给药的几个月之后，微生物多样性也没有恢复正常。泰乐菌素永久性地抑制了或者抹去了由母亲传递而来的一部分微生物。

我们也分析了微生物群系的"均一度"。均一度高，意味着大多数物种几乎是差不多的数量。反之，则意味着少数物种占主导地位。类比人类社会，和平时期，各行各业百花齐放；而一旦战争打响，军人的比例则迅速攀升，相应的，其他行业的人员则迅速减少。也就是说，战争极大地改变了社会的职业结构。泰乐菌素治疗引起了微生物均一度降低，类似于战争对职业结构的影响。在小鼠发育的阶段，间歇性抗生素处理引起了生命早期微生物群系的变化，而这一变化是永久性的。

* * *

总而言之，我们的亚临床剂量抗生素处理与间歇性抗生素处理实验构成了一个颇有说服力的故事。它表明，早期的抗生素使用改变了体内微生物的组成，进而影响了发育。不过，小鼠毕竟不是人类。我们希望知道的是，是否有人试图 ₁₆₅ 将抗生素的使用与儿童肥胖联系起来。虽然人们对儿童肥胖已经进行了大量的研究，包括出生时的体重、花多长时间看电视、锻炼身体，以及日常膳食的细枝末节——但是，据我们所知，还没人研究过抗生素对儿童肥胖的影响。

不久，我的同事，利奥·特洛山德（Leo Trasande）与简·布卢斯坦（Jan Blustein）博士获悉了在英国进行的雅芳亲子长期研究计划（Avon Longitudinal Study of Parents and Children，ALSPAC）。从 1991 年起，超过 14500 位孕妇在雅芳卫生中心参与了该研究。她们的孩子，从出生起也自动成为接下来 15 年的研究对象。我们格外感兴趣的是那些后来超重或者肥胖的孩子。

幸运的是，问卷调查里有一个问题正中我们下怀——"您的孩子近期是否使用过抗生素？"这是对孩子用药情况调查的问题之一，家长们在孩子第 6 个月、第 15 个月、第 24 个月大的时候都要回答这个问题。

接近 1/3 的人在出生之后的头 6 个月里使用过抗生素。到了 2 岁，这个比例达到了 3/4。抗生素到底引起了什么变化呢？这里的数学分析比较复杂，需要像利奥这样优秀的统计学家才能一窥端倪。他必须控制其他的变量——包括婴儿出生时的体重、母亲的体重、婴儿是否母乳喂养以及持续时间——在此之后才可以考察抗生素的影响。

结果发现：在头 6 个月里接触了抗生素的孩子长大以后变得更胖。我们并不意外——在农场动物里，接触的时间越早，效果也越强。劳瑞已经表明了在生命早期接受抗生素对小鼠的影响更大，而且，如果我们必须猜测哪个阶段对儿童的发育影响更大，那么显然是出生之后的头几个月。

因此，来自农场、实验小鼠、儿童流行病学的证据一致表明，生命早期接触抗生素足以改变发育、增加体重、积累更多脂肪。我们正在小鼠里进行着更多的实验，但是这个结论依然成立。我们目前做的是为这幕大戏的情节与角色补上更多的细节。

＊ ＊ ＊

在第一次流行病学研究之后，简和利奥利用 ALSPAC 数据研究了分娩方式的影响。利用统计学上的平行分析，他们发现，相比自然分娩，剖宫产与肥胖症更相关。这项针对英国儿童的研究与 2011～2013 年间发表的关于美国、加拿大及巴西儿童的多项研究涉及的是同一个问题。这些研究的实验设计或研究发现都有不同——比如，我们发现，几乎所有的案例里母亲本身就已经肥胖了。尽管如此，在每一项研究里，剖宫产都引起了更加恶劣的后果。但我们也并不排除其他因素（统计学上的混杂因素）的参与。在此之前，还从未有人揭示剖宫产与儿童时期肥胖症的关联。也许在未来，孕妇在进行剖宫产之前签署的同意书里将包括如下内容："该手术操作的风险之一是您的孩子有更大可能患上肥胖、乳糜泻、哮喘、过敏症……"

这里，我列出了其他可能的症状，因为越来越多的证据表明剖宫产与许多现代疾病都有关联。既然我们知道了这些医学操作会影响发育，并引起这些疾病，那么我们就可以找到对策来预防并治疗它们。不过，讨论对策之前，让我们先把问题理解清楚。

第十四章　再论现代疾病

　　1974 年，13 岁的凯茜准备参加一个夏令营，临行之前，她接受了例行体检。我跟她一家很熟。她是个精力旺盛的小姑娘，未来不可限量。医生打电话告诉她的母亲，凯茜的尿液里有糖分。"她患有糖尿病，不过好在病情比较温和，但是以后你需要看紧点她。"凯茜的祖父在 40 多岁的时候也患上了糖尿病，在 50 岁出头就去世了。尽管如此，这仍然令人震惊。

　　一开始，凯茜还很走运。许多检测出糖尿病的儿童都病得非常严重，体重迅速减轻、尿床、总是口渴而且极度疲劳。凯茜没有这些症状。她非常健康，热爱运动，有着薄薄的棕色头发、棕色的眼睛，带着眼镜——一切看起来都非常正常。在第一年里，她完全可以通过节制饮食来控制病情。但是作为一个正值青春期的叛逆孩子，凯茜对这些突然而来的禁忌非常抵触。她和朋友放学之后去吃冰淇淋甜筒，而且故意忽略预防糖尿病的一些行为建议。

　　一年之后，凯茜的血糖飙升至危险值，她必须每天都接受胰岛素注射治疗。正是在这个时候，她对自己的病情产生了持久的愤懑——为什么她不可以像其他人那样随心所欲地饮食？为什么她的人生是如此不同？她对好言相劝置之不理。很快，凯茜就需要每天两次胰岛素注射。有好几次，她都因为血糖浓度过低不得不住院疗养。

虽然有这些波折，凯茜的生活还是在继续。她的勇气、乐观和信念支撑着她。大学毕业之后，她成了一名社会工作者，结了婚，在 25 岁的时候生下一个女儿。糖尿病使得怀孕变得复杂。她试过用胰岛素泵维持血糖，但是效果并不理想，从此她也就没再试过。分娩之后，她的血糖水平一度恢复正常，但是情况很快又恶化了——血糖开始忽高忽低。凯茜不得不学着控制饮食，但是她偶尔仍会破戒并暴饮暴食，也不去锻炼，仅怀着侥幸心理期待一切会恢复正常。

多年的糖尿病对凯茜的身体伤害很大。她的脚失去了知觉，手掌上的肌腱开始萎缩，手指无法伸直。在她 35 岁的时候，9 岁的女儿也患上了糖尿病，并且开始接受胰岛素注射治疗。医生归咎于先天性的遗传条件，这让凯茜内疚不已。

尽管如此，凯茜仍然坚强地活着。她 40 多岁了，是个非常独立的女人。她经历了离婚，再婚，又收养了一个儿子，按自己的意愿——而不是疾病的意愿——生活着。但是接下来她的肾脏开始衰竭。她准备接受肾移植手术。46 岁的时候，她心脏病发作。她的糖尿病变得愈发难以控制，经常出现低血糖。她身体开始极度消瘦。2011 年的一天，凯茜感到晕眩，马上就陷入了昏迷。一周之后，她去世了，再过几天就是她 50 岁的生日。

1 型糖尿病，又称青少年糖尿病，是一种自身免疫性疾病。在这类疾病中，T 细胞没有执行它本来的功能——识别抗原，转而攻击自身的蛋白质。在这个例子里，T 细胞攻击的是胰腺中负责合成胰岛素的胰岛细胞。这种疾病可能出现在任何年龄段的人身上，但是最常见的发病时间是从胎儿阶段至 40 岁之间。相比之下，2 型糖尿病或成人糖尿病是由于胰岛素耐受引起的，也就是说身体细胞对胰岛素的反应失灵。2 型糖尿病多半与肥胖有关，而且往往在中年之后才发生。

胰岛素在身体里起着关键作用，它使得血液中流通的血糖，即葡萄糖，进入人体的细胞并被利用。当凯茜的胰岛细胞被破坏的时候，她的胰岛素分泌就彻底紊乱了。没有了胰岛素，她的身体组织感到饥饿——虽然血液里充满了葡萄糖，但是糖分无法进入细胞里。由于她的肾脏无法滤出多余的糖分，血糖就随着尿液流出，从而引起了身体缺水。本质上，血糖无法被身体吸收，于是就白白地浪费了。

自从凯茜开始接受胰岛素注射治疗，她便可以将她的血糖控制在正常范围。但是危险依然存在。如果她接受了过量的胰岛素，她的血糖浓度可能会过低。她可能头晕、出汗甚至昏迷。如果她的血糖长时间过高，她的心脏、血管、神经、皮肤以及肾脏都将受到损害。

我之所以讲这个故事，并不是要说明糖尿病非常折磨人（虽然它确实如此），我的初衷在于提醒大家它最近突然变得流行起来了。在发达国家里，1 型糖尿病的比例每 20 年就翻一番。此外，确诊的儿童患者年纪越来越小。当凯茜检查出这种病的时候，儿童的平均发病年龄是 9 岁。这意味着在患者 9 岁的时候，几乎所有的胰岛素分泌细胞都已经不见了，这暗示着胰岛细胞在此之前就已经开始受损了。但是现在，发病的平均年龄是 6 岁，有些孩子甚至 2～3 岁时就发病了。这说明，这些儿童身上的胰岛细胞在 2 岁之前就开始消失了。

为什么会发生这种情况？人们提出了许多假说。许多基因都会使儿童患病的概率增加，凯茜的祖父很可能就携带着这些基因，并遗传给了后代（有时候会隔代遗传）。最新的研究集中于可能引发它们的环境因素，包括了"卫生假说"里提到的"老朋友"、病毒、维生素 D 缺乏，以及从牛奶中摄入的抗体。

在我查阅文献的过程中，我同时关注了与该疾病风险相关的其他特征。青少年糖尿病在一些特殊人群里发病率更高，比如剖宫产出生的孩子、高个子的男孩，以及出生后第一年里体重增加得更快的孩子。以上每一个观察都暗示着，在生命早期干扰了我们体内的微生物可能促进了青少年糖尿病的发生。

2011 年 3 月，在人类微生物组计划的一次会议上，我结识了杰茜卡·邓恩（Jessica Dunne）。她是青少年糖尿病研究基金会的一位项目负责人，工作非常上心。她邀请我到她们基金会的纽约总部做个报告。她对我在抗生素以及肥胖方面的工作有所耳闻，很想知道我对糖尿病的思考。

巧合的是，纽约大学医学院的一位学生亚历山大德拉·立娃诺斯（Alexandra Livanos）这个时候刚刚开始准备跟我合作。她感兴趣的是胰腺炎症如何影响了微生物群系。于是，我建议她将研究重心由泛泛的胰腺转移到更具体的 1 型糖尿病。从某种意义上说，这并不是什么巨大的转变——我们关注的依然是胰腺受损——但是这对我们的研究目标、研究手段影响不小。

到了 7 月份，亚历山大德拉利用一种与患有人类 1 型糖尿病极为类似的疾病的小鼠（NOD 小鼠）作为研究对象，着手研究早期接触抗生素的影响。已有研究表明，多项治疗手段可以推迟糖尿病发作，不过是否有某些因素会促进它？我们的猜想是抗生素将会加速糖尿病的发生并加重症状。

171　　与此同时，从糖尿病基金会申请课题经费的时候，我提出研究抗生素使用对小鼠的糖尿病有何影响，包括使用亚临床剂量的抗生素或者间歇性临床浓度的抗生素是否有差异。令我们高兴的是，他们提供了经费支持，不过只赞助了我们申请内容的一半。该基金会说，鉴于经费有限，而且我们在肥胖方面的初步研究结果看上去很不错，他们建议我们集中于研究亚临床剂量的抗生素，而不是间歇性临床浓度的抗生素。幸运的是，我手头还有些备用的研究经费，所以我们可以同时采取两种策略。

在本书的写作过程中，这项工作仍在进行之中，但是亚历山大德拉已经得到了一些初步的结果，并在一些学术会议中做过展示。她的结果表明，经过间歇性抗生素处理之后，疾病发生得更快，但是到目前为止，只在雄性中看到了效果。即使在糖尿病发作之前，这些经受了抗生素处理的小鼠的胰腺就已经看起来相当糟糕了，免疫系统与炎症细胞正拼命地攻击着胰岛细胞——正是它们分泌着胰岛素。亚历山大德拉还发现，药物改变了肠道内的免疫细胞——这同样发生在糖尿病发作之前。这意味着，肠道异常早于胰腺受损。就在不久之前，亚历山大德拉发现间歇性抗生素处理显著改变了肠道内的微生物组成，这也比小鼠患上糖尿病发生得更早。此外，她也发现了某些微生物具有保护作用。有趣的是，间歇性抗生素处理的效果要比亚临床剂量的抗生素处理的效果更强，所以我们很庆幸做了正确的决定——同时研究这两种处理方式。

因此，幼年时期接触抗生素可能引起或者促进了青少年糖尿病。不过，这里的研究还是在小鼠身上，而不是人身上。但是，这些初步结果与我们一贯的假说相符：在生命早期——在这个例子里，是免疫系统尚在发育的时期——干扰微生物群系会引起不良后果。我们目前仍然在进行后续实验，以期更好地理解疾病的发病机制。我们联合了来自马萨诸塞、佛罗里达、北卡罗来纳州以及瑞士的合作伙伴以扩展研究范围。到目前为止，在小鼠里——至少是在雄性小鼠里——我们有证据表明，在生命早期接触抗生素会增加 1 型糖尿病的患病风险——患病的小鼠更多，发病的时间更早——正如我们先前猜想的那样。 172

* * *

我的女儿吉尼亚（Genia）生于 1983 年。与许多同龄人一样，她小时候耳朵经常发炎。这些时候，儿科医生往往会建议向她的耳朵里插入一根导管以治疗感染，但是，作为一名医生，我不大喜欢这个主意，因为这么做可能会永久性地伤害她的耳膜。她的医生也表示同意。因此，在她长到六七岁的时候，吉尼亚已经接受了多次抗生素治疗，短则数天，长则数周。大多数时候都是阿莫西林。这样的经历对今天的儿童来说并不特殊。

随着吉尼亚长大，她患上了轻微的哮喘，并对某些食物过敏，包括对芒果皮的严重过敏。但是总体上，哮喘不是大碍，只要注意避免接触芒果，就没有其他问题。

如果吉尼亚过世的祖母知道了后来的故事八成会说她孙女是一个伟大的人道主义者。吉尼亚在少女时代就到拉丁美洲旅行、工作、学习，帮助欠发达地区的人们。自然而然的，鉴于她的旅行经历和她的居住、饮食条件，她曾数次染上了痢疾。这种疾病被旅行人士和医生称为水土不服或者蒙特祖玛的复仇（Montezuma's revenge）。有时候这些病情会持续数周。有好几次，她患上了一种由贾第鞭毛虫（Giardia，一种原始动物）引起的相当痛苦的肠道感染。这种感染往往都用甲硝唑抗生素（Flagyl）来治疗。甲硝唑虽然常用于治疗肠道感染，但是作用范围却不止是贾第鞭毛虫，它对肠道里的所有微生物都有影响。在 2008～2009 年，吉尼亚曾四次服用了甲硝唑，但是她的腹痛并未好转，反而更加频繁。

2009 年，结束了在厄瓜多尔的工作之后，吉尼亚再次服用了一个疗程的甲硝唑。这次她的腹痛更厉害了，而且不断地拉肚子。这整整持续了好几个月。血液检测表明她患有贫血，而且对某些维生素吸收不良。这个时候，她必须回到波士顿法学院就读。一天晚上，吉尼亚旧病复发，她不得不去马萨诸塞州医院的急诊室接受治疗。那里的医生认为她可能得了急性阑尾炎，但是幸运的是在他们准备动手术之前，她的症状有所好转。

女儿的状况让我心急如焚。在世界各地，我都有专攻胃肠道问题或旅行常见疾病的医生同事。我找了好几位特别优秀的医生来给吉尼亚诊断，但是我们都无法确定她的病根。我们抽取了她的血样检测乳糜泻，因为她的症状很像这种胃肠道疾病，但是诊断结果表明她并没有这种毛病。

乳糜泻患者其实是对小麦（也包括大麦和燕麦）中的主要蛋白质——谷蛋白（俗称面筋）过敏。即使是极少量的谷蛋白，都会引起免疫系统攻击小肠内部正常的细胞。换句话说，免疫系统将谷蛋白视为一种致命的入侵者，而不是我们的食物。乳糜泻的典型症状包括腹痛、腹泻、胃气胀、四肢乏力。即使患者连续数月避免谷蛋白，只要再次接触，这些症状都会马上复发。

乳糜泻的发病率近几十年里迅速攀升，与1950年相比，患者已经增长了3倍多。

在2009年，吉尼亚进行了一次小肠上部内窥镜观察，并取样进行乳糜泻诊断。又一次，诊断结果显示正常。与此同时，她的症状仍在持续。这已经持续一年多了。她憔悴不堪。

一个朋友建议说，她可能是食物过敏。于是，在2010年5月，我带她去拜访我的另外一个医生朋友，伯纳德·若迪·费根鲍姆（Dr. Bernard Rardi Feigenbaum），他是治疗过敏症的一流专家。虽然她的测试结果正常，但是伯纳德认为她可能确实患有乳糜泻。有时候，那些患有非典型疾病的人是无法检测出来的。我觉得这有道理，因为许多患者的症状往往都与教科书上写的不一致。在我的从医生涯里，我也写过、编过教科书。我们尽最大努力涵盖这些疾病的核心症状，但是实际上疾病的形式真是五花八门，而一位优秀的医生必须对这种多样性有所预期（顺便说一句，这也是把医学

174

教材当成烹饪手册的最大危险之一：人们不再思考、不再探究、不再分析，而只是盲目遵守教条）。

伯纳德建议吉尼亚开始避开一切含有谷蛋白的饮食，看是否会缓解症状。她马上照办，症状很快就消失了。好几个月以来，她第一次不再感到腹痛。不幸的是，患有乳糜泻的人们面临着一个严重的挑战：谷蛋白几乎无处不在。一天晚上，剧痛重新降临。她意识到她在一个餐厅里吃了酱油，从此，她知道了酱油里也会含有谷蛋白。

在那以后，她小心地避免谷蛋白，愉快地度过了一个月。直到有一天，她从外地旅行回到波士顿的时候，在一家快餐店点了一份炸薯条。不到一个小时，她再次腹痛难忍。后来，她了解到这些炸薯条里也含有谷蛋白。

现在，吉尼亚对于她的饮食格外小心，自从炸薯条事件之后几乎再也没有遇到过麻烦。作为一名科学家，我无法证明吉尼亚患有乳糜泻，但是她的症状高度吻合，而且最近的血液检测表明她体内有高浓度的谷蛋白抗体——这还是第一次发现。在她的整个故事里，最令我感兴趣的是她幼年摄入的阿莫西林，以及为治疗"贾第鞭毛虫"感染而使用的甲硝唑。在我看来，这暗示着，早年对她体内微生物的干扰引起了她的哮喘和芒果过敏。后来，甲硝唑成了压垮骆驼的最后一根稻草，清除了她肠道里的某些微生物。这些微生物本来可以使得免疫系统不对某些过敏原起反应，包括谷蛋白。

不久前，一批研究乳糜泻的同行们向我求助，请我帮他们分析在瑞典采集的一批数据。卡尔·马瑞德（Karl Marild）与乔纳森·路得维格森（Jonas Ludvigsson）医生获得了数千名乳糜泻患者、类似乳糜泻症状的患者（我称之为疑似乳糜泻，可能就像吉尼亚的情况）以及健康对照组的病历。此外，他们还有全国范围内的医药记录。

核心发现是：与健康人相比，那些最近患上乳糜泻的人们在过去几个月里服用过抗生素的比例要高40％。这个结论对确诊为乳糜泻的患者以及疑似乳糜泻（60％～90％的可能性）的患者都成立——不分男女、年龄、抗生素种类。对那些多次摄入抗生素的人们，该比例要更高。对这种类型的疾病研究，如同糖尿病研究，结果的一致性非常重要。这表明它们不是孤例。在我看来，最有意思的是，甲硝唑（吉尼亚多次服用的抗生素）对肠道微生物具有较强的作用，而且与乳糜泻的相关性最强。与那些最近未曾服用过抗生素的对照组相比，服用了甲硝唑的人们患上乳糜泻的概率要高一倍。

当然，必须声明，这些研究仅仅暗示了抗生素使用与乳糜泻相关。我们甚至不知道那些从医生那里拿到了抗生素的人们是否当真服用了它们，我们假定人们确实这么做了，无论他们事后是否患了乳糜泻。我们也没有证明"何为因，何为果"——一种可能是直接的因果关系，服用抗生素引起了乳糜泻；另外一种可能性是反向因果，即乳糜泻导致了更多的抗生素使用——医生在并不明了患者所患何病的情况下，就给那些乳糜泻患者开了抗生素。目前，我们无法证实或者证伪任何可能，但是显然，第一种可能性与我们的工作以及吉尼亚的案例都吻合。

接下来，我又受邀参加了针对乳糜泻的另外一项研究。同样的专家组，这次是由哥伦比亚大学的本·莱博沃（Ben Lebwohl）医生领衔。核心问题是：胃部幽门螺杆菌的存在是否与乳糜泻有关？我们知道，在幽门螺杆菌消失的同时，乳糜泻也在愈发普遍。这是否暗示了幽门螺杆菌可以保护宿主免得乳糜泻？如果幽门螺杆菌存在，它们几乎总是在生命早期获得，远远早于乳糜泻发病的时候。我们也知道，幽门螺杆菌可以招募调节性 T 细胞，从而抑制免疫或者过敏反应。那么，幽门螺杆菌的消失是否也助长了乳糜泻呢？

为了回答这个问题，哥伦比亚大学的研究团队与得克萨斯州的一个大型国家实验室里的医生们联合起来，研究了因各种原因进行过胃肠道上端内窥镜观察的患者，总数超过13.6万人。作为这些常规分析的一部分，病理医生也会在胃部活体组织样本里寻找幽门螺杆菌，并在十二指肠里鉴定炎症反应。鉴于乳糜泻的症状可以通过显微镜观察十二指肠发现，莱博沃医生与他的同事们意识到，他们找到了将乳糜泻与幽门螺杆菌关联起来的钥匙。那些携带有幽门螺杆菌的人们患有乳糜泻的比例是更高，还是更低，抑或正常呢？

由于这项研究在美国进行，幽门螺杆菌的整体比例非常低。尽管如此，它们在具有乳糜泻症状的患者里的比例只有4.4％，低于正常人的8.8％。由于研究样本的数量巨大，我们可以进一步检验来自不同州的样本情况。在样本来源的37个州里，我们都发现了同样的关系。幽门螺杆菌与乳糜泻之间这种相互依赖的关系在不同性别、不同年龄组之中都存在。这种一致性暗示着它们具有生物学上的显著意义。

有可能，乳糜泻疾病的增加是因为那些控制着过敏反应的微生物在消失。胃部细菌（幽门螺杆菌）以及某些肠道细菌（那些对甲硝唑或者其他抗生素敏感的细菌）可能对抑制乳糜泻发挥了作用。携带有幽门螺杆菌的人仍然可能患上乳糜泻，但是可能性要更低。此外，剖宫产出生的人们患上乳糜泻的概率要更高。只有知道了这些，有朝一日，我们才能知道是哪些微生物在保护着我们。为了避免或者治疗乳糜泻，我们需要做的就是防止这些微生物的损失，或者重新引入它们。

微生物多样性丧失引起的另外一种症状称为炎症性肠道 疾病（inflammatory bowel disease，IBD），这是一种慢性、易复发的肠道综合征。炎症性肠道疾病主要体现为两种类型：溃疡性肠炎和克罗恩病。二者有部分重合之处，但是病理学特征完全不同。

溃疡性肠炎的影响局限在结肠，特别是在肠壁最表层的细胞里。患者往往会直肠出血，伴有严重的腹泻、体重减轻，以及贫血。这种疾病非常恶劣，可能会彻底摧毁患者的生活。更糟糕的是，时间久了，它们还有癌变的风险。我最好的一个朋友一直为溃疡性肠炎所苦——不过 10 年前，他选择了切除结肠。这是一个明智的决定。当时他的病情已经失去了控制，而且，30 多年的结肠发炎大大增加了他患结肠癌的风险。现在，他体内装着一个袋子，称为"结肠瘘袋"——这替代了结肠的功能。虽然这并不理想，他自己也不介意拿它自嘲，但是他却免受了肠道疾病的苦恼。现在我们再去登山，他爬得比我还快。

克罗恩病则可能涉及整个胃肠道——某些部分成片成片地发炎，留下疤痕，这称为纤维化，进而导致小肠梗阻。虽然溃疡性肠炎很早就为人所知，克罗恩病直到 1932 年才由纽约的博瑞尔·克罗恩医生描述，并以他的姓来命名。是我们之前忽视掉它了呢，还是说克罗恩病到 20 世纪才出现？我们也不清楚它的病因为何。不过，我们知道的是，这种疾病近年来在发达国家和日渐工业化的发展中国家的发病率逐年攀升。

显然，肠道微生物参与了炎症性肠道疾病的发作——证据在于几乎所有的小鼠疾病模型都表明肠道微生物是结肠炎发生的必要条件。这些疾病时好时坏，抗生素往往都可以帮助人们度过危机。尽管如此，我们仍然不知道微生物对这些疾病是起了主要作用还是次要作用。更重要的一个问题是，为什么炎症性肠道疾病的发病率越来越高？

2011 年，丹麦的一组研究人员报道了他们的研究——该研究涉及了 1995～2003 年在丹麦出生的 577627 名儿童（不含双胞胎）。他们研究了这些孩子的医疗记录，并评估他们在早年患上炎症性肠道疾病的风险。研究人员跟踪研究了这些孩子近 6 年，总共获得了超过 300 万份医疗记录。如此大规模的研究为观察小概率现象提供了机会。

其中 117 名儿童患上了炎症性肠道疾病。他们第一次接触医疗系统（无论是在诊所、急诊室，还是医院）的平均年龄是 3 岁零 5 个月。对于炎症性肠道疾病来说，这算非常早了，因为这种病的发病高峰往往比这要晚一些。可以预测，若是研究人员跟踪调查这些儿童更久些，发现的病例将会多得多。尽管如此，研究人员还是可以寻找相关性，甄别出这些儿童在患病之前都接触过什么。与健康的儿童相比，这些患上了炎症性肠道疾病的孩子服用过抗生素的比例要高出 84％。此外，那些服用过抗生素的儿童患上克罗恩病的概率要比其他儿童高 3 倍。他们摄入抗生素的次数越多，患病概率越大。研究人员计算发现，每次抗生素使用都会使得患上克罗恩疾病的比例高出 18％。也就是说，那些接受了 7 次以上抗生素使用的儿童患上克罗恩病的概率比那些没有接触过抗生素的儿童要大 7 倍。

这些数据令人警醒，而且与其他研究结果吻合。比如，加拿大进行的一项研究表明，出生第一年接受过抗生素的孩子比正常儿童患上哮喘的概率要高一倍。但是，你的医生什么时候告诉过你，孩子们服用抗生素会增加他们患上炎症性肠道疾病或者哮喘的风险？从来没有。不过，在最近一次关于微生物群系的学术会议上，一位与会的医生建议我们应当给所有的抗生素都加上一个黑框警示，用粗体字印在纸条上，附在处方里——该药有风险，使用需谨慎。

在本书的前面几章，我讨论过我们就哮喘所做的一些研究。一些其他症状也与哮喘相关，包括花粉症和湿疹，后者又称为特应性皮炎。花粉症包括了对多种环境因子的过敏反应，比如花粉、猫的皮垢屑、玫瑰。它也称为过敏性鼻炎，引起喷嚏或鼻窦疾病。湿疹表现为皮肤起红斑，或者皮肤干燥并起鳞癣。在儿童身上，头皮、面部、胸部往往是重灾区，但是它们也可能遍布周身。

近年来，花粉症和湿疹的发病率都急剧提高，与哮喘的增量几乎不相上下。事实上，许多一开始患有湿疹的儿童后来也患上了哮喘（即所谓的"难免得哮喘"），或者他们同时患有这三种疾病。仅在美国，目前就有数百万儿童感染了这些现代疾病。如同先前讨论过的，越来越多的证据表明，缺失幽门螺杆菌助长了这些疾病在儿童里的蔓延。不过，其他微生物的消失也可能对此产生了影响。

179

* * *

　　其他疾病的发病率同样也在增长。对坚果类过敏曾经是非常罕见的症状，但是现在，它在儿童中的发病率已经达到了 2％。在 1997～2008 年间，确诊花生过敏的儿童的比例增长了 2 倍多。虽然大多数情况都比较轻微，且有误诊的可能，但过敏反应有可能会非常严重，甚至会导致猝死。食物中微量的花生残留都足以引起严重的过敏反应。这也是为什么今天的食物包装上都标明了"生产设备中可能有坚果类残留"或者"已通过无坚果认证"。坚果类过敏正在改变着世界各地数万名儿童的生活。是什么引起了这些过敏？有人认为是缺少了宠物的陪伴——我不敢苟同。

　　最近我开始琢磨一个可能的原因。还记得，几乎所有的抗生素都会促进养殖场动物的生长——无论它们摄入的是青霉素、四环素还是大环内酯类药物。这引起我思考，这些抗生素在我们人体内是否也或多或少发挥着类似的功能？不过，即使不同抗生素引起的效果不同，那又怎么样呢？事实上，为什么它们应当一样呢？我们知道，各大类型的抗生素对不同的微生物有不同的杀灭效果。在我们的小鼠实验里，我们持续地观察到，泰乐菌素（一种大环内酯类药物）比青霉素类的效果更强。我们之所以选择这两类药物——大环内酯类及青霉素类（这是 β - 内酰胺类药物的一种）——正是因为它们在儿童使用的抗生素里占了 80％以上。

　　过去，儿童使用的大环内酯类药物主要是红霉素。与青霉素类的阿莫西林相比，红霉素针对一些重要病原体的效果不够强，而且常常引起恶心、呕吐等副作用。1991 年，两种新型的大环内酯类抗生素在美国上市了：克拉霉素和阿奇霉素。它俩在许多方面都要比红霉素优越，因此很快就取代了后者。阿奇霉素是长效作用药物，服用几片，药效就可以持续一周。生产商意识到了它的巨大价值，并创造了 Z-pak（在中国的商品名为希舒美），几片药就可以组成一张独立的处方，足够一整个抗生素疗程。简单、有效，而且名字朗朗上口、易于识别。

在获批上市的前一年，1990 年，Z-pak 的使用率几乎为0。到了 2010 年，我能找到的最新数据表明，它的使用量已经攀升到了 6000 万例。目前在美国，阿奇霉素是销量最好的抗生素，甚至超过了阿莫西林。这意味着，每年平均有约1/5 的美国人服用了一个疗程的阿奇霉素。

在 2010 年，超过 1000 万例的阿奇霉素开给了不到 18岁的少年，其中接近 200 万例给了 2 岁以下的孩子。

作为一种发明不足 25 年的药物，阿奇霉素在医学界中占据了相当惊人的地位。在此期间，大量的流行病愈演愈烈。是否可能，这些新型的高效大环内酯类药物助长了这些疾病？对我来说，这只是一种直觉，但是我们的小鼠实验结果与此吻合。而且，美国疾病控制中心所作的抗生素使用分布图也令我将怀疑的目光投向了大环内酯类药物。有趣的是，大环内酯类药物的使用程度与肥胖病的地理分布相吻合——那些使用大环内酯类药物最多的州也是肥胖症发病最高的州。

此外，还有自闭症。这种病令无数家长闻之色变，而且它的发病率还在持续攀升。在 1943 年，当列欧·坎纳（Leo Kanner）医生第一次描述这种疾病的时候，它还非常罕见。

如今，大约 1.1％的儿童患有自闭症或者泛自闭症（autism spectrum disorder，ASD）。这固然不能排除误诊的可能，但是仅仅是误诊并不足以解释自闭症大规模的增长。即使将诊断标准的差异也考虑在内，从 1960 年至今，这种疾病的发病率仍然增长了 4 倍。

自闭症的症状范围很广，程度不一。轻者不影响正常生活，重者完全无法自理。究其本质，自闭症患者大脑内的神经连接与正常人不同，因此，他们缺乏与他人交流、理解一些细微的差别及非语言信号的能力。年幼的孩子正需要这些能力来学习解读社交情境，而且随着他们进入青春期与成人期，这些技能愈发重要。自闭症患者恰恰缺乏这些能力，因此无法完成许多复杂的人际活动。

如同许多现代疾病，自闭症的肇因并不清楚。目前有许多理论试图解释自闭症病例的增多，包括食物、饮用水、空气中的毒素、孕妇接触了某些化学物质或者杀虫剂，以及父亲具有某些特定的遗传特征。但是没有人知道究竟是怎么回事——有如此之多的理论试图解释它，这本身就表明了它有多么的神秘。

我的理论依据基于如下事实：肠道微生物参与了早期的大脑发育。

你的肠道包含了 1 亿多个神经元——差不多与大脑中的神经元数目在同一数量级——它们或多或少地独立于大脑而运行。这些神经元组成了两张网状层，镶嵌在你的消化道的肌肉之间，参与消化道内食物的混合及运输，使消化过程得以顺利进行。尽管这些神经元的信号直接传递到你的大脑，但它们同样可以感受你肠道里的活动——通常是些简单的信号，比如是否胀气。肠壁内有丰富的神经网络通过迷走神经直接向大脑传递神经信号。最近一系列在啮齿动物中进行的研究，发现这种自下（肠道）往上（大脑）的信号传递可以影响认知发育和情绪。

作为肠道神经系统的一部分，这些神经元经常接触肠道里的微生物，它们之间有着大量的交流。大脑—肠道交互作用非常有趣——肠道中有一些细胞可以分泌一种叫作血清素（serotonin）的神经递质，而后者，就目前所知，参与了学习、情绪以及睡眠的调控。我们曾经以为血清素都是在大脑里合成、传递的，但事实上，你体内80％的血清素都是由肠道内的神经内分泌细胞合成的。而且，肠道内的细菌也与这些神经内分泌细胞有所交流——这种交流可以通过直接作用，也可以通过细菌招募的炎症细胞间接作用。这是一场生生不息的对话。肠道里的许多微生物还会合成大脑行使正常功能所必需的化合物，神经节苷脂就是其中一种——这是一种类似于碳水化合物的小分子，神经细胞用它来合成细胞膜。

现在，考虑一下儿童服用抗生素的时候发生了些什么吧。倘若那些负责合成神经节苷脂或血清素的细菌群体受到了干扰，大脑的发育也会因此受到影响。肠道微生物与肠道内壁以及大脑之间的"对话"也许仍然在继续，使用的"语言"却可能错乱了。在成人体内，这或许不是什么大问题，但若是一个大脑尚在快速发育期的新生儿或者年幼的儿童呢？我们目前尚不清楚这其中的因果关联，但是有大量的研究显示，自闭症患儿体内的血清素水平紊乱了。

我们已知抗生素影响了代谢系统（例如肥胖）及免疫系

182

统（例如哮喘或 1 型糖尿病）的发育，因此，不难联想到，它们可能也同样影响了大脑复杂的发育过程。这是一个关键的研究领域，我们实验室已经开始着手这方面的研究。

微生物群系的改变与现代疾病之间有许多关联，而它与激素的关联目前仍囿于理论，尚待实验证实。抗生素影响了荷尔蒙，特别是雌激素。20 世纪 50 年代末，口服避孕药刚开始使用的时候，人们就注意到了这种关联。那些服用避孕药的女性如果同时接受抗生素治疗，往往会大出血，月经周期也会紊乱。人们很快发现，她们的雌激素水平大大降低了。抗生素是怎么影响雌激素的呢？也许你已经猜到了：微生物参与了这个过程。

人体产生的雌激素——无论男女都会分泌雌激素，当然在女性之中含量更高——随血液进入肝脏。在肝脏里，雌激素会被修饰，这意味着肝脏细胞为它们添加了另外一种化合物，往往是一种糖类。然后，这些修饰过的雌激素被肝脏分泌到胆汁里，并随着胆汁进入了肠道。如果在肠道里没有受到任何干扰的话，这些"多余的"雌激素就会被排出体外。

不过，这些修饰之后的雌激素在经过肠道的时候可能会遇到以此维生的微生物。这些细菌可以轻易地切除掉这些糖类为自己所用，而留下未修饰的雌激素（naked estrogen）。这样的雌激素很容易被肠道细胞吸收，因而最终又回流到肝脏。因此，肠道内雌激素的命运取决于它们是否会遇到以之维生的细菌。这些细菌是否存在便决定了雌激素的命运：要么留在体内，要么排出体外。

因此，肠道微生物的组成及代谢能力对雌激素的水平有重要影响。克劳迪娅·柏拉特尔（Claudia Plottel）医生和我将这些影响雌激素的微生物称为"雌性波罗蜜（estrobolome）"。一个重要的问题是，今天的雌性波罗蜜是否发生了变化，如果是，这是否也受到了抗生素的影响。虽然目前我们还不知道这些问题的答案，但是我们知道的事实是，女孩子月经初潮的年龄越来越早。此外，现代年轻女性的胸部比上一代的更丰满；越来越多的女性开始被不育症困扰；而且乳腺癌的比例也在增加。当然，这里的每一个事端都可能有多种因素参与导致，但是整体的雌激素代谢的变化，或者不同雌激素类型（人体内至少有 15 种亚型）相对比例的变化，可能是其中一项重要的因素。

　　至于乳腺癌，在 20 多年前，研究人员就鉴定出了两种人类基因的突变，BRCA1 与 BRCA2，它们显著地增加了乳腺癌的发病率。那些携带有一个或两个这种基因的女性发病率特别高（比其他人高出 50％）。但是在 BRCA 阳性的女性里，1940 年之后出生的人比 1940 年之前出生的人的发病年龄要早得多。这意味着，发生改变的是某些环境因素，而不是基因本身。此时此刻，改变了的雌性波罗蜜是否参与了这个过程尚有待证实，但是我们实验室已经开始做这方面的努力。

　　重申我的核心观点：在人类与体内微生物的漫长演化过程中，我们和它们作为一个整体共同发育，它们参与了我们的代谢、免疫以及认知方面的发育过程。但是目前，这些微生物却受到了前所未有的挑战。可能有人觉得我把一切都怪罪到抗生素与其他现代医学实践头上有失公允，但是，实际上，我仅仅是指出了那些在 20 世纪下半叶里迅速增多的疾病，以及我们同期所采取的一些医学操作。事实上，它们完

184

全有可能都有各自独立的原因——但是，同样无法排除的是，可能有某一项原因助长了所有的疾病，使得许多人从临床沉默阶段（clinically silent stage）进入了明显的发病期。这就好比，一旦银行账户里存款不足，那么任何新的开支都将是透支。我相信，在儿童发育阶段微生物群系的改变是问题的关键。正如我们 5 年前猜想的那样，上一代人发生的改变在下一代里会引起严重的后果。

与此同时，我们正在卷入一种更加糟糕的局面——我称之为"抗生素的冬天"。这是受蕾切尔·卡森的杰作《寂静的春天》启发而做的一个类比：她预见了杀虫剂的使用引起了鸟类的灭绝，现在，我们可能正在另一条类似的轨道上滑向灾难。

第十五章　抗生素的冬天

佩姬·利利斯（Peggy Lillis）是一位土生土长的纽约市布鲁克林区人。为了照顾两个儿子，56 岁的她曾经做过许多工作，有时甚至身兼两职。在过去几年里，她是一名幼儿园教师，在学生和家长中口碑特别好。2010 年 3 月底，佩姬做了一次小规模的牙部手术。然而，到了 4 月中旬，她竟去世了。

去看牙医的时候，佩姬领到了疗程为一周的克林霉素（clindamycin），这是用来防止口腔感染的常用抗生素。到了周末，她就开始腹泻。由于每天在工作中与许多小孩子打交道，佩姬以为她被传染上的是"肠胃型感冒"，因此在家里休养。但是腹泻持续了四天都不见好转，到了周末，她联系了医生。医生给她安排了下周二去看肠胃方面的专家。但是到了下周二，佩姬已经非常虚弱，以致无法下床，她的家人叫了救护车。当护理人员抵达她家的时候，她已经陷入了重度昏迷。

在医院里，通过结肠镜检查，医生发现了佩姬患有严重的感染，罪魁祸首是一种厌氧生长的细菌，叫作艰难梭状芽

186 孢杆菌（*Clostridium difficile*，通常简写为 *C. diff*）。这种细菌在健康人的结肠里也有分布，但是数量非常之低。通常情况下，它们都在忙活自己的事，并不打扰我们。但是如果肠道里的微生物比例失调，比如因为抗生素的使用而导致其他细菌数目锐减的时候，艰难梭状芽孢杆菌就会泛滥，引起严重的后果。在一个失衡的结肠里，艰难梭状芽孢杆菌如野火一般蔓延，它每 12 分钟就可以繁殖一代，几个小时之内就能占领肠道。艰难梭状芽孢杆菌可以分泌出两三种毒素，诱骗结肠内壁的上皮细胞为它服务。这帮助了细菌的生存，却严重伤害了人类细胞。当这些毒素喷涌而出的时候，结肠就被打成了筛子。

没人知道佩姬是从哪里染上艰难梭状芽孢杆菌的。也许她身上本来就有，也许是从身边的人那里传染来的。许多医院的病人从其他病人身上或者从医护工作者的手上染上了这些细菌，但是佩姬之前并没有住院。如果你的结肠是健康的话，艰难梭状芽孢杆菌会被肠道内的正常菌群抑制住。

然而，佩姬摄入的抗生素损害了她体内的正常菌群，艰难梭状芽孢杆菌迅速繁殖，这大大伤害了她的结肠壁。于是，人体排泄物从肠壁的破损处泄漏到了本来无菌的区域，她受到了感染，进而引发了高热。讽刺的是，为了清除这些感染，医生对她使用了更多的抗生素。当这些治疗都不见效的时候，她的医生用了最后一招，将她带进了手术室，进行了结肠切除手术。尽管人们做出了种种努力，佩姬还是在医院去世了——两周之前她刚刚做了牙部手术，一周之前她刚刚患病。一个如此健康、充满活力的女性怎么可能凋谢得如此之快？

50 多年前，人们就知道了使用抗生素只会引起腹泻。直到 20 世纪 70 年代后期，人们才意识到艰难梭状芽孢杆菌是主要致病原，而且大多数案例发生在已经住院的病人身上。这是有道理的，因为这些患者接触到抗生素的比例更高。此外，艰难梭状芽孢杆菌形成的孢子会散布到空气里。因此，在患者集中的医院里，到处都可能感染上艰难梭状芽孢杆菌。检测表明，医院里往往都有一种主要的艰难梭状芽孢杆菌，但有时候有好几种菌株。不过，大多数艰难梭状芽孢杆菌都对抗生素敏感，使用一次抗生素足以抑制它们引起的感染。

但是，一个疗程的抗生素只能控制不到 1/3 的细菌，缓过气的细菌会卷土重来。即使再次使用抗生素治疗，它们仍然会东山再起。这种拉锯战可以反复发生 30 多次，非常消耗精力，患者在日复一日的折磨中憔悴死去。幸运的是，人们现在找到了新的办法来解决复发的问题，稍后我会谈到。

为什么复发如此常见？这很好理解——只要被抗生素摧毁的肠道生态系统没有恢复正常，在满地疮痍之中，这些梭状芽孢杆菌会迅速繁殖，轻易地纠集起来。而使用更多的抗生素只会雪上加霜。人们应当庆幸的是在另外 2/3 的患者身上没有看到疾病复发。

在 20 世纪 90 年代，医院里采取了更好的控制感染措施，比如医护工作人员勤洗手、勤拖地板、隔离重度腹泻患者，梭状芽孢杆菌的感染率因此大大降低。但是，问题并没有彻底解决。

在过去的十多年里，和从前相比，现在的病情越来越严重了。化学药物固然有效，但是它们也带来了许多副作用。

187

患者可以接受更加复杂的外科手术而不至于丧命，但是恢复的过程越来越长。移植手术挽救了许多人的生命，但是因为需要持续使用免疫抑制类药物，病人的免疫力受损，反而更容易被其他细菌或病毒感染。结果，越来越多的病人摄入了越来越多不同类型的药物，包括抑制胃酸及肠道蠕动的药物，当然，还有各式各样的抗生素，各种各样的用药方式——或单独使用，或配伍使用，或同时服用，或先后服用。

最近，一项研究调查了 200 多万住院的成年患者的抗生素使用状况。研究人员发现，这些患者使用最常见的 50 种抗菌药物的频率竟达到了 77.6%。换句话说，平均而言，在住院的每 10 天里，病人近 8 天都在使用这些抗菌药物。这个数字包括了进行常规检查的人，比如定期体检——我们常常不会想到抗生素在这里也能派上用场。如此大规模的使用抗生素必然对我们的微生物群系产生某种影响，我们确实也发现了这一点。

大约十年前，艰难梭状芽孢杆菌的毒性变得更强，更多的人因此而丧生——这到底是怎么回事？分析表明，这些菌株发生了变异——毒素蛋白基因上游的一段 DNA 不见了，这些细菌因此可以分泌出更多的毒素蛋白，破坏力也更强。

更加令我震惊的是，虽然这些菌株缺失的是不同的DNA 片段，但是它们都能分泌出更多的毒素。在生物学家看来，这意味着：艰难梭状芽孢杆菌经受着非常强的选择压力，而且高毒性菌株比普通菌株更适应新环境。由于这几株细菌几乎同一时间段出现，我们将怀疑的目光转向了某种共同的环境因素。这些高毒性菌株分布在欧洲和北美，这暗示着发达国家里的医院环境可能是一个致病因素。医院确实是危险的地方。

　　我们没有预料到的是艰难梭状芽孢杆菌在人群中间传播得如此之快。许多没有住院的人，比如佩姬·利利斯，也得了这种病，并因此死去。艰难梭状芽孢杆菌如同脱缰的野马，逃出了医院的束缚，逃逸到了人群里。这些菌株，跟着它们的宿主，随着国际航班漂洋过海，在新的疆域里落地生根——才不在乎什么国境、护照、签证。在美国，每年因感染艰难梭状芽孢杆菌而住院的人不低于 25 万，其中 1.4 万人因此死亡。

　　同样的事情也发生在抗甲氧西林金黄色葡萄球菌上。这种耐受抗生素的金黄色葡萄球菌造成了许多人死亡，包括前面提到过的两位橄榄球选手的故事。20 年前，抗甲氧西林金黄色葡萄球菌几乎只在医院里出现，比如那位职业橄榄球选手正是因为膝盖手术而感染上了它们。但是现在，即使是没有去过医院的人，比如那位年轻的高中橄榄球选手，也受到了感染。更多的抗甲氧西林金黄色葡萄球菌正在出现。这两种危机——艰难梭状芽孢杆菌及抗甲氧西林金黄色葡萄球菌——表现出类似的特征，而且几乎在同一时间段出现，这暗示着人类的微生物生态环境发生了巨变。

　　这些故事令人不寒而栗。然而更加不幸的是，它们昭示着更大危机的到来。这些病原体从它们"天然"的保护区——医院里，传播到了更多的人群之中，甚至漂洋过海，蔓延至全球。这是对人类健康的重大威胁，我们必须马上采取行动，阻止它们的传播。

　　2013 年 9 月，美国疾病控制与预防中心发布了一项里程

189

碑式的报告，首次综述了美国耐药细菌的整体分布状况。根据细菌的危险程度，该报告对 18 株细菌进行了排名，并将前三甲列为"紧急"。排在这份清单首位的是一类称为抗碳青霉烯类肠杆菌属细菌（*carbapenem-resistant enterobacteri-aceae*，简称为 CRE）。这种细菌的致死率极高，而且对几乎所有的抗生素都有耐药性。此外，这种细菌还可以通过微生物特有的进化方式——水平基因转移——将耐药性基因传播给其他细菌。目前，美国 44 个州的医院里都发现了这种细菌。艰难梭状芽孢杆菌及耐药性淋病致病菌分别是第二、第三位。抗甲氧西林金黄色葡萄球菌被列为"危险"，每年引起 8 万例感染，1.1 万人死亡。

美国疾控中心主任，汤姆·弗里登医生（Dr. Tom Frieden）警告说："耐药细菌分布在人群的每个角落，包括每一所医院，每一个诊所。在美国，每年至少有 200 万人感染上这些耐药细菌，2.3 万人因此失去生命。这就是目前的状况，这些细菌战胜了我们最好的抗生素。"在谈到因抗生素滥用而招致的"灾难性后果"的时候，他补充道："在接下来的几个月乃至几年里，对于那些患上致命性感染的病人，我们可能会陷入无药可用的境地。"

* * *

在落基山上，我们有一间小屋。它坐落在崇山峻岭之间，周围是开阔的山谷。这片山脉海拔较高，一年到头有 9 个多月的时间都是白雪皑皑，即使在盛夏也有零星的冰雪残留。山上的树木郁郁葱葱，越往上走越发稀疏，到了山顶几乎全是巨石。这是一片雄伟的山地，层峦叠嶂，似乎与天地

190

齐寿。

不久之前，这片森林还非常茂密，长满了各种不同年龄的树木，生机勃勃。挺拔的柏树有 60 多米高，仿佛一支支长矛直刺天空，周围是枞树、蓝云杉和成片的白杨。目力所及，到处都有新生的树苗伸出枝干，它们的枝条上还是柔软嫩绿的松针。

大约 10 年之前，一种松甲虫入侵了这个山谷。当然，很可能它一直都生活在这里，只是一直受制于冬天的酷寒而没有泛滥。现在，随着气候变暖，它们终于得势，于是吞噬了整片森林。九成的树木都死掉了，只等待着被一场野火烧为灰烬。

落基山脉上发生的这些事情与本书描述的"消失的微生物假说"有着惊人的相似性——前者可以视为后者的一个隐喻。如同松甲虫，人类的病原体时时刻刻都环绕在我们身边，但是它们的传播却取决于特定的条件。比如，它们在个体之间是否易于传播？它们在宿主里的密度如何，宿主有多么易感？整个人群有多么健康？当人体里的整个微环境发生变化的时候，微生物的多样性丧失的时候，会有什么后果？如果失去的是"关键物种"，情况又会如何？

20 世纪 50 年代早期，人们还没有发现艰难梭状芽孢杆菌与抗生素使用引起腹泻之间的关联。那个时候，玛乔丽·伯浩夫（Marjorie Bohnhoff）与 C. 菲利普·米勒（C. Phillip Miller）进行了一系列实验来研究肠道微生物群落——当时的术语还叫"正常菌群"（Normal Flora）——在抵御致病细菌中的作用。他们的假设是肠道微生物群落起着保护作用。他们给小鼠喂食肠炎沙门菌，这是一种会感染小鼠与人类的病原体。当他们将细菌喂给正常小鼠的时候，需要 10 万个细菌才可以感染一半的小鼠。但是，如果先让小鼠口服摄入一次链霉素，隔几天再喂以沙门菌，这次仅仅需要 3 个细菌就足以感染它们。这不是 10％或者 20％的差别——这是 3 万倍的区别。微生物世界就是这么神奇。

米勒与他的同事们又做了进一步的研究，发现这种效果不仅仅局限于链霉素。其他的抗生素，包括青霉素也会引起这种效果。即使是抗生素使用数周之后，这些动物依然很容易被少量微生物感染。在这之后的 60 多年里，许多研究人员都证实并拓展了他们的发现。在小鼠身上，接触任何一种抗生素都会使它们更容易被细菌感染，有时甚至会丧命。那么，在人类中是否也会发生同样的情况呢？

1985 年，芝加哥暴发了一次严重的沙门菌感染。超过16 万人生病，数人丧命。这种在局地暴发的大规模疾病是什么原因造成的呢？一般来说，无非是水源或牛奶出了问题。芝加哥市政供水有着严格的管理措施，它受污染的可能性不大。此外，有些病人根本不住在城市——他们生活在郊区，那里有着独立的供水系统。

于是，怀疑的目光转向了牛奶——细致的检查证明，情况确实如此。一家连锁超市里出售的广受欢迎的"超市优选"牛奶成为重点怀疑对象。几天之内，人们就查明了这种牛奶正是沙门菌暴发的源头，而这些牛奶都来自同一家奶制品加工厂。该工厂由于这桩重大公共安全事故被告上法庭，我作为受害者委派的专家造访过它们的生产车间。长达数千米的供料管道在其中穿梭，汇合到巨大的奶罐。每周的产奶量达到了 378 万升。

不过，与本书主题最相关的一个插曲在于，当时美国卫生部研究了 50 位受害者与 50 位未受感染的对照组，他们问了一个简单的问题：在生病之前的一个月里，您是否服用过抗生素？结果发现，那些在过去一个月里服用过抗生素的人比那些仅喝了牛奶但是没有服用过抗生素的人患病的概率高了 5.5 倍。

正如伯浩夫与米勒在几十年前的实验表明的那样，接触 192 抗生素使得人们更易受沙门菌感染。在第十三和第十四章，我描述了间歇性抗生素处理实验：小鼠在出生之后多次服用了抗生素，最后一次是在第 40 天，但是我们发现，它们的肠道微生物到了第 100 多天仍然没有复原。

芝加哥居民不能指望医生告诉他们服用抗生素会增加细菌感染，特别是沙门菌感染的风险。那么其他的医药卫生职业者是否会告诉你呢？不会。但是，因抗生素使用而更容易受到新的感染却是一个潜在后果。

这里，我们不妨来讨论一个贯穿本书的核心问题：抗生素的使用是如何长期影响我们的肠道微生物？在过去，我们依赖于"指示性"微生物来识别整体的微生物种群。比如，我们利用地面水体中的大肠埃希菌来指示大范围的粪便污染。

2001 年，我在瑞典的同仁及好友拉尔斯·英格斯朱安德（Lars Engstrand）医生邀请我参与了一项研究——抗生素的使用对人类肠道与皮肤上的细菌有何影响。我们利用易于培养的两种常见细菌作指示菌——粪肠球菌（*Enterococcus fecalis*）作为肠道微生物的指示菌，表皮葡萄球菌（*Staphylococcus epidermidis*）作为皮肤的指示菌。我们试图回答的问题是：摄入大环内酯类抗生素是否会导致身体其他部位的耐药性菌株增加？我们选择了克拉霉素作为代表进行研究，因为它是治疗幽门螺杆菌常用的药物。

不幸的是，实验结果是肯定的。在受试对象接触抗生素之前，他们身上只有很少量的耐受大环内酯类的粪肠球菌及表皮葡萄球菌，含量与对照组相当。当受试组接受了抗生素之后，情况变得明显不同了。很快，无论是在肠道内还是在皮肤上，耐受大环内酯类药物的细菌的数量都有所上升，而对照组却没有什么变化。

不过，我们关心的主要问题是，抗生素摄入停止之后，由它引起的耐药细菌的增加会持续多久。结果也令人警醒。对于接受了抗生素的受试组，我们在 3 年之后仍然可以检测到耐药的粪肠球菌，4 年之后仍然可以检测到耐药的表皮葡萄球菌——我们的实验到此就结束了，所以我们并不知道在这之后这些耐药细菌是否依然活着。一周的抗生素处理留下的耐药细菌居然可以存留多年，而且是在离抗生素的靶标那么远的身体部位——这着实令人震惊。

我们还想探究的是，在实验之初与 3 年之后，细菌是否一样？它们有没有被同一菌种里新的菌株替代？利用 DNA 指纹技术，我们发现，在实验之初，每个对照组都有好几株不同的粪肠球菌，这些在 3 年之后依然存在。不过，在接受了抗生素的实验组，原有的菌株消失了，新的菌株出现了。在为期 3 年的研究里，新的 DNA 指纹不断出现。这也就是说，我们不仅在选择耐药细菌（它们会残留于体内或体表），同时也破坏了原有的粪肠球菌种群。我们无法确定的是，这些新的菌株是一直就作为少数派存在，还是新近获得的——

无论如何，一周的抗生素使用对我们体内"指示性"微生物中特定菌株的稳定性留下了长期的、意料之外的影响。

不过，我们的研究无法回答这种改变是否一定导致疾病。即使确实有影响，我推测，对大多数人、在大多数情况下影响也不大。但我们不知道对数以亿计的人所使用的数十亿份抗生素的累积作用。广泛的治疗当然提高了耐药基因的总量，包括那些从我们体内的友好微生物"跳跃"到病原体里的基因。但是，对小鼠喂食沙门菌的实验、芝加哥暴发的沙门菌疫情与最近日渐流行的艰难梭状芽孢杆菌都表明，抗生素治疗使得我们对病原体更加敏感。这是我们改变了体内生态系统带来的另一个隐患。

194

* * *

事到如今，我们可以很清楚地看到，即使是短时间抗生素的使用都足以对我们体内的微生物带来长久的影响。这种影响是否可以消除？我们不得而知，虽然长期以来人们愿意相信是这样。但这并不仅仅是我唯一的忧虑。我还担心，我们体内的某些微生物——即"偶发性微生物"——可能会一起消失。

最新的研究显示，在人体内的微生物中，少数几种数量特别巨大，除此之外，还有种类繁多的其他微生物，但数目稀少。举例来说，你的结肠里可能携带着数万亿个类杆菌，而只有上千个乃至更少的其他微生物。我们不清楚它们有多么稀少，以及它们是谁。想一想，如果你体内只有50～60个这种类型的细菌，要在数以百万计的肠道细菌中发现它们就是一件非常困难的事情。

　　这种情形让我想起了儿童漫画《寻找瓦尔多》，里面有许许多多的人在忙着工作、嬉戏。而我们的主人公瓦尔多就藏在人群之中。孩子们的任务是找到瓦尔多。如果瓦尔多是这种稀有的微生物，而且已经消失了，那么除非我们专门寻找它，否则我们可能根本不会注意到它已经不见。当我们摄入了广谱抗生素的时候，我们有可能已经不知不觉地将这些稀有微生物消灭掉了。关键在于，一旦种群降为零，它就再也不会反弹回来了。对宿主而言，这种微生物就灭绝了。

　　也许有人会问，为什么我们这么在乎这些稀有的微生物呢？当然，少了一两个微不足道的物种也许没有什么大碍，但是，微生物有着强大的生命力，即使是小规模的群体，比如说几百个细菌，也完全可能在一周之内就剧增到上百亿乃至更多。引起它们剧增的原因可能是你摄入了某种从前未曾尝试过的特殊食物，而只有这些细菌拥有能够消化它们的酶。由于有了新的专属食物资源，这些稀有的微生物迅速繁殖，马上就增长了 100 万倍。这种增长对你可能是有好处的，因为这些微生物从新的食物中捕获的一部分能量可能会进入你的血液。在漫长的人类历史中，食物基本上都是短缺的，因此，人们往往需要探索未知的动植物以获得更多能量。在这种情况下，拥有一个更大的酶资源库对探索更广泛的食物是有益的。而为我们提供这些酶资源的，正是我们体内的微生物。

　　现在，试想一下，假如这些稀有微生物消失了，会发生什么？这些世代传承的微生物与人类协同演化了 20 多万年，有可能它们无关紧要。当然，也有可能，它们属于"偶发性微生物"，你携带着它们，平生用不上，但关键时刻却离不

195

了它。就像包裹里装着一双带钉子的登山鞋，当你穿越冰川的时候它们很有用处，其他时候却是个累赘。又或者，就像从祖母那里继承下来的婚纱，精美无比但只是偶尔用之。缺失了这些偶发性微生物平时也许看不出来有什么后果，但是当你穿越冰川或者准备婚礼的时候就捉襟见肘了。

另外一种可能性是，你只在生命的某个阶段需要它们，好比阁楼里的一根拐杖，等你年迈之后它才有用武之地。在一定意义上，失去了偶发性微生物意味着失去了多样性。假设爱荷华州种的都是同一种高产的玉米。在一段时间，一切都欣欣向荣，玉米都大丰收。但是如果出现了某种病原体，比如专门针对这一高产品种的玉米枯萎病，那么，这种病原体将轻而易举地感染爱荷华州的玉米地。不出几个星期，玉米就会大片大片地死亡，满眼的丰收景象就会变成遍地的饥荒。多样性的降低会使一个社群更容易被外来病原体入侵。如同在松甲虫与艰难梭状芽孢杆菌的例子里看到的，病原体总是存在着的，而且新的病原体还会源源不断地涌现。

局部暴发的流行病也会传染到世界各地。大流感就是一个很好的例子。2009 年，人们从墨西哥发现了一株新型流感病毒。几天后，美国的加利福尼亚州和得克萨斯州就有人病倒了。又过了几天，纽约市也有人得病了。几周之内，这种流感就传遍了整个美国以及世界各地。幸运的是，这株病毒并不是特别的要命——考虑到有数千万的人受感染，它的死亡率并不高，但依然造成了数千人死亡。如果这种病毒更加恶劣一些，比如 1918～1919 年间的大流感，那么死亡人数将以百万计。我们同样记得 2002 年暴发的 SARS 病毒，就是由动物（可能是蝙蝠）传染到人类的。幸运的是，这种

196

病毒在人与人之间传播的效率不高。它在亚洲造成了极大的危害，但很快就销声匿迹。美国躲过一劫。

越来越小的"地球村"导致我们对病原体的抵抗力越来越差，而这一切正好伴随着我们体内世代传承的微生物"防御系统"的消失而发生。这些因素共同导致了疾病的蔓延，无论是局部的沙门菌或者大肠埃希菌的暴发，或者潜在的全球性瘟疫。这种局势发展下去会导致什么后果，殊难预料。不过好在我们有先例可循。14世纪，黑死病肆虐欧洲。我们至今仍未彻底阐明它的起因。但是，啮齿动物种群的变化是其中一环，另外一环是过于拥挤且肮脏的城镇，这正是滋生鼠疫的温床。在4年的时间里，黑死病吞噬了大约2500万人，相当于欧洲1/3的人口。

最近，艾滋病从黑猩猩传染到人类之后，在世界范围内已经影响了1亿多人。艾滋病固然危险，但是这种疾病并不会像流感那样通过空气就可以在人与人之间传播，因此，就传播速度而言，它没有那些容易快速流行的疾病那么可怕。

比起过去，我更感兴趣的是未来。在人群聚集之处，瘟疫是不可避免的。这意味着，当全球人口有70多亿，每年新增8000万人——差不多是当前德国人口的总量，于是，问题就成了：下一场大瘟疫会是什么？什么时候发生？谁将首当其冲？公共卫生方面，人们会一如既往不遗余力地降低损失，但是我们仍然有可能招架不住未来的瘟疫。1918～1919年间的大流感夺去了数千万人的性命。要知道，当时我们还没有如此普及的全球航班与各种便捷的交通工具。放在今天，全球众多的人口都可能会被感染，而且由于内在的微生物生态系统已被破坏，我们的免疫力也有所降低——我

197

们比以往任何时刻都更脆弱。

在全球气候变化与肠道微生物改变之间，我发现了许多类似之处。现代流行病，包括哮喘、各种过敏症、肥胖以及代谢紊乱都不是简单的疾病，而是内在变化的外在表现。我们可以从许多方面看到这个问题：一个孩子身体里的微生物生态系统改变了、免疫力降低了，这时，一个不算凶险的病原体都可能会破坏孩子的胰腺，并导致青少年糖尿病。再举一个例子，有些儿童对花生或者谷蛋白过敏。固然，这些食物直到近7000多年才成为人类食谱的一部分，但是，正是由于体内的微生物和免疫系统在发育中发生了改变，儿童对花生或者谷蛋白才产生了急性过敏症。就像愈来愈糟糕的飓风季——它们本身已经够麻烦的了，但是，它们只是反映了更大尺度上的生态失衡。

有可能，某种潜在的致命性突变细菌此时此刻正生活在某种动物体内，躲在世界的某个角落。它甚至可能已经获得了更强的传播性。未来，它可能会误打误撞地潜伏进入农场里某种高密度饲养的动物，从而来到我们身边。也许它们会跃迁到某种中间宿主里，或者干脆直接进入人体。无论如何，暴风雨随时会到来。

幸运的是，大自然已经为我们人类提供了堤坝——我们体内多种多样的微生物，携带着2000多万个基因帮助我们抵御疾病。它们是游击战士，保护着我们的生命安全——前提是我们同样也要保护它们。不过，最近的研究显示，一些正常人已经失去了体内15％～40％的微生物多样性，随之失去的还有这些微生物的基因。

这是我们遭遇过的最危险的局面：病原体带来了流行

198

病，我们却束手无策。根据生态理论，那些微生物群系受破坏最严重的人们也是最脆弱的。假定其他条件都一样，那么，那些哮喘、肥胖及其他现代疾病的患者也最容易成为病原体的受害者。人类历史上，隔三岔五就有瘟疫暴发，而且当时还不像今天交通如此发达。遗传学研究表明，我们来自于远古人类中的一个很小的族群。他们也许经历了早期的灾变（可能与气候变化有关）幸存了下来。时至今日，虽然气候变化是当今国际社会的重大公共议题，但是它可能不是威胁我们生存的最大隐患。

我们必须及时调整策略，否则就会面临"抗生素的冬天"——这是一个更大的灾祸，可能会引起世界范围内的瘟疫，而我们却束手无策。按照种群生物学的观点，我们深陷危机之中，因为我们不再彼此隔绝，而是生活在交通如此迅捷、居民达 70 多亿人的"地球村"。此外，已经有数百万人的抵抗力大大降低。当瘟疫汹涌而来的时候，没有了防御的堤坝，它会像洪水一样席卷河岸，吞没我们。我们无处可逃。回头来看，我们对抗生素的滥用进一步加剧了这种危险。我之所以拉响警报，固然是出于对糖尿病及肥胖病之类的健康问题的担心，更是出于对"抗生素的冬天"这一灾难性后果的忧虑。

我们谈论过前抗生素时代与抗生素时代——如果我们不够谨慎，我们将很快进入后抗生素时代。这目前已经成了疾控中心的一个主要议题，我对此表示认同。不过，我思考这个问题的切入点稍有不同。我强调的不仅是耐药微生物泛滥导致的抗生素短缺，更是由于体内的微生物生态系统受到破坏，我们中数以百万计的人对新的病原体更加敏感。这两个问题当然紧密相连。不过，在一个越来越小、联系越来越密切的"地球村"里，后者可能是更大的灾难——它随时可能发生，而且危险系数越来越大。

第十六章　对策

去年夏天，一个亲戚打电话给我，说她的腿上起了一片疹子。她还特地用电子邮件发来一张照片：面目可憎的红色斑块微微隆起，直径大约 5 厘米，中心有一个小小的黑点，斑块周边有一圈轮廓，就像被高亮笔涂抹过，看起来很像牛的眼睛。因为是夏天，而且她一直生活在康涅狄格州，三个字马上进入了我的脑海：莱姆病。

我建议她马上服用抗生素。她立刻采纳了，每天都服用抗生素，等疹子退去之后又继续用了几天药，直到病情彻底好转，疗程结束。

天遂人愿，抗生素治好了她的感染，我们俩都很高兴抗生素如此有效，真希望情况永远如此。老实说，我对抗生素并无任何恶意——正如我对冰淇淋没有任何恶意一样。它们都有自己的使用范围，但是有时候太多的好东西也会变成坏东西——正所谓"过犹不及"。过度使用抗生素及剖宫产正是这样的问题，而现在我们急需提出相应的对策。

我们可以做什么？这个问题可以从多个层面来思考。从个人层面看，我们持有什么样的态度，可以做哪些力所能及

的决定？从组织的层面看，医疗卫生机构及政府制定什么样
的政策、优先资助哪些研究？有时候，个人与组织层面的区
分不是那么明显——我们不妨以抗生素为例来做一番分析。

　　首先，我们必须节制自己使用抗生素的欲望。这是短期
之内我们可以采取的最重要、最简单、最容易实现的措施。
尽管这不会扭转局面，但是可以减缓微生物多样性丧失的
进程。

　　我们每一个人都应尽自己的责任，决定如何使用抗生
素。告诉你的医生你想先观察几天，看看咳嗽是否会有所好
转，再决定是否服用阿莫西林。假如你的孩子患了感冒，你
可以先观察一两天再决定是否需要服药。即使你现在忧心忡
忡，也不要催促医生马上给个药方。如果家长不再向医生施
加压力，医生们也可以更好地判断孩子是否确实需要抗
生素。

　　告诉你的牙医你不需要抗生素，除非他或者她可以说服
你使用抗生素的好处大于潜在的风险。行医的宗旨是"不作
恶"——牙医当然也不例外。由于我们无法准确衡量抗生素
的风险，它们一直都被忽视了，许多的牙部疾病完全可以通
过手术干预或口腔清洁措施来治疗。

　　你大可不必对自己和孩子们使用这么多的抗菌洗手液。
虽然这些产品的核心成分，三氯生（triclosan）不是抗生素，
但它确实可以杀灭细菌。肥皂和清水有什么不好？我自己只
有在医院接触病人的时候或者流感季节才使用这些抗菌洗手
液。在皮肤上生活的大多数细菌都是老朋友了。我认得它
们，它们也认得我。我可能从其他人那里沾上细菌，比如从
地铁的扶手上。当然，乘坐地铁之后我不会吮手指，但是我

也不会特意使用抗菌洗手液。我担心那会消灭掉有益的细菌——这些微生物小伙伴们可以帮我抵御有害细菌呢。

回到"孩子生病了我们该怎么办"的问题。我并不是说在任何情况下都要等等看。有些时候，孩子病得很重，需要马上检查。他们烦躁、高热、呼吸急促，或者他们病恹恹的毫无生气、对光和声音反应迟缓。他们可能肚子胀、严重腹泻或者大面积出疹子。凡此种种都是真正的紧急症状。

这时候，家长应当小心地回想当天发生了哪些事情可能引起了这些症状，一五一十地告诉医生。在血液检查或 X 线扫描之后，许多病重的孩子往往必须立即接受抗生素以避免永久性的伤害，或者是为了保住性命。这种情况下，假如医生还担心伤害孩子体内的微生物，那就有点因噎废食了。严重的细菌感染时时刻刻可能发生，我们要审时度势、酌情处理。

因此，医生将面对这个难题：抗生素非常关键，但是目前被滥用了——仅 2010 年，美国的儿童就使用了 4100 多万例。大多数孩子其实不需要它们。

儿科医生和其他的医护工作者在培训的时候就要养成审慎使用抗生素的习惯。他们需要仔细权衡每位患者的病情：这是一种危险的感染，还是温和的疾病？事实上，大多数孩子不用服药也会痊愈。

要做出这个关键决定并非易事。需要多年的经验与敏锐的观察，才能培养出准确的判断力。对于忙碌的医生而言，凡是患者流鼻涕、喉咙疼、耳膜发炎，一概服用抗生素是较容易的解决办法。仔细地检查每位儿童、与家长详细讨论等两天再看要不要用抗生素、解答疑惑、解释可能的风险、告诉家长"第二天早上如果不见好转，就给我打电话"——这显然需要更多的时间。

除了更好的训练，儿科医生们也需要更高的薪资。说起来非常不可思议，虽然儿科医生们为我们的孩子们提供了直接的医疗护理，工作在一线，每天接待不计其数的家长和患儿，但他们却是美国医生群体里收入水平最低的。另外一些医生，哪怕他们的工作只是做一些快速的诊断性操作，比如拍个 X 线片或者做个 15 分钟的小手术，收入也比儿科医生要高许多倍——虽然后者需要做如此之多有关孩子健康的重要决定。显然，我们的医疗体系出了问题。

儿科医生的薪水需要提高，必须足够保障他们可以按部就班地检查每位儿童。此外，还需要提供激励机制，让他们愿意花时间与家长讨论病情。鉴于目前我们的医疗体系严重低估了这种关怀的重要性，不难理解，70％患有上呼吸道感染的儿童都拿着抗生素走出了医院。

许多见多识广的家长、训练有素的医护人员都在努力改变他们的态度与做法，但是我们医疗系统的大环境却不利于他们。人们潜意识里的偏见无处不在。我们认为与医生会面的时间越短越省钱【在美国，见医生是按时间收费的——译者注】：从 20 分钟减少到 15 分钟，最好 10 分钟之内就解决问题。但是事实上，医生们在思考与诊断病情上花的时间越少，我们在以后的检查或者不必要的治疗上的开销就越大。

医生和家长还要留心当地的风俗习惯是如何影响了用药方式。在美国，南部各州比西部各州的抗生素使用量高出了50％。我不大相信这两个区域的细菌感染发病率有如此大的区别。如同剖宫产和会阴切开术在不同地方的使用频率有所

202

消失的微生物

不同，但这反映的仅仅是不同区域的风俗差异。

* * *

每次与同事们聊天，谈到我们需要做什么才能改变这些问题的时候，他们都非常悲观。"几乎看不到曙光啊！"他们说。冰冻三尺，非一日之寒。人们谈细菌色变，医生对于抗生素的力量依然自信满满，而且担心如果不开这些处方会被告上法庭。政府决策者们同样担心做出这些艰难的决定会引发极大的争议，甚至危及仕途。说到底，医疗保险体系是由买保险的人出钱，由政府执行的——因此，病人接受治疗天经地义。医药公司对现状也很满意，他们只要做出很小的投资，甚至不必投资生产任何新药，就有足够丰厚的回报。

尽管如此，我还是希望变革能来得更快一些。我相信我们正处于一个拐点上。如上一章讨论过的，美国疾控中心最近举行了一次新闻发布会，重点关注了耐药细菌这一议题。报纸杂志上，耐药细菌引起的骇人故事连篇累牍。许许多多的人已经意识到了"细菌恐惧症"带来的严重副作用。当我们意识到了使用抗生素弊大于利的时候，改变就势在必行了。

政府在控制抗生素使用上应当有更大的作为。法国为我们树立了一个典范。2001 年，法国是欧洲抗生素使用比例最高的国家，这促使他们的公共卫生部门采取行动改变现状。2002 年，法国国家卫生保险启动了"保护抗生素有效性的国家计划"，旨在抑制耐药细菌的传播。

要实现这个目的，必须降低抗生素的使用量。虽然医院患者接受了大量的抗生素，但是80%以上的抗生素都是在医

203

228

院之外使用的，后者才是需要干预的地方。该计划的主要目标在于，减少儿童中针对病毒引起的上呼吸道感染的抗生素使用。卫生组织的官员选择在感染多发的冬季开始这项运动。这次运动的口号是"抗生素不是万金油"（Antibiotics are not automatic），它旨在改变家长和医护工作者的思维定势。由于法国有一个集中的医药处方数据库，医疗部门的官员可以获得大量的统计数据。在 2002～2006 年间，他们使用了 4.53 亿例抗生素——几乎每个月都有 1000 万例。对一个只有 6000 万人口的国家，这个数量相当惊人。

这一运动在 2006～2007 年间进行。到了 2007 年该运动结束的时候，医生的处方里含有抗生素的比例降低了 26%。这种转变在法国各地都在发生，涉及了各种类型的抗生素以及所有年龄层次的人们，影响远不止最初计划的儿童。不过，这些运动在低于 3 岁的儿童身上产生的效果最明显，从每人每年 2.5 例降到了 1.6 例——降幅达到了 36%。

法国的其他公共卫生机构甚至走得更远。法国阿尔卑斯省的一项探索性运动提出的口号是"除非万不得已，请谢绝抗生素"——这是之前"抗生素不是万金油"的自然延伸。如果美国也采取类似的项目，对抗生素的依赖也可能会慢慢降低。儿童使用的抗生素已经开始减少——根据统计，降幅大约是 20%，这要归功于一些旨在减少抗药性出现的项目。这些项目主要涉及了对医生和其他一线医务工作者的再教育，帮助他们理解为什么要避免"条件反射"般地使用抗生素。在瑞典，这个各方面都高度发达、医疗也极为先进的国家，非住院病人收到的处方中含有抗生素的比例只有 38.8%，而美国的比例是 83.3%——他们的比例不及美国的一半，但是医疗效果并不差多少。

＊ ＊ ＊

政府在另一个方面也能有所作为：禁止养殖业的抗生素使用。养殖场里的动物为我们提供了肉、蛋、奶及奶制品。当饲养员对这些动物使用抗生素时，抗生素可能就会进入我们的食物或水源。但这种后果完全是可以避免的——前提是不再对养殖场的动物使用抗生素。我们必须拿出清晰的时间表，以越来越严苛的标准逐步杜绝这类行为。

对消费者而言，这意味着超市里肉、蛋、奶、鱼虾类的价格将有所上升。但是考虑一下不这么做的代价吧：食物中含有的抗生素筛选出了越来越多的耐药细菌，抗生素的药效越来越低，这可能也助长了流行性过敏症、自身免疫性疾病及各种代谢紊乱症。面向未来，我们必须决定是在超市多付一些钱，还是在诊所里付出更多的保险费用、各种税，并赔上更大的健康损失。

205　　2013 年末，美国食品药品监督管理局宣布，它将开始采取步骤杜绝旨在促进牲畜生长的抗生素使用。这种变革是基于对耐药细菌从动物传播到人的担心，但是，一个连带的好处是它也将降低我们食物及饮用水中的抗生素残留。这是朝着正确方向迈出的重要一步，我们必须紧紧盯住食品药品监督管理局与工业界，要求他们将政策落实。假如没有必要的强制措施，养殖户完全可以借着为牲畜"治病"的名义使用同样水平的抗生素促进动物生长。

除了控制抗生素，我们还可以做得更多。目前法律允许食品里含有规定剂量以内的抗菌剂、杀虫剂、荷尔蒙。有趣的是，对特定的荷尔蒙，比如睾丸酮和雌激素，却没有规定上限。为什么呢？世界卫生组织有如下结论："促进动物生长的药物会在动物体内有少量残留。只要饲养方式得当，它们不太可能对人类健康带来危险。"——现在我们是不是有必要重新评估这个结论了？

* * *

新抗生素开发的渠道也需要重新布局。我们不妨回顾历史来寻找灵感。一个世纪之前，病菌学说的早期开拓者之一——保罗·埃利希（Paul Ehrlich）对数百种化合物进行了实验，最终发现了化合物 606，即萨尔佛散（Salvarsan）。这种含砷的化合物对人体无害，却是治疗梅毒的特效药。更妙的是，这种药物仅仅针对梅毒。当你患上皮肤湿疹的时候，许多细菌都可能参与了病情，但是往往只有一种细菌占了主导地位。治疗只需要针对这一种细菌就会有效。

然而，在过去 70 多年里，医药公司一直在寻找可以消灭多种类型微生物的"广谱药物"。这种策略有许多好处。患者前来就诊时——无论是肺炎、尿路感染或者伤口发炎——医生可以马上使用广谱药物进行治疗。而且，如果第一种药物没有奏效，第二种，甚至第三种药物马上可以来补救——大多数疾病都能这样对付过去。但是，抗生素的作用范围越广、使用得越频繁，它对我们体内微生物群系的伤害就越大。

相比之下，"窄谱药物"有两个弊端。首先，这样的药物目前很少。我们需要发现、合成、检验它们。如果我们需要一种专门针对肺炎链球菌的抗生素，我们必须鉴定出这种

206

细菌特有的靶标；如果是针对金黄色葡萄球菌，我们则需要另外一种特异性药物。

其次，即使我们有了这样的药物，我们可能还是不知道对于每位病人要如何治疗，要知道，引起人类常见感染的细菌有三四十种。咳嗽的患者来求医的时候没有带着一块写着"我感染的是肺炎链球菌"的牌子。我们目前的诊断过程过于缓慢，往往需要数天乃至更久。医生需要更快速的诊断试剂盒，可以对血样、唾液、尿液或者人的呼吸进行分析，找到特定细菌的独特化学标签。有了这些信息，医生就可以迅速对症下药，选择最合适的窄谱药物来治疗疾病。

好消息是开发窄谱药物并不困难。我们只是需要对每一种细菌，筛选新的化合物甚至噬菌体（可以消灭细菌的病毒）。噬菌体可以短时间内就复制出数万亿倍，而且杀菌效果与抗生素一样有效。要知道，它们与细菌鏖战了数十亿年。最近，一家生物公司正在找我咨询这方面的事宜。他们正在开发一种类似于噬菌体的药物，我相信这会开发出一系列新型窄谱药物。

我们也可以从发展了十几年的基因组学里寻找资源。我们已经解析了人类所有主要病原体的遗传序列，知道哪些细菌具有哪些基因、它们编码的蛋白质可能具有什么结构——这就好比我们有了寻宝图。我们可以鉴定出肺炎链球菌独有的基因，继而找到针对它们特有酶类的抑制剂，为它们"量身打造"抗生素。

坏消息是这些新型药物将会非常昂贵。可以预计，窄谱药物的使用人群会比较小——医药公司为了收回成本势必将提高价格。目前广谱药物的价格大约是每天几十美元，相比

207

之下，窄谱药物将会是每个疗程（通常 5～10 天）数千美元。就我们目前的经济模式而言，这完全没有可行性。医药公司关心的是如何研发出数百万人长时间使用的药物——比如控制高血压、糖尿病、心脏病的药物，或者是绝症病人需要的极其昂贵的药物。

从诊断的角度看，我们最近取得了相当大的进步。目前有许多尚在开发之中的诊断试剂盒，通过鉴定特定的靶标可以更好地区分病毒与细菌感染。另一类新的诊断试剂盒利用宿主的免疫反应作为指标，可以迅速鉴定出哪种细菌在给我们惹麻烦。这些新的诊断方式目前还处于初级阶段，但是它们的前途非常光明，唯一的弊端是价格不菲。

长远来看，假如忽视了更好的诊断方式及窄谱药物，我们可能需要付出更大的代价。如果在生命早期摄入抗生素会引起一定比例的肥胖、青少年糖尿病、哮喘或者其他综合征——那么，这些疾病带来的多年病痛又该如何定价，况且还有它们夺走的生命？

我们必须现在未雨绸缪，否则将来就要付出更大的代价。我提议的窄谱药物与更好的诊断方式可以作为公共资源，对未来的几乎每一个人都有价值。这有点儿像是修路。假设在洛杉矶和凤凰城之间需要一条高速公路——没有哪一个人有能力单独完成这项任务，但是我们利用所纳的税款，齐心协力就建成了 10 号州际公路。这不仅大大提高了附近居民的生活质量，对于住在其他地区的人们，假如有一天要经过高速公路穿越荒漠，不也是一种便利？类似的，我们需要国家层面乃至国际层面的启动计划，来开发所需的诊断与治疗手段。我们生活在一个越来越小的地球村里——当我得知中国的抗生素用量比美国更高的时候，我着实吃了一惊。

剖宫产是另外一项被滥用的医学操作——对此，同样需要个人与机构层面的改变。如果你是一个正处于生育年龄的女性，请慎重考虑是否有必要进行剖宫产。它是否对你的孩子更好？问问你的医生看它是否绝对必要。如果医生告诉你只有紧急剖宫产才能挽救孩子或者你自己的生命，那么，别犹豫，谨遵医嘱吧。

最近，一位朋友来找我。她的女儿马上要分娩了。她知道我的立场。"记住，不要剖宫产……"在我们谈话的最后，我这么叮嘱她。

"除非特别必要，"她表示同意，"如果她确实选择了剖宫产，我们也会采用'阴道纱布技术'将阴道里的微生物接种到孩子身上。"

"阴道纱布技术"（gauze-in-the-vagina）是由我的妻子格洛丽亚在波多黎各研究出来的。道理很简单。既然剖宫产出生的婴儿缺失了母亲阴道的微生物，我们可以人为地弥补这项缺陷。将一团纱布放在待产的母亲阴道里，这样便可以收集满是细菌的分泌物。然后，等孩子一出生，就小心地将分泌物涂抹到婴儿的皮肤和嘴上。这与阴道分娩并不完全一致，但是从微生物的角度讲，这是朝正确方向迈出的第一步。

我相信，格洛丽亚的技术或者某种改进方式会逐渐成为剖宫产的标准操作。这并不是说它是完美无缺的，或者不会引起新的问题。少数婴儿可能从母亲那里受感染。这种感染也可能来自其他方面，但是始终不能排除从母亲那里接种到它们的可能性。我们必须对母亲进行全面检查，排除可能的病原体。而且，如果我们开始对剖宫产出生的新生儿进行这种操作，那么我们就需要监测它对日后各个发育阶段的影响。也许有一天，我们终于理解了母亲传给孩子的哪些微生物最为关键，那么我们就可以只接种这些微生物，但是我对这种可能性表示怀疑。在我看来，正是由于母亲微生物群系的复杂性与多样性，它们才如此有效。

与此同时，医务工作者们也逐渐意识到了变革的必要性。我预计，随着医生对剖宫产的后果更加了解，他们将更为审慎地使用这项技术。假如支持剖宫产负面效果的证据越来越多，那么医院和医疗保险公司对它的热情就会越来越低。假如有一天，孩子出现什么问题，比如肥胖、青少年糖尿病或者自闭症——而这些状况可以归咎于剖宫产——那么家长有可能会将医生及医院以"不当行为"的名义告上法庭。这势必会引起极大的舆论关注。目前，医生担心的是被控诉"不作为"——没有摄 X 线片、没有开抗生素、没有使用剖宫产，等等。也许在不久之后，担心被控诉的理由将是不必要、不合理的作为。有所担心，就会有所收敛——对医务工作者也不例外。

* * *

我在美国各地作演讲时，许多人都问我如何看待益生菌（probiotics）：它们是否像宣传的那样有效？我什么情况下需要使用它们？

我有一位同事，是一位年过花甲的女士，一直很健康。几年之前，她一觉醒来，下腹部疼痛难忍，而且发了高热。她担心自己可能需要动手术，但是血液和 X 线检查之后，她被确诊为憩室炎（diverticulitis）。这是一种常见的大肠末端感染，多发于年长者身上，但是我们并不理解它的肇因。患者通常需要接受住院治疗，包括控制饮食，让肠道充分休息，服用抗生素，病情都会好转。

为什么要使用抗生素？因为它们有效。传统的解释是，通过抑制整体的肠道微生物群系，或者某种目前尚不明确的特定的捣蛋分子，炎症消退了。这也许没错，不过许多细节仍然不完整。

在我同事的例子里，这种糟糕的腹痛后来又复发了 5次。她一度担心身体出了大毛病。在第 5 次复发之后，她咨询了肠胃方面的专科医生。医生建议她服用益生菌，她于是照办，每天服用。果然，在过去的两年里她再也没有犯任何毛病。

巧合吗？可能是的，也可能不是。当她后来告诉我这个210 故事的时候，我很高兴听到了一个益生菌有效的例子。有可能，益生菌改变了她肠道的微生物平衡。但是，我们目前还无法解释其中的因果机制，部分原因在于我们无法直接观察到肠道内部的动态变化过程。

虽然有这样成功的例子，但我对围绕着益生菌的许多论断都持怀疑态度——这些标语充斥着超市货架、药店柜台、健康食品商店，但是，没有权威机构认真核实过它们。在美国，益生菌的广告成了一种言论自由。它们在包装上做出了各种各样促进健康的空泛断言，但是在绝大多数例子里，没有任何严格的检测表明它们确实有效。

益生菌的定义非常宽泛。有时候它们是一种细菌，有时候它们是多种细菌的混合；它们可能以液体、粉状或者药膏的形式出现；有时候明明是同一种细菌，却以不同的商标销售，而且相关文字宣传的效果也不尽相同。有些细菌最初是从牛奶或者牛奶产品里分离到的；一些细菌，比如双歧杆菌，最初从婴儿身上筛选到的；还有一些细菌是从成人身上分离到的。各种组合层出不穷。这是一片冒险家的乐园，整个领域几乎处于失控状态。

我比较有把握的是它们基本上是安全的——你可以像对待食物一样对待它们。如果你本来就比较健康，因益生菌而生病的概率恐怕很低。但是它们真的有效吗？许多人坚称确实有效，所以其中确实有可信的成分，但是我无法确定可信的程度如何。

此外，还有益生元（prebiotics）。与益生菌（活细菌或酵母）不同，益生元是化学物质，它们可以促进有益共生菌的生长。比如之前讨论过的，母乳里含有多种天然的益生元，包括许多小分子糖类，可以被婴儿肠道中的特定细菌所利用。母乳之中的这些天然物质会筛选在婴儿肠道里入住的早期细菌。化学家利用这些天然物质及相关配方作为益生元 来促进人们肠道里本来就有的细菌。

合益菌粉（synbiotics）是益生菌与益生元的混合物。配合使用，益生元大大提高了益生菌在肠道内定居下来的可能性，并使得后者可以存活更长的时间。

益生菌、益生元、合益菌粉背后的说辞颇有吸引力，但是，目前我们无法评估其中有多少是安慰剂效应。医生曾经开出糖丸、注射生理盐水，或者给不缺乏维生素的人注射维生素 B_{12}——这些患者相信它们吃的是药，因而感觉好多了。安慰剂效应非常容易愚弄人。这对很多人都有效，特别是当人的态度对病情恢复起了作用的时候，比如后背疼痛。疼痛可能确实非常严重，也可能只是身体状态的一种暗示。

有些产品声称它们可以使你感觉更好、更愉快、更有活力。但是这些目标非常空泛，难以定义，更难检测。你怎么知道你感觉好多了？而且，更重要的是，与什么相比？

当你走进健康食品商店浏览益生菌的时候，"走进健康食品商店"这一行为本身就暗示着你在寻找某些让你感觉更好的东西。通过购买产品，你已经准备好了接受帮助，于是，安慰剂效应就自然而然地出现了。

鉴于无法排除安慰剂效应，我们无法断定这些产品是否当真有效，除非我们可以进行单盲测试。在单盲测试中，受试者将服用益生菌或者安慰剂——它们无论是外观、气味或者味道必须完全一致，而且受试者不知道他们吃的是哪一种——然后，研究人员再来评估这对每一位受试者的健康影响。不幸的是，针对益生菌的研究寥寥无几。那些借此赚了大钱的益生菌供应商们对资助这类研究兴趣阑珊。

另外一个论断是益生菌可以帮助缓解特定的疾病，比如说溃疡性结肠炎或者癌症，或者是可以帮助流感患者迅速复原。这样的论断更容易检测。但是，目前针对这些论断的严格对照研究也屈指可数。

个中原因不难理解。某些疾病，比如溃疡性结肠炎，在患者之间存在很大的个体差异。而一项有效的研究需要大量的患者参与，得有上百份甚至更多样本才可能排除个体差异的干扰，发现真正的因果关联——但这类研究将非常昂贵。

我并无意贬低益生菌的作用。事实上，我认为，它们在未来的疾病预防与治疗中将扮演非常重要的角色，但是我们

212

需要更严格更扎实的科学论证来确定它们是否有效。到底我们应该将哪些微生物补回人体？也许你失去的细菌与我失去的细菌不尽相同。我们如何知道体内哪些细菌被抑制了，哪些濒临灭绝？鉴于抗生素能够抑制或者消灭特定的细菌，我预计，在未来，我们在给患者抗生素的同时也要辅以特定的益生菌，这将成为标准的治疗流程。但是首先，我们必须理解我们面对的是哪些微生物。

＊　＊　＊

还记得佩姬·利利斯的悲剧吗？那位因艰难梭状芽孢杆菌而死去的布鲁克林幼儿教师？这种糟糕的局面依然没有好转，不过最近，我们在治疗这种极易复发的疾病上取得了突破——这种技术称为粪菌移植（fecal microbiota transplantation，FMT），通俗点讲，就是将某人粪便中的细菌移植到另一个人体内。乍一听到这个过程难免让人恶心，但是它的确可以挽救生命，特别是那些反复受艰难梭状芽孢杆菌折磨的患者。

为了进行治疗，医生先要获得粪样——从健康人身上获得新鲜的样品。这可能来自于患者的家属，或者是来自其他已被审核过的捐赠者。医生用盐水将粪样稀释成糨糊状，然后将其接种到患者体内。这可以通过塑料管或者内窥镜经鼻腔接种到胃部或者十二指肠，也可以从肛门通过灌肠接种到结肠或者直肠。

虽然上述操作听起来令人反胃，但它确实有效。不少医生私底下已经做了好些年，但是一直没有公开报道。2013年，来自荷兰的科学家进行了一项关键的研究，发表在了大

213

名鼎鼎的《新英格兰医学杂志》上，引发了轰动。研究人员对反复受艰难梭状芽孢杆菌感染的患者进行了随机临床测试——受试者有机会选择接受传统抗生素治疗或者是粪菌移植。结果，接受了抗生素的治愈率是 31%，而接受了粪菌移植的治愈率是 94%。差别如此巨大以至于测试不得不中止——既然有了如此有效的替代方案，再继续使用传统的抗生素疗法就太不人道了。

这项设计严密、执行严格的临床测试验证了如下原则：一旦肠道生态系统严重受损——比如艰难梭状芽孢杆菌感染——修复肠道微生物不失为一种解决方案。有了这个证据，研究人员开始设计实验寻找其中的"活性成分"，以确定哪一种，或者哪一些微生物可以改善病情。许多的捐献者的粪样都很有效——这暗示着关键成分可能非常普遍。这可能是一种类型的微生物，或者是多种类型的微生物，每一组里都有多个成员，而成员彼此之间是可以替换的。这有点像在快餐店点餐，你可以从这一列配菜里选一个，从另外一列里再选一个。

荷兰的这项研究，以及之前亚历山大·科鲁茨医生（Alexander Khoruts）与劳伦斯·布朗迪特医生（Lawrence Brandt）进行的研究还做出了一个更加重要的贡献——他们为粪样移植作为一种潜在的治疗手段奠定了基础。日后，各种肠道生态系统紊乱疾病，比如炎症性肠道疾病、乳糜泻及肠道易激综合征都可能通过这种方式得到治疗。不难设想，它也可能用于治疗肥胖及一系列免疫综合征，甚至包括自闭症。如果这些疾病的根源在于失衡的肠道菌群，那么通过粪样移植来修复肠道菌群不失为一种解救之道。

在荷兰的研究发表之后，许多迫不及待的人开始在家里"自己动手（do it yourself）"，通过灌肠进行粪样移植。我不清楚是否有人因此受害，又有多少人真正受益。2013 年，提供这些手术操作的医生接到了美国食品药品监督管理局的警告——他们必须要遵守一系列行医准则以确保安全。我认为这项规定出台得既及时又合理。医学的历史上不乏因对新生事物过度热情而引起的灾难，比如己烯雌酚或者反应停的故事。特别是当我们从一个人向另一个人移植生物材料，更要格外小心。我们不要忘了，艾滋病毒或者乙肝病毒会通过血液或血液制品传播。然而，如果我们可以提供纯培养的益生菌，那么人际感染的潜在问题就可以得到规避。

* * *

现在，鉴于大多数孩子在成长过程中都缺少了必要的微生物，我们在哪里可以找到这些缺失的微生物，并弥补它们呢？在发育中的小鼠体内，我们可以建立微生物群系的生态模型，以期学到一些关键原则。世界上是否还有人从未接触过抗生素？如果有，也许他们的肠道细菌依然保持着纯天然的模样？也许这些肠道细菌可以成为药物？也许我们需要寻找的粪样捐献者来自于那些最少接触抗生素、消毒剂或者现代生活的地区，比如，在亚马孙雨林深处、新几内亚的高岗？这些原住民的肠道微生物与我们的是否不同？

格洛丽亚在委内瑞拉找到了答案。2008 年，一架军用直升机的飞行员在广袤无垠的奥里诺科（Orinoco）丛林中发现了一个小不点村落。这是一个土著部落，你在任何地图上都找不到它。机上有熟悉当地语言的人，落地之后跟原住民进行了交谈。他告诉原住民我们是朋友，政府想为他们提供更多的药物。原住民说，他们之前在天上见过直升机，从部落里其他村庄的族员那里也听说过"药物"这个词。但是他们还从来没有见过部落之外的人。

这支队伍在原住民的小村落里只发现了两件金属制品：一把砍刀和一个金属罐子。这个村里的人与其他印第安原住民交换过物品，并见识过"药物"的神奇之处。他们需要药物，因为他们也会生病。

村落与外界的接触不可避免，委内瑞拉政府决定让他们接种疫苗——这在我看来非常明智。麻疹和流感迟早会来到这个村落，并且同样致命。最终，经过多方许可，一支医疗小分队制定好了重返这个村落的计划。格洛丽亚请求他们从原住民身上取样以供她研究。当这支小分队重返村落的时候，医生与其他医务工作者准备好了预防感染的疫苗。同时，他们用医用棉签从年龄不一的 35 位村民的口腔和胳膊上取了样品，并从其中 12 位原住民那里取得了粪样。通过委内瑞拉当局以及与格洛丽亚共事 20 多年的亚马孙州研究机构的密切配合，这些医用棉签送到了她的实验室。

这些样品弥足珍贵。格洛丽亚手头上的这些肠道微生物的宿主几乎还处于石器时代，没有文字语言、没有数学、几乎不与外界接触。他们从来没有使用过抗生素。在一定意义上，这些微生物就是活化石。这些粪样真是凤毛麟角。

几年之后，她的实验室提取出了样品中的 DNA，并进行了测序分析。一天早晨，在我们纽约的家里，格洛丽亚和她的合作伙伴——罗伯·纳艾特（Rob Knight）和何塞·克莱门特（José Clemente）聚到一起研究这批粪样的最新分析

215

结果。他们三人分别来自委内瑞拉、新西兰和西班牙，带着各自的口音兴高采烈地讨论着这 12 位印第安人的肠道微生物种群与来自科罗拉多州的 157 位年轻成年人样本的区别。何塞在电脑上一张接一张地展示着结果图。

　　差别异常显著，简直不可思议。157 位美国人身上只有少数几种门类的微生物，而 12 位印第安人身上的微生物却有 100 多种，而且大多是美国人体内都没有的独特物种。而且，他们身上的微生物所属的门类非常多，远超那些美国人身上的微生物。如何解释这种差异？一种可能是，他们携带的许多微生物从我们身上消失了——原因可能在于抗生素及其他医疗卫生条件的进步，或者说得更宽泛一点，就是我们的现代生活。

　　再一次，这项重要的证据也支持了我提出已近 20 年的"消失的微生物"假说。图片对比明显，极富视觉冲击力，不需要复杂的统计分析就可以看到两组人群的主要区别。有朝一日，这些远古的微生物，从我们身上消失许久之后，也许可以弥补回到我们的孩子们的身上，以保护他们远离当前困扰我们——却不会困扰这些印第安人——的各种现代疾病。

* * *

　　我们需要做的是修复这些消失的微生物，就像在粪菌移植里所做的那样。这些微生物样品可能来自于遥远的地方，也可能来自你的家属。比如，一生之中很少服用抗生素的祖母可以将她们体内的细菌移植给孙子孙女们。

　　也许，未来的孩子将会接受一种新的体检。出生一个月体检的时候，医生除了检查孩子的身体，也要检查孩子的粪样和尿样。在实验室里，人们可以分析肠道细菌的基因序列，分析尿样中的代谢物质。然后可能会得出这样的结论：孩子一切正常，但是需要补充双歧杆菌；对另外一个孩子，也许要补充支原体（*Allobaculum*），或者是草酸杆菌（*Oxalobacter*）。医生将针对每一个孩子开出特定的微生物配方。

217 也许这些细菌可以涂抹到母亲的乳头上，在孩子吃奶的时候一并接种到他们体内。或者，孩子可以服用特殊配方的奶粉，比如说混合了某些草酸杆菌与草酸——人体不会消化草酸，但是这些细菌需要它们。这种混合了益生菌与益生元的"合益菌粉"将会帮助这些细菌在人体肠道里站稳脚跟，这样，我们不必再使用随机抽取的微生物。在纽约大学我的实验室里，我们正在进行这方面的研究。

1998 年，我在《英国医学杂志》（*British Medical Journal*）上预言，有朝一日，我们将会把消失的幽门螺杆菌弥补回我们的孩子身上。从那以后，这个想法得到了越来越多的支持，而且这份需要弥补的清单越来越长。不过，探索的旅程才刚刚开始，其中的作用机制目前还不明朗。

尾　声

19 世纪末 20 世纪初，卡尔·奔驰（Karl Benz）、亨 ²¹⁸利·福特（Henry Ford）与其他汽车发明家一道为人类生活做出了巨大贡献——他们发明、改进，并大规模制造了内燃机，汽车由此诞生。这改变了人类的生活方式：我们可以驾车去工作、旅行、走亲访友、运送货物、探索世界，等等。我们彼此的联系更加紧密，可以遇见不同文化不同族裔的人，当然，我们可以发动远途战争。

不过，我们也知道，内燃机引发了一系列新的问题，并加剧了本来就存在的一些问题，比如空气污染、交通事故、交通拥堵。福特先生也许预料到了这些状况——这固然不是初衷，却是可以预见的后果。马车充斥的城市里也有交通拥堵的问题，而且，马儿排泄的粪便也并不雅观。因此，汽车所引发的许多问题并不新鲜，而是已知问题的扩展。

假如 100 多年前有人告诉亨利·福特，驾驶汽车会导致格陵兰岛的冰川融化，福特先生也许会嗤之为无稽之谈。假 ²¹⁹如 30 多年前有人这么说呢？可能还是觉得这难以想象。这看似风马牛不相及的两件事情会有什么关联呢？可是，现在我们知道了这两件看似不相干的事情是如何联系起来的——因为人为因素导致的碳排放引起了全球变暖。不过，这只是冰山一角，人类的许多活动都在改变着我们这个星球的"宏观生态"。

本书关注的是抗生素与剖宫产如何改变了我们的"微观生态"——虽然我们是出于良好的动机来使用它们，而且也确实挽救了无数生命，可是，我们体内的微生物一旦失衡就会引起灾难。这听起来有点难以接受，就像"驾驶汽车导致了全球变暖"在福特先生听来一样难以理解。但是现在，在环境运动 40 多年之后，我相信我们终于开始认真考虑并着手解决全球变暖的问题了。

本书讲述的负面效果与全球变暖相比也不相上下，而且，许多变化甚至发生得更快。我并非建议全面禁用抗生素或者剖宫产，正如没有人建议禁用汽车。我唯一的呼求是我们需要更明智地使用它们，并找到对策，消除弊端。真理总是在回顾中显形。以今天的眼光来看，古人怎么会认为太阳绕着地球转？居然还认为地球是平的？但是，传统信念自有其吸引力——在追随者看来，它们无可置疑。

我们享受了抗生素带来的好处，但是否也付出了代价？——这个问题一经提出，局势就发生了改观。是的，强大的抗生素可能会影响我们体内的友好细菌；是的，从古老的自然分娩到现代的剖宫产这一转变可能也起了作用——目前世界上 33%～50%的新生儿通过剖宫产出生；是的，刻意消灭我们体内的天然微生物居民可能会带来复杂的后果。

我们体内世代相承的微生物不是无缘无故地存在的，它们是漫长演化的产物。任何对它们的改变都可能让我们付出代价，而现在，我们已经相当剧烈地改变了它们。苦果已经 ²²⁰酿成，我们不过刚开始意识到而已——问题还会进一步发酵。

现在，我们必须做出重大改变。改变需要时间，而弥补之前的过失需要更长的时间。如同全球变暖，这里的风险在于人们可能被"束缚"在了当前的局面里。但是我对未来持乐观态度。人类的"微观生态"的改变仅仅发生在一个世纪之间——特别是过去六七十年。在整个人类的历史长河中，这不过是转瞬之间。那些迅速发生的转变同样可能被迅速扭转。

此刻，我们来到了历史的十字路口。抗生素与剖宫产都是好东西，但是它们也有意料之外的负面后果。福祸相依，这本不足为奇。值得警惕的是，抗生素或剖宫产并不是罕见现象，而是处于现代医疗卫生体系的核心位置，影响了人体健康的方方面面。特别是对我们下一代，影响之大，不可估量。

在预防及治疗疾病方面，我们已经取得了长足的进步。现在，也许我们的努力达到了顶点，之前的成就结出了苦果。我们必须马上行动，否则更大的灾难会将我们吞没。

我们并非无计可施。一些对策可能会有协同效应，比如控制剖宫产和抗生素的使用，并最终补回消失的微生物。为了子孙后代的未来，我们当诚意正心，尽力而为。

注　释

（每条注释所标序号对应于本书的边码）

第一章　现代疾病

1　变得更为健康：在古代，1/3～1/2 的儿童在 5 岁之前夭折（参见 T. Volk and J. Atkinson, "Is child death the crucible of human evolution?" *Journal of Social*, *Evolutionary and Cultural Psychology* 2, [2008]：247—260）。

整个 19 世纪，儿童的死亡率都居高不下。1900 年，美国的一些城市里仍有 30％的婴儿在 1 岁之前夭折（参见 R. A. Meckel, *Save the Babies*：*American Public Health Reform and the Prevention of Infant Mortality*, 1850—1929, Baltimore：Johns Hopkins University Press, 1990）。

到了 20 世纪，更好的公共医疗带来了巨大的改变，婴儿的死亡率从 1915 年的 10％降到了 1995 年的 1％（参见 *Morbidity and Mortality Weekly Report* 48 [1999]：849—858）。

在过去的半个世纪里，儿童死亡率不断降低（参见 G. K. Singh and S. M. Yu, "U. S. childhood mortality, 1950 through 1993：trends and socioeconomic differentials", *American Journal of Public Health* 86 [1996]：505—512）。

3 **全球普遍变胖的现象**：虽然体重的增加根本上反映的是摄入的能量大于消耗的能量，但肥胖问题非常复杂。比如，一个极富争议的问题是：来源于不同食物的同等能量对人体代谢是否有同等贡献？身心压力大、缺乏睡眠都会促进食物摄入，缺乏锻炼可能也导致了能量消耗不足。母亲吸烟、胚胎阶段的环境、荷尔蒙受到干涉、吃盐过多都可能会促进肥胖，甚至化学毒素也发挥了作用（关于最后一点，参见 P. F. Baillie-Hamilton, "Chemical toxins: a hypothesis to explain the global obesity epidemic". *Journal of Alternative and Complementary Medicine* 8 [2002]: 185—192)。

3 **发病率增长了550%**：在过去50多年里，发达国家中的青少年（1型）糖尿病在不断增加（参见 V. Harjutsalo et al., "Time trends in the incidence of type 1 diabetes in Finnish children: a cohort study", *Lancet* 371 [2008]: 1777—1782)。

经过最近一段时间的加速增长，发病率似乎开始持平，这可能要归功于公共医疗卫生的努力（参见 V. Harjutsalo et al., "Incidence of type 1 diabetes in Finland", *Journal of the American Medical Association*, 310 [2013]: 427—428)。

世界范围内，1型糖尿病的发病率年均增长率为3%（参见 P. Onkamo et al., "Worldwide increase in incidence of Type I diabetes-the analysis of the data on published incidence trends", *Diabetologia* 42 [1999]: 1395—1403)。

5 【**卫生假说**，也称为"老朋友假说"（"old friends" hypothesis)：该假说的大意是，在人类的漫长演化过程中，许多微生物参与了人体的免疫发育过程，特别是幼年接触过的各种细菌可以帮助"驯化"我们的免疫系统——这些细菌就是所谓的"老朋友"；而人类城市化的进程中，卫生条件越来越好，在更为清洁的环境下长大的儿童接触到这类细菌的机会大大减少，导致了免疫失调。这是对目前日益流

222

行的慢性炎症、过敏性综合征的一个解释。参见 Rook GAW. "The broader implications of the hygiene hypothesis", *Immunology*. 126 [2009]：3—11.

Rook GAW，99th Dahlem conference on infection，inflammation and chronic inflammatory disorders："Darwinian medicine and the 'hygiene' or 'old friends' hypothesis", *Clinical & Experimental Immunology*. 160 (1) [2010]：70—79.

相 关 网 页：http：//www. grahamrook. net/OldFriends/oldfriends. html ——译者注】。

6 与成人的非常相似了：参见 Yatsunenko et al.，"Human gut microbiome viewed across age and geography", *Nature* 486 [2012]：222—227. 在这一研究中，研究人员比较了从美国人、马拉维人以及委内瑞拉的拉美印第安人身上取得的微生物样品，发现婴儿之间微生物组成上的差异要明显大于成人之间的差异。但是随着儿童成长，他们的微生物群系变得越来越像成人。重要的是，这一变化发生的年龄是3岁。微生物群系从无到有，到与成人类似，都发生在生命的早期，这也正好与人体其他许多功能的发育同步。

6 "正在消失的微生物群落"："消失的微生物"群假说在多年里不断改进。围绕这一主题，我有几篇关键的论述，包括：

"An endangered species in the stomach," *Scientific American* 292 (February 2005)：38—45；

"Who are we? Indigenous microbes and the ecology of human disease", *EMBO Reports* 7 [2006]：956—960；

M. J. Blaser & Stanley Falkow, "What are the consequences of the disappearing microbiota?" *Nature Reviews Microbiology* 7 [2009]：887—894；

M. J. Blaser, "Stop killing our beneficial bacteria", *Nature* 476

[2011]：393—394.

8　"隐身衣"：理清胚胎曲状杆菌的逃逸机制涉及一系列的实验，前后跨度近20年。几篇关键的研究论文包括：

M. J. Blaser et al.，"Susceptibility of *Campylobacter* isolates to the bactericidal activity in human serum"，*Journal of Infectious Diseases* 151［1985］：227—235；

M. J. Blaser et al.，"Pathogenesis of *Campylobacter fetus* infections. Failure to bind C3b explains serum and phagocytosis resistance"，*Journal of Clinical Investigation* 81［1988］：1434—1444；

J. Dworkin and M. J. Blaser，"Generation of Campylobacter *fetus* S-layer protein diversity utilizes a single promoter on an invertible DNA segment"，*Molecular Microbiology* 19［1996］：1241—1253；

J. Dworkin and M. J. Blaser，"Nested DNA inversion as a paradigm of programmed gene rearrangement"，*Proceedings of the National Academy of Sciences* 94［1997］：985—990；

Z. C. Tu et al.，"Structure and genotypic plasticity of the *Campylobacter fetus* sap locus"，*Molecular Microbiology* 48［2003］：685—698。

9　它们之间的关系有点像狮子与家猫：麻烦的是，分类往往都很复杂。比如说吧，我们说的家猫（*Felis catus*）也被分类为斑猫（*Felis silvestris*），是野猫种，有时也被称为斑猫种家猫亚种。

9　人体里就会有天然的抗体：由于我们一直在研究曲状杆菌及其引发的宿主反应，很自然的，我们对"肠道类曲状杆菌"（the gastric campylobacter-like organism，简称为GCLO）也很有兴趣。这种细菌一度被称为幽门曲状杆菌（*Campylobacter pyloridis*，then *Campylobacter pylori*），最终人们一致同意了现在的名字：幽门螺杆菌（*Helicobacter pylori*）。我们在这方面早期的论文包括：

G. l. Pérez-Pérez, and M. J. Blaser, "Conservation and diversity of *Campylobacter pyloridis* major antigens", *Infection and Immunity* 55 [1987]: 1256—1263;

223 G. l. Pérez-Pérez, B. M. Dworkin, J. E. Chodos, and M. J. Blaser, "*Campylobacter pylori* antibodies in humans", *Annals of Internal Medicine* 109 [1988]: 11—17.

正是依赖于这些研究，我们开发出了一种血清试剂盒（今天美国使用的大多数血液试剂盒都是以此为基础），用于诊断受试者胃部是否携带有幽门螺杆菌。

9 "幽门螺杆菌没一个好东西"：针对我发表的文章（M. J. Blaser, "Not all *Helicobacter pylori* strains are created equal: should all be eliminated?" *Lancet* 349 [1997]: 1020—1022), David Graham 写了这回应："The only good *Helicobacter pylori* is a dead *Helicobacter pylori*"（*Lancet* 350 [1997]: 70—71), 很快成了当时的代表性概念。

10 正常肠道菌群（normal gut flora）：Flora 是生活在人体中无数微生物的旧称，我们一度把它们称作"正常群系"。但是细菌并不是植物，这些生活在人体内和体表的微生物极为微小且非常多样。现在，我们把这些微生物的总和称作微生物群落（microbiota），而把微生物群落内部以及它们与宿主之间的所有相互作用统称为微生物群系（microbiome）。

第二章 我们的微生物地球

12 【关于生命起源，我们仍然没有一个圆满的解释：事实上，就生命起源这个大谜团，特别是关于远古的生物体如何捕获能量这一核心问题，生物学在过去的几十年里取得了不少进展。参见 Nick Lane, *The Vital Question: Energy, Evolution, and the Origins of*

Complex Life（New York：W. W. Norton & Company，2015）——译者注】

13　"就抹去了人类的全部历史"：参见 J. McPhee，*Basin and Range*，book 1 in *Annals of the Former World*（New York：Farrar，Straus & Giroux，1998）。

13　【地球过去 37 亿年的生命史压缩成 24 个小时：宇宙日历（The Cosmic Calender）的概念最初由卡尔·萨根提出，参见 C. Sagen，The Dragons of Eden：Speculations on the Evolution of Human Intelligence（New York：Random House，1977）——译者注】

13　少数例外情况：参见 H. N. Schulz et al.，"Dense populations of a giant sulfur bacterium in Namibian shelf sediments"，*Science* 284［1999］：493—495. 但是这样巨大的微生物对于这些微观尺度的生命而言显然是个例外。

15　我们与玉米之间的距离：参见 N. Pace，"A molecular view of microbial diversity and the biosphere"，*Science* 276［1997］：734—740. 在 Carl Woese、Norman Pace 以及其他许多人看来，微生物是地球上最早出现的生命。

15　【演化出了无数攻防的招数：病毒入侵微生物的例子在教科书里屡见不鲜，而微生物"免疫"病毒的手段我们知之甚少，最近几年特别火的 Crispr/Cas 系统其实正是微生物用来"免疫"病毒的手段之一——译者注】。

16　相当于 2400 亿头非洲象的重量：参见

W. B. Whitman et al.，"Prokaryotes：The unseen majority"，*Proceedings of the National Academy of Sciences* 95［1998］：6578—6583；

J. S. Lipp et al.，"Significant contribution of Archaea to extant biomass in marine subsurface sediments"，*Nature* 454［2008］：991—994；

M. L. Sogin et al.，"Microbial diversity in the deep sea and the underexplored 'rare biosphere'," *Proceedings of the National Academy of Sciences* 103〔2006〕：12115—12120。

17　这就是自然选择（其实是塑料选择）：参见 T. Suyama et al.，"Phylogenetic affiliation of soil bacteria that degrade aliphatic polyesters available commercially as biodegradable plastics"，*Applied and Environmental Microbiology* 64〔1998〕：5008—5011；

E. R. Zettler et al.，"Life in the 'plastisphere'：microbial communities on plastic marine debris"，*Environmental Science and Technology* 47〔2013〕：7137—7146。

18　水和许多细菌：参见 T. O. Stevens and J. P. McKinley，"Lithoautotrophic microbial ecosystems in deep basalt aquifers"，*Science* 270〔1995〕：450—454。

19　一种常见的肠道细菌——大肠埃希菌：大肠埃希菌的全名是埃希氏大肠杆菌，为的是纪念德国医生西奥多·埃希（Theodor Eschrich）。他于 1885 年从健康人的粪样里筛选到了这种细菌，并称之为共生肠杆菌（*Bacterium coli commune*）。到了 20 世纪早期，该细菌更名为埃希氏大肠杆菌（*Escherichia coli*）。虽然它们是人类肠道中知名度最高的细菌，但是它们在所有的细菌里只占了不到 1/1000。大多数大肠埃希菌都是无害的，有少数几株可以引发不同类型的疾病。由于它们容易培养，很快就成了研究生物学、生物化学，以及细胞遗传学的模式生物。在大肠埃希菌的 5000 多个基因里，许多都能在人类中找到它们的同源基因。

19　【回答：是，也不是：作者在文中谈了"是"的理由。那么"不是"的理由呢？一个规模巨大的微生物群体里含有各种各样的突变基因，可以说，总会有一两个突变基因可以赋予细菌某种耐受抗生素的能力。此外，还有一些细菌也可以经受抗生素处理而生存下来，它们被称为 persisters（目前尚没有统一的中文译名，可以理解为休眠细胞）——译者注】。

21　"……将来还是如此，直至世界终结"：1993 年，斯蒂芬·古尔德为爱德华·威尔逊（E. O. Wilson）刚出版的著作《生命的多样性》（*The Diveristy of Life*）写了一篇书评，发表在《自然》杂志上。其中，古尔德提到（大意如此），威尔逊应该知道，根本没有什么两栖动物或者哺乳动物的时代，这些不过都是永恒的细菌时代的一部分，所以他说了这段话（S. J. Gould, "Prophet for the Earth：Review of E. O. Wilson's 'The diversity of life'", *Nature* 361 [1993]：311—312）。

第三章　人类微生物群系

23　它们与宿主是共生关系：共生，这个词出现于 19 世纪，指的是密切生活在一起的两个（或者更多个）物种的关系。这种关系有时候甚至会持续一生。虽然共生可以指互利的、中性的或者互害的关系，但是它通常用来指互利关系。参与共生的各方被称为共生体。

23　蚜虫，一种生活在植物上的小昆虫：参见 N. Moran, "The evolution of aphid life cycles", *Annual Review of Entomology* 37 [1992]：321—348。

24　人类更类似于猿猴而不是奶牛：参见 H. Ochman et al., "Evolutionary relationships of wild hominids recapitulated by gut microbial communities", *PLOS Biology* 8 [2010]：e1000546。

25　已知的 50 个门的细菌：门是生物分类法中的一级，位于界和纲之间。动物界包含了所有的动物，有大约 35 个门，从节肢动物门（比如昆虫）到脊索动物门（脊索动物指有脊髓的动物，比如人类）。

25　母亲的子宫里没有细菌：这是长久以来人们信奉的观念，但是最近有证据表明，许多动物的子宫里本来就有细菌（参见

L. J. Funkhouser and S. Bordenstein, "Mom knows best: the universality of maternal microbial transmission", *PLOS Biology* 11 [2013]: e1001631). 不过，目前这仍然是一个有争议的领域。人类之中的情况如何？几年之内，我们将会见分晓。【本书英文版出版之后不久，就有研究报道人类的胎盘中的确存在细菌。参见 Aagaard, K. *et al.*, "The Placenta Harbors a Unique Microbiome", *Science Translational Medicine* 6 [2014]: 237ra65（感谢王凌宇同学对此条注释的贡献）。——译者注。】

25 在人出生之后的头三年内：Yatsunenko 以及她的同事们，包括我的妻子格洛丽亚，对一项针对三个地区——美国、马拉维、委内瑞拉（拉美印第安人）健康人的肠道微生物群落进行了研究，统计了哪些细菌在各个年龄阶段的人里都有分布。在生命早期，不同地区的幼儿彼此更类似，随着年纪增长而逐渐分化。也许更重要的是，胎儿体内的微生物群落组成不同于成年人，但是它逐渐趋近于成年人的肠道组成，到了 3 岁就基本成型了！（参见 T. Yatsunenko et al., "Human gut microbiome viewed across age and geography", *Nature* 486 [2012]: 222—227）。起初，这令我相当惊讶，但是回头越想越觉得这有道理——微生物群系的发育与儿童的发育是同步进行的，这与我对早期微生物群系功能的假说吻合。

26 胳膊肘上与脚趾缝里是完全不同的物种：我们在 2004 年第一次利用分子手段对皮肤进行了微生物普查，发现了巨大的多样性，以及身体左右两侧的对称性（参见 Z. Gao et al., "Molecular analysis of human forearm superficial skin bacterial biota", *Proceedings of the National Academy of Sciences* 104 [2007]: 2927—2932）。

随后，其他研究人员利用更加强大的方法确认并拓展了我们的观察，阐明了左右手之间更细微的差异，以及我们的电脑键盘如何携带了我们指尖上的特征性微生物——也就是说，我们可以区分不同人的键盘（参见 N. Fierer et al.，"Forensic identification using skin bacterial communities"，*Proceedings of the National Academy of Sciences* 107 ［2010］：6477－6481）。

他们同时表明了三种主要的皮肤类型——干燥、湿润、多油——各有自己的主要微生物群落（参见 E. A. Grice et al.，"Topical and temporal diversity of the human skin microbiome"，*Science* 324 ［2009］：1190－1192）。

除了脚底板，人体的大部分皮肤上占主导地位的是一种类型的真菌（参见 K. Findley et al.，"Topographic diversity of fungal and bacterial communities in human skin"，*Nature* 498 ［2013］：367－370）。

27　242 位健康的成年人：由国立卫生研究院（National Institute of Health）赞助的大型人类微生物群系计划（Human Microbiome Project）取得了巨大进步，为研究人类微生物群系组成奠定了基础。这项针对美国（事实上是休斯敦以及圣路易斯两个城市）健康年轻成人的研究已经勾勒出了人类微生物群系的整体框架（C. Huttenhower et al.，"Structure, function and diversity of the healthy human microbiome"，*Nature* 486 ［2012］：207－214）。在这篇文章中，共同作者（我也忝列其中）与受试对象的人数几乎相当。这是一个非常复杂的、举国之力进行的"大科学"，受益者甚广——而且随着越来越多的科学家利用其中的信息，包括来自人身体上 16 个不同位点的取样，以及从女性阴道内的 3 次取样，这项研究的受益者会越来越多。比如说，根据这项研究，我们对口腔中的微生物有了更多的了解：舌头前段、上颚、面颊部位的微生物更相似，与牙龈缝里的微生物差别明显。

27　它们不喜欢氧气：牙龈缝里的微生物非常多，它们的密度、多样性几乎与大肠中的微生物相当（参见 l. Kroes et al.，"Bacterial diversity within the human subgingival crevice"，*Proceedings of the National Academy of Sciences* 96 ［1999］：14547－14552）。牙齿与牙龈

的交界地带是牙周疾病的高发区。我们希望，更好地理解微生物种群以及它们的动态变化，可以帮助人们治疗牙病，预防牙齿脱落。

28　是否招蚊子：参见 N. O. Verhulst et al.，"Composition of human skin microbiota affects attractiveness to malaria mosquitoes"，*PLOS ONE* 6 [2011]：e28991。

28　含有数十种微生物的群落：参见 Z. Pei et al.，"Bacterial biota in the human distal esophagus"，*Proceedings of the National Academy of Sciences* 101 [2004]：4250－4255. 在我们发表这篇论文之前，没人曾想到过食管里竟有长期居住的微生物，人们之前误以为这些微生物不过是从口腔、喉咙暂时路过而已。

29　结肠微生物组成与功能：正如我们可以构建出植物、动物的家族树，利用新的生物信息学工具，我们同样可以构建出在不同生境下生活的细菌群体的家族树。比如，我们可以比较淡水湖泊与海洋中的微生物群体的组成（不出所料，它们差别很大）。当我们同样来比较小鼠与人体内的肠道细菌的时候，我们可以看到许多相似之处（参见 R. E. Ley et al.，"Worlds within worlds：evolution of the vertebrate gut microbiota"，*Nature* Reviews Microbiology 6 [2008]：776－788）。在更高的分类水平上，从门开始，小鼠与人体内的微生物门类几乎是一致的。但是当我们沿着系统发生的阶梯往下走，差异越来越大，到了物种的水平，小鼠与人携带的微生物非常不同。在一定意义上，这些微生物的相似与差异既体现了我们自己的遗传组成，又保留了我们从共同祖先演化到不同物种——小家鼠（*Mus musculus*）与智人（*Homo sapiens*）的演化史。没错，即使是我们体内的微生物也体现了"胚胎重演律"（ontogeny recapitulates phylogeny）。这是我读高中的时候就学到的一条演化定律，但是直到很久之后，我才理解演化的内涵。

30　你血液里几乎所有的化学物质都是由微生物活动产生出来的：参见 W. R. Wikoff et al.，"Metabolomics analysis reveals large effects of gut microflora on mammalian blood metabolites", *Proceedings of the National Academy of Sciences* 106［2009］：3698－3703。研究人员比较了无菌小鼠（它们在塑料囊里出生，不含任何细菌）与常规喂养的小鼠，他们利用非常灵敏的化学筛选以及检测手段来检查两组小鼠血液的成分。在从常规小鼠中检出的 4172 种代谢成分中，无菌小鼠特有的代谢物有 52 种，而常规小鼠特有的代谢物达 145 种。在常规小鼠和无菌小鼠共有的 3975 种代谢物中，318 种在常规小鼠中的比例显著高于无菌小鼠。这暗示着肠道微生物对宿主的代谢发生了影响（本条注释参照所引文献有更正——译者注）。

30　肠道是地高辛化学加工的第一站：参见 H. J. Haiser et al.，"Predicting and manipulating cardiac drug inactivation by the human gut bacterium *Eggerthella lenta*"，*Science* 341［2013］：295－298。

31　蛋白质含量很低：红薯的蛋白质含量约 2%，因此成人必须每天摄入约 2.25 千克的红薯才能够吸收足够多的蛋白质。

31　第五种类型基本上不含乳酸杆菌：参见 J. Ravel et al.，"Vaginal microbiome of reproductive-age women"，*Proceedings of the National Academy of Sciences* 108，suppl. 1［2011］：4680－4687。

33　人类肠道微生物群系的组成相对稳定：参见 J. Faith et al.，"The long-term stability of the human gut microbiota"，*Science* 341［2013］DOI：10.1126/*Science*.1237439。通过对同一批人群持续追踪多年，杰夫·戈登的实验室表明了虽然我们可以检测到其中生物体的变迁，但是大体上还是相当稳定的。据他们的研究估计，成人体内大约 60% 的微生物在 5 年之后仍然存在。

34　微生物群体的变化却更加显著：2013 年 4 月 23 日，马里兰大学的 Nanette Steinle 博士在美国营养学会的一次学术会议的展板中展示了她关于进食干豆/小扁豆的研究数据。不过，也有其他研究表明进食虽然会暂时改变微生物群系，但是长期来看整体的组成还是稳定的（参见 G. Wu et al.，"Linking long-term dietary patterns with gut microbial enterotypes"，*Science* 334［2011］：105—108）。

34　一旦饮食调整回来，这些变化随即消失：参见 L. A. David et al.，"Diet rapidly and reproducibly alters the human gut microbiome"，*Nature* 505［2013］：559—563。

34　几百万个独特的基因：当人类微生物群系计划成为美国"大科学"的中心的时候，欧洲有一个类似的项目也在进行——人类肠道宏基因组计划（MetaHit consortium）。与前者相比，后者的许多工作既有独特之处，又有补充作用。J. Qin et al.（"A human gut microbial gene catalogue established by metagenomic sequencing"，*Nature* 464［2010］：59—65）表明了在个体之间存在巨大的差异。

M. Arumugan et al.（"Enterotypes of the human gut microbiome"，*Nature* 473［2011］：174—180）推测，人体的微生物群系可以按其组成分成三种类型，有点像人的血型。不过，这种分类模式是否经得起时间检验，以及个体的微生物类型是否相对稳定还有待确定。

35　受试者肠道里独特的细菌基因数量在不同个体间差异巨大：在 MetaHit 研究团队的最近一篇文章里（E. Le Chatelier et al.，"Richness of human gut microbiome correlates with metabolic markers"，*Nature* 500［2013］：541—546），他们统计了 292 名受试者的肠道微生物基因数量以及代谢水平。结果清晰地显示，基因数目可以分成两类：75％的人属于高基因类群，25％的人属于低基因类群。平均而言，这两种类型的人的代谢水平差异显著。那些低基因类群的人更有可能代谢紊乱，并与一系列症状，包括肥胖、糖尿病、动脉硬化、高血压等都相关。

这项研究尚未解决的一个问题是，低肠道微生物基因数量与代谢紊乱孰因孰果？与这篇文章同时发表的另外一组工作表明，调整饮食可以促进代谢水平并提高基因数目（参见 A. Cotillard et al.，"Dietary

intervention impact on gut microbial gene richness", *Nature* 500
[2013]：585—588)。

37　基因之间的差异可能高达上千万倍：参见 Qin et al.，"A human gut microbial gene catalogue established by metagenomic sequencing"，*Nature* 464 [2009]：59—65。

37　第一次接触到某种化学物质的情形：参见 l. Cho and M. J. Blaser，"The human microbiome：at the interface of health and disease"，*Nature* Reviews Genetics 13 [2012]：260—270。其中，我们充分地讨论了偶发性微生物的概念。

37　【这会带来级联效应（cascading effects）并引发次生灭绝（secondary extinction）吗：级联效应的一个例子是多米诺骨牌效应；次生灭绝指的是生态系统中一个物种的灭绝引起了另一个物种灭绝的现象。——译者注】

38　奶牛与其瘤胃里帮助消化植物纤维的微生物：像牛、羊这样的反刍动物里，瘤胃是特化的第一个胃，其中的微生物可以分解摄入的草料，使得宿主可以获得其中的能量。瘤胃是共生的一个显例，在其中生活的微生物包括细菌、真菌、原生动物以及病毒。

39　如果你欺诈，你的收益将比公平公正的博弈收益更少：关于微生物与我们之间平衡关系的讨论，参见 M. J. Blaser and D. Kirschner，"The equilibria that allow bacterial persistence in human hosts"，*Nature* 449 [2007]：843—849。

第四章　病原体的崛起

41　引起脑炎：脑炎意味着大脑产生了炎症，通常是由病毒或者细菌的急性感染所引起的，但也可能是由其他生物引起的感染，或者根本不是因为感染。

42　病原体是小怪兽，从内部蚕食掉它们的猎物：参见

D. Quammen, *Spillover*：*Animal Infections and the Next Human Pandemic*【New York：W. W. Norton & Company，2012）（中文版参见《致命接触：全球大型传染病探秘之旅》，刘颖译，中信出版社，2014 年——译者注】。

43　并有 50 人死去：这次暴发来得非常意外，数以千计的人都不幸被殃及。关于这次暴发的病理学描述，参见 U. Buchholz et al.，"German outbreak of *Escherichia coli* 0104：H4 associated with sprouts"，*New England Journal of Medicine* 365［2011］：1763 — 1770。

关于其中菌株的特点，参见 C. Frank et al.，"Epidemic profile of Shigtoxin-producing *Escherichia coli* 0104：H4 outbreak in Germany"，*New England Journal of Medicine* 365［2011］：1771—1780。

关于发生的原因，参见 M. J. Blaser，"Deconstructing a lethal food-borne epidemic"，*New England Journal of Medicine* 365［2011］：1835—1836。

47　流行病开始肆虐：参见 W. McNeill，*Plagues and Peoples* (New York：Anchor，1977)。

47　流感病毒只能感染 1/3～1/2 初次接触它们的人：Peter Panum 在他的经典著作 "Observations Made During the Epidemic of Measles on the Faroe Islands in the Year 1846" (*Bibliothek for Laeger*，Copenhagen，3R.，1［1847］：270—344) 里，记录了 19 世纪麻疹传到一个荒岛之后发生的故事。也有更多最近的例子：比如，20 世纪 40 年代一艘轮船抵达了格陵兰岛，船上有一名船员患有麻疹，从而将麻疹带到了那里。

47　平均每小时有 18 人死亡：世界卫生组织关于麻疹致死的数据，参见 http：//www. who. int/mediacentre/factsheets/fs286/en/。在发达国家，麻疹一直是相对温和的疾病，几乎每个儿童都患过它，直到 20 世纪 90 年代引入了一种有效的疫苗，它才绝迹。在发展中国家，麻疹却格外凶险。由于患者营养不良、免疫力不足，若再有并发感染，麻疹会相当致命。每年，超过 10 万儿童死于麻疹。目前我们已有疫苗可以治疗这种可怕的疾病，但是由于发展中国家政治、物流、经济方面的原因，不是所有人都有机会接种上疫苗。 229

47　麻疹只有在规模达 50 万以上的易感人群中才能得以维持：Francis Black 是最早一批想到利用岛屿生物地理学说来研究人类传染性疾病的先驱，早在这种学说进入公众视野的几十年前，他就已开始了相关研究（参见 F. L. Black，"Measles endemicity in insular populations：critical community size and its evolutionary implication"，Journal of Theoretical Biology 11 [1966]：207—211）。

48　麻疹病毒就迅速在人群中传播开：参见 Panum，"Observations Made During the Epidemic of Measles on the Faroe Islands in the Year 1846"（*Bibliothek for Laeger*，Copenhagen，3R.，1 [1847]：270—344）。

48　造访我们的粮仓及垃圾堆：M. J. Blaser，"Passover and plague"，*Perspectives in Biology and Medicine* 41 [1998]：243—256。

48　黑死病在非洲扎伊尔共和国的金沙萨暴发：无论是 14 世纪，还是现在，只要条件成熟，黑死病都会在城市发作。近年来，非洲及印度的某些城镇仍有黑死病暴发的情况。参见 G. Butler et al.，"Urban plague in Zaire"，*Lancet* 343 [1994]：536。

关于目前黑死病流行的更多细节，参见 P. Boisier et al.，"Epidemiologic features of four successive annual outbreaks of bubonic plague in Mahajanga，Madagascar"，*Emerging Infectious Diseases* 8 [2002]：311—316。

48　1/5 的儿童无法活到 5 岁：许多的方法都可以用来衡量死亡率。Samuel H. Preston 与 Michael R. Haines 在测算儿童的死亡率方面做了许多工作。参见他们的著作 *Fatal Years: Child Mortality in Late-Nineteenth Century America*（Princeton: Princeton University Press，1991），49—87。

第五章　灵丹妙药

54　与胃癌这种常见但难以治疗的恶性肿瘤联系了起来：通过与夏威夷的梅奥医院（Mayo Clinic）以及日本的同事的合作研究，我们表明了幽门螺杆菌的携带者更有可能患上胃癌（A. Nomura et al.，"*Helicobacter pylori* infection and gastric carcinoma among Japanese Americans in Hawaii"，*New England Journal of Medicine* 325［1991］：1132—1136；

N. Talley et al.，"Gastric adenocarcinoma and *Helicobacter pylori* infection"，*Journal of the National Cancer Institute* 83［1991］：1734—1739；

M. J. Blaser et al.，"*Helicobacter pylori* infection in Japanese patients with adenocarcinoma of the stomach"，International Journal of Cancer 55［1993］：799—802）。

David Forman 在英国进行的研究与 Julie Parsonnet 在加州进行的研究都得出了类似的结果。几年之内，我们改变了人们对胃癌起因的理解。胃癌至今仍是致死人数第二多的癌症（仅次于肺癌）。我们现在知道，80％以上的胃癌都可以归咎于幽门螺杆菌（参见第九章）。

57　利用取自白细胞或唾液的酶类杀死这些细菌：弗莱明从唾液里发现了人体先天性免疫的成分之一——溶菌酶（lysozyme）。这种酶可以打断细胞壁的化学联结，有效"溶解"细菌细胞。事后来看，这230　是关于人体先天性免疫的一项重大发现。人体演化出了一系列类似溶菌酶的分子，可以抵御许多种类的细菌。它们可以缓解细菌对皮肤与黏膜表层的感染，并帮助组织清理入侵的病菌。更重要的是，在发现溶菌酶之后，弗莱明对细菌溶解这种现象更加留意，这帮助了他在几年之后"意外地"发现了青霉素（参见 A. Fleming，"On a remarkable bacteriolytic element found in tissues and secretions"，*Proceedings of the Royal Society*，series B 93［1922］：306—317）。

57　有几块接种了金黄色葡萄球菌的平板：金黄色葡萄球菌，简称金葡菌。一般说起葡萄球菌，指的都是金黄色葡萄球菌（*Staph aureus*），而不是表皮葡萄球菌（*Staph epidermidis*）。金葡菌是一种主要的致病菌。而表皮葡萄球菌是人类皮肤上的主要寄居者之一，毒性很低。

58　都曾使用霉菌来治疗受感染的伤口：我的妻子格洛丽亚的祖母，20 世纪早期生活在西班牙的农场时，就曾经利用发霉的面包帮助受感染的伤口愈合。这是当地农民的土方，尽管从来没人知道它的工作原理。

58　论文发表之后：参见 A. Fleming，"On the antibacterial action of cultures of a penicillium，with special reference to their use in isolation of B. influenzae"，*British Journal of Experimental Pathology* 10（1929）：226—236。

59　第一种"灵丹妙药"由此发现：这种红色染料被称为百浪多息（Prontosil），其中的化学成分是 Sulfonamidochrysoidine。杜马克在 1932 年表明它可以治疗小鼠中的葡萄球菌感染。事实上，它早在 20 多年前就发现了，但是之前从来没有测试过它的医学用途。到了 1935 年，法国的一个研究小组发现百浪多息是药物前体，它的代谢产物磺胺（sulfanilamide）才是活性成分。

59　但是还不够好：治好了我的副伤寒的药物——复方新诺明（Co-trimoxazole）事实上正是磺胺类药物的一种衍生物，但是它们混合使用的效果比 20 世纪 30 年代、40 年代早期版本的药物效果要好得多。

60 利用糖蜜大量培养青霉菌：20世纪90年代中期，当我访问辉瑞公司位于康涅狄格州格罗顿的工厂以及研发中心的时候，空气里满是糖蜜的味道。为什么会有这种味道？从西印度来的远洋轮船在泰晤士河里逆流而上，船上都满载着糖蜜。这些糖蜜将用来培养一大桶一大桶的青霉菌，从中再提取出青霉素来治病救人。

60 抗生素是指一种生命形式为了对抗另一种生命形式而制造的物质：青霉素，第一种抗生素，是由青霉菌产生的抗细菌性物质。磺胺类药物是在工厂里合成的，由于它们并非天然存在，因此严格说来不是抗生素。但是现在，抗生素既包括天然的抗生素，也包括化学合成的抗菌药物。类似的合成抗生素的例子还有氟喹诺酮类药物（fluoroquinolones），比如环丙沙星。

第六章　抗生素的滥用

231　64 550万个厨灶：关于1945—1949年间美国繁荣的数据，来自美国公共广播的节目《美国经验》（*The American Experience*），特别是其中的一集"美国消费主义的兴起"（The Rise of American Consumerism）。

66 因类似于人类病毒而得名：对于人际之间传播的病毒与电脑之间传播的病毒的对比讨论，参见 T. M. Wassenaar and M. J. Blaser，"Contagion on the Internet"，*Emerging Infectious Diseases* 8［2002］：335—336。

66 即使是顽固的咳嗽几周之后也会自然消退：关于上呼吸道感染的疾病历史，参见 S. F. Dowell et al.，"Appropriate use of antibiotics for URIS in children，Part II：Cough，pharyngitis and the common cold"，American Family Physician 58［1998］：1335—1342。

69 为了避免风湿热：为什么对患有链球菌型喉炎或者疑似链球菌型喉炎的儿童使用抗生素？说来话长。在 S. T. Shulman et al.，

（"Clinical practice guideline for the diagnosis and management of Group A streptococcal pharyngitis：2012. Update by the Infectious Diseases Society of America"，*Clinical Infectious Diseases* 55［2012］：e86－102）里，美国传染性疾病学会的指导意见委员会做出了许多重要的建议，我转述如下：尽管在病程早期接受治疗可以及早治愈 A 群链球菌（Group A strep，简写为 GAS）导致的急性喉炎，并降低传染给其他儿童的风险，但是对这种"自愈型"疾病治疗的原因在于预防急性风湿热以及其他综合征。如果儿童或者成人表现出急性喉咙痛并伴有明显的病毒感染症状（包括咳嗽，流鼻涕，声音沙哑，口腔溃疡），他们不建议做 A 群链球菌检测。关于 A 群链球菌的诊断性研究通常不适用于 3 岁以下的儿童，因为他们患急性风湿热的概率极低，而且链球菌型喉炎在这个年龄段发病率非常低。医院实验室的检测确认对于做出准确的诊断非常关键，因为医生往往严重高估了 A 群链球菌引起喉咙痛的概率。A 群链球菌检测阴性结果将支持病毒感染的可能性。该委员会同时申明，目前针对 A 群链球菌的许多检测并没有充分的证据支持，而且，检测出的携带者并不需要抗菌治疗——因为他们不太可能将这些细菌传播给身边的人，并且患上急性风湿热的概率非常低，甚至为零。

70　否则他们将一直采取更保守的策略：美国儿科学会很早就对抗生素使用给出了建议（参见 S. F. Dowell et al.，"Principles of judicious use of antimicrobial agents for pediatric upper respiratory tract infections"，*Pediatrics* 101，suppl. 1［1998］：163—165）。

最近，他们又做了重要修订：A. S. Lieberthal et al.，"The diagnosis and management of acute otitis media"，*Pediatrics* 131［2013］：e964—999。

70　治疗 64 名肺炎患者的惊人疗效：参见 W. S. Tillett et al.，"The treatment of lobar pneumonia with penicillin"，*Journal of Clini-* 232 *cal Investigation* 4［1945］：589—594。

71　美国的医疗人员开出了 2.58 亿例抗生素：参见 L. Hicks et al.，"US outpatient antibiotic prescribing，2010"，*New England Journal of Medicine* 368［2013］：1461—1462。

71　但是与之前对美国及其他发达国家的研究结果一致：关于抗生素在其他发达国家的使用状况的例子，参见 M. Sharland，"The use of antibacterials in children"，*Journal of Antimicrobial Chemotherapy* 60，suppl. 1［2007］：i15—i26。

76　抗甲氧西林金黄色葡萄球菌：这种细菌感染在 20 世纪 60 年代已有报道，其时间几乎就在甲氧西林这种抗生素用于治疗金葡菌不久。当时，这种药物主要用于住院病人，因此，抗甲氧西林金葡菌主要集中于医院里。但是近年来，这种细菌在人群中也开始传播。受金葡菌重度感染而入院急救的患者中间，约 80％的都是由于抗甲氧西林金葡菌（参见 G. J. Moran et al.，"Methicillin-resistant S. aureus infections among patients in the emergency department"，*New England Journal of Medicine* 355［2006］：666—674）。这和从前相比是一个巨大的变化。这种耐药细菌的传播速度是如此之快以至于模糊了医院与一般人群的区别。但事实上，两种环境主导的耐药菌株是不同的。抗甲氧西林金葡菌可以分成两大不同类型，各自适应于它们的生态环境，但是都经受着医院以及一般人群中间巨大的抗生素选择压力。

76　对手居然是这些肉眼看不见的微生物：布兰登·诺布尔，美国传染病学会网站的报道 http：//www.idsociety.org/Brandon＿Noble/。

76　国家大学体育协会第三级锦标赛：里基·兰耐特，美国传染病学会网站的报道 http：//www.idsociety.org/Ricky＿Lannetti/。（内含里基与母亲合照及其母在听证会上的视频）

第七章　现代牧场

80　在化学战争中力争上风：参见本书第二章关于微生物军备竞赛的讨论。

80　有着类似核心结构的半合成抗生素：参见 V. D'Costa et al.，"Antibiotic resistance is ancient"，*Nature* 477［2011］：457－461；以及 K. Bhullar et al.，"Antibiotic resistance is prevalent in an isolated cave microbiome"，*PLOS ONE* 7［2012］：e34953。

81　也开始有了耐药性：科学家通过研究海洋里位于食物链顶端的大鱼（大鱼吃小鱼），可以较为容易地衡量海洋里抗生素污染的状况。最近的调查显示，从六个不同位点取得的八种鱼里都发现了耐药性（参见 J. K. Blackburn et al.，"Evidence of antibiotic resistance in free-swimming，top-level marine predatory fishes"，*Journal of Zoo and Wildlife Medicine* 41［2010］：7－15）。

81　喂食了抗生素的动物增重（以肌肉重量来衡量）更快：抗生素可以用来促进动物生长这一想法可以追溯到 20 世纪 40 年代，在抗生素用于治疗人类以及动物感染不久之后。一般认为最初的现象是由 P. R. Moore 及其同事们观察到的（"Use of sulfasuxidine, streptothricin, and streptomycin in nutritional studies with the chick"，*Journal of Biological Chemistry* 165［1946］：437－441）。

W. J. Visek 在 35 年前就这方面的知识写过一篇优秀的综述（"The mode of growth promotion by antibiotics"，*Journal of Animal Sciences* 46［1978］：1447－1469）。以今天的眼光来看，他们的观察非常准确。

参见 P. Butaye et al.，"Antimicrobial growth promoters used in animal feed：effects of less well-known antibiotics on gram-positive bacteria"，*Clinical Microbiology Reviews* 16［2003］：175－188；

E. Ozawa，"Studies on growth promotion by antibiotics"，*Journal of Antibiotics* 8［1955］：205—214。

82 1963年的一项研究特别有意思：参见 M. E. Coates et al.，"A comparison of the growth of chicks in the Gustafsson germ-free apparatus and in a conventional environment，with and without dietary supplements of penicillin"，*British Journal of Nutrition* 17［1963］：141—150。

82 也不需要提供这些药物的使用方式、使用对象或使用目的：皮尤慈善信托基金（The Pew Charitable Trust）一直都在关注针对食用动物的抗生素使用状况。2013年2月，他们报道了有记录以来针对肉类与禽类的抗生素使用新高。他们发现，2011年，美国使用的接近17236吨抗生素之中，13607吨（即80％）都用在了肉类以及禽类生产上。参见 http：//www. pewtrusts. org/en/research-and-analysis/analysis/2013/02/06/recordhigh-antibiotic-sales-for-meat-and-poultry-production。

同样参见 FDA 前理事成员 David Kessler 的评论 "Antibiotics and the meat we eat"，*New York Times op-ed page*（March 27，2013）。

83 121/132 的 耶 尔 森 菌（*Yersinia*）样 品 里：消 费 者 联 盟（Consumer's Union）从美国六个城市里检测了零售店里购买的198份猪排以及猪绞肉。其中，69％的样品里含有 *Yersinia enterocolitica*。这是一种重要的食源性致病菌，可以导致腹泻以及系统性疾病。大多数细菌都耐受抗生素，其中39％的耐受不止一种抗生素（*Consumers Reports*，January 2013）。

83 都含有耐药细菌：2011年，美国国家防治微生物耐药性监督系统针对零售肉类的报告：http：//www. fda. gov/downloads/Animal-Veterinary/Safety Health/Antimicrobial Resistance/National Antimicrobial Resistance Monitoring System/UCM334834. pdf。

83 这暗示着它们都被粪便污染了：2011年美国国家防治微生物

耐药性监督系统发布的报告在环境工作小组（enviroment working group）自己的报告和分析里得到了重点展示，参见 D. Undurraga，"Superbugs invade American supermarkets"，http：//static. ewg. org/reports/2013/meateaters/ewg ＿ meat ＿ and ＿ antibiotics ＿ report2013. pdf http：//static. ewg. org/reports/2013/meateaters/ewg ＿ meat ＿ and ＿ antibiotics ＿ report2013. pdf

83　整个欧洲都禁止了在动物饲料中添加抗生素来促进生长：参见 M. Casewell et al.，"The European ban on growth-promoting antibiotics and emerging consequences for human and animal health"，*Journal of Antimicrobial Chemotherapy* 52 ［2003］：159－161. 在欧盟，针对生长促进用的抗生素彻底禁令自 2006 年才生效，但是在许多国家，养殖户借"治疗感染"之名可以合法地绕过这些禁令，急需监督人员警惕。

84　同样的耐抗生素模式：最近的一次暴发是在 2013 年秋季，从鸡肉传染的沙门菌祸及了美国 20 多个州的几百人。许多患者感染了这些耐受多种抗生素的细菌，不得不住院治疗。参见美国疾病控制与预防中心的报告 "Multistate outbreak of multidrug-resistant *Salmonella heidelberg* infections linked to Foster Farms brand chicken"，http：//www. cdc. gov/salmonella/heidelberg－10－13/index. html。

234

84　他们很可能是由于接触动物而受到了感染：参见 E. M. Harrison et al.，"Whole genome sequencing identifies zoonotic transmission of MRSA isolates with the novel mecA homologue mecC"，*EMBO Molecular Medicine* 5 ［2013］：509－515。

85　特别是磺胺类药物和四环素：在 1990 年 11 月给国会的报告中，美国问责办公室/审计局（General Accounting Office，GAO）指出，有 20 种抗生素获得了用于奶牛的许可。它也报道了食品药品监督管理局在 1988～1990 年间对超市牛奶的检验结果。其中，它们检测出了抗生素，特别是磺胺类药物（包括不被允许用于牛群的磺胺二甲嘧啶）。在所有的样品里，阳性率 5％～86％不等，审计局就食品药品监督管理局的检测是否灵敏进行了问责。参见 GAO RCED‐91‐26，http：//www. gao. gov/products/RCED‐91‐26，以及 http：//www. gao. gov/assets/220/213321. pdf。

在中国，2011 年针对牛奶的检测表明，40％的样品含有磺胺，100％的样品含有喹诺酮，水平很低，但是分布广泛（参见 R.—W. Han et al.，"Survey of tetracyclines，sulfonamides，sulfamethazine，and quinolones in UHT milk in China market"，*Journal of Integrative Agriculture* 12［2013］：1300—1305）。

85　处理过的饮用水及自来水中都含有耐药细菌：参见 C. Xi et al.，"Prevalence of antibiotic resistance in drinking water treatment and distribution systems"，*Applied and Environmental Microbiology* 75［2009］：5714—5718.

第八章　母与子

88　灾祸无情地落在了许多人头上：鉴于反应停的镇静作用，有些医生也给男性使用这种药物。由于男性不会怀孕，这种药物似乎没什么危害。其中一位医生是 Jacob Sheskin，我祖母的表弟，他是一位治疗麻风病（leprosy）的皮肤科医生。当他给多位重度麻风病患者使用反应停帮助睡眠的时候，他注意到患者身上的皮肤破损加剧了。他进行了细致的临床测试，证实了这是真的。

（参见 J. Sheskin，"Thalidomide in the treatment of lepra reactions"，*Clinical Pharmacology and Therapeutics* 6［1965］：303—306；

J. Sheskin，"The treatment of lepra reaction in lepromatous leprosy. Fifteen years'experience with thalidomide"，*International Journal of Dermatology* 6［1980］：318—322）。

Sheskin 只是一位临床医生，他并不理解反应停的作用机制。等到后人把它理解清楚了，就拓展了它的使用范围。时至今日，反应停以及其他一系列相关的药物用于癌症治疗，作为主要药物控制某些病情，包括多发性骨髓瘤（multiple myeloma）以及其他癌症。50 年前如果有人预言到这种药物今日的使用状况，大家可能会觉得这是一个有点变态的黑色幽默。

89　己烯雌酚对胎儿并没有宣称的那些益处：从 20 世纪 40 年代 235 早期到 60 年代，己烯雌酚被用于治疗孕期的综合征并降低流产率。然而，从 50 年代早期，在产科的文献里已经研究表明己烯雌酚并没有宣传的种种益处。比如，一份广受引用的临床测试表明那些随机抽取来使用己烯雌酚的孕妇与对照组相比，怀孕的不良后果并没有减少（W. J. Dieckmann et al.，"Does the administration of diethylstilbestrol during pregnancy have therapeutic value?" *American Journal of Obstetrics and Gynecology* 66 119531：1062—1081）。等到 60 年代末，己烯雌酚被彻底禁用的时候，已经有数百万的孕妇（以及她们的孩子）都服用了这种药物。

同样可以参见 R. J. Apfel and S. M. Fisher，*To Do No Harm*：*DES and the Dilemmas of Modern Medicine*（New Haven：Yale University Press，1986）。

89　阴道透明细胞癌：参见 A. L. Herbst et al.，"Adenocarcinoma of the vagina：association of maternal stilbestrol therapy with tumor appearance in young women"，*New England Journal of Medicine* 284 [1971]：878—881。

89　胎儿时期接触己烯雌酚会导致女性不孕的概率增加 1 倍（从 15.5%上升至 33.3%）：参见 R. Hoover et al.，"Adverse health outcomes in women exposed in utero to diethylstilbestrol"，*New England Journal of Medicine* 365 [2011]：1304—1314。如同它们网站上表明

的那样："针对己烯雌酚的后续研究探究的是接触己烯雌酚带来的长期的健康风险。自 1992 年以来，美国国家癌症研究所与全美各地的研究中心联合起来，进行了该后续研究，涉及了超过 2.1 万位母亲以及她们的子女。"

91 对数十位女性的研究表明：参见 O. Koren et al.，"Host remodeling of the gut microbiome and the metabolic changes during pregnancy"，*Cell* 150［2012］：470—480。这是路得·利的实验室进行的第一部分工作，下有详述。

93 这股饱含着乳酸杆菌的激流迅速漫过母亲的皮肤：参见 M. G. Dominguez-Bello et al.，"Delivery mode shapes the acquisition and structure of the initial microbiota across multiple body habitats in newborns"，*Proceedings of the National Academy of Sciences* 107［2010］：11971—11975。

96 奠定了自己独特微生物群系的基础：Yatsunenko 及其同事，包括我的妻子 Gloria 对三个地区的人，包括美国人、马拉维人以及委内瑞拉印第安人的肠道微生物进行了研究，她们统计了在各个年龄阶段的人群里出现的微生物（参见第一章）。起初，我对结果非常惊讶，但是我越想越觉得它有道理。这与我关于生命早期微生物群落重要性的假说吻合。

236　　97 这个比例只有 4%：在瑞典临近斯德哥尔摩的亚纳区，这里的家庭尽可能维持传统的生活方式。他们尽量减少抗生素的使用，对所有的婴儿几乎都用母乳喂养，只有在绝对必要的时候才使用剖宫产。结果就是，这里剖宫产的比例只有 4%，低于瑞典的平均值 17%，更低于美国的平均值 32%。参见 J. S. Alm et al.，"An anthroposophic lifestyle and intestinal microflora in infancy"，*Pediatric Allergy and Immunology* 13［2002］：402—411。

97 增长到了 2011 年的 33%：1981 年，在 19 个工业化国家的剖宫产比例从 5％（捷克斯洛伐克）到 18％（美国）不等（参见 F. C. Notzon et al.，"Comparisons of national Cesarean-section rates"，*New England Journal of Medicine* 316［1987］：386—389）。

最近，在 2002～2008 年间，美国剖宫产的比例已经攀升到了 30.5％（参见 J. Zhang et al.，"Contemporary Cesarean delivery practice in the United States"，*American Journal of Obstetrics and Gynecology* 203［2010］：326. e1—10）。在 2011 年，据疾控中心的数据，这个比例已经升到了 32.8％——在过去 30 年里增长了 80％。

97　荷兰的比例只有 13％：根据世界卫生组织 2008 年的统计，世界上剖宫产比例最高的国家是巴西（46％）、伊朗（42％）、多米尼加共和国（42％），最低的国家则是荷兰（约 13％）。斯堪的纳维亚半岛诸国总体水平要低于世界各地。这意味着巴西、伊朗以及多米尼加共和国的医疗水平高于北欧吗，还是说其他因素在起作用？【译者注：据 2015 年世界卫生组织最新的卫生统计数据，在 2007～2014 年间剖宫产的比例进一步提高。其中，巴西（56％）、多米尼加（56％）、伊朗（48％）、荷兰（16％），作为参照，美国（33％）、德国（32％）、中国（37％）、瑞典（17％）。更多国家的数据，参见 http：//apps. who. int/iris/bitstream/10665/170250/1/9789240694439 eng. pdf。

同时，世界卫生组织就剖宫产再次申明：理想的比例是 10％—15％之间。参见 http：//apps. who. int/iris/bitstream/10665/161442/4/WHO_RHR_15. 02_chi. pdf。】

101　这些人都将在分娩期间接受静脉注射青霉素：如果母亲对青霉素过敏，医生就会使用另外一种抗生素。

101　每 200 个婴儿中只有 1 个从携带着 B 群链球菌的母亲那里获得该细菌：参见 "Prevention of Perinatal Group B Streptococcal Disease"，Revised Guidelines from CDC，2010，MMWR，Recommendations and Reports 59（RRIO）：（Nov. 19，2010）：1—32。

关于当前孕妇使用抗生素的状况，我们作过综述，参见 W. J. Ledger and M. J. Blaser, "Are we using too many antibiotics during pregnancy?" *British Journal of Obstetrics and Gynecology* 120 [2013]：1450—1452；

l. A. Stafford et al., "Efficacy of maternal and neonatal chemoprophylaxis for early-onset group B streptococcal disease", *Obstetrics and Gynecology* 120 [2012]：123—129。

虽然早发性败血症（early-onset sepsis）的整体水平大大降低，但是，在一个规模颇大的医学中心，经过13年的预防治疗，B群链球菌引起的早发性败血症的比例却没有变化，这反应了一系列累积的问题。

102　十分之九的女性在第一次自然分娩的时候仍然会接受这些手术；会阴切开术的比例因国家而异。（参见 l. D. Graham et al., "Episiotomy rates around the world：an update", *Birth* 32 [2005]：219—223）。读者若想读稍早一些、但更全面的综述，参见：G. Carroli and J. Belizan, "Episiotomy for vaginal birth", *Cochrane Database of Systematic Reviews* 3, no. CD000081 [2007]：DOI：10.1002/14651858. CD000081；

237　　F. Althabe et al., "Episiotomy rates in primiparous women in Latin America：hospital-based descriptive study", *British Medical Journal* 324 [2002]：945—946。

102　最初用的都是硝酸银：Albert Barnes 博士在19世纪与20世纪之交发明出了一种稀释的硝酸银溶液，商品名是 Argyrol，被广泛用于治疗可能引起失明的淋病眼部感染。1929年，在股票市场崩溃前夕，他以几百万美元的价格售出了他的公司。Argyrol 公司的收益为日后远近闻名的费城艺术收藏基金会奠定了基础。

103　这样的婴儿在每年的几百万新生儿中也许只有几百人；目前我们可以对孕妇进行艾滋病检查，只要采取得当的措施，基本上可以避免母婴之间的传播。

第九章　被遗忘的世界

105　视情境而定：西奥多·罗斯伯里（Theodor Rosebury），在20世纪30年代，他还是一名学生，刚刚开始进行口腔微生物群落方面的研究。他对人与其体内栖居的微生物的生物关系有着深刻的洞察。他的主要著作包括：*Microorganisms Indigenous to Man*（New York：McGraw Hill，1962）以及 *Life on Man*（London：Seeker and Warburg，1969）。1962年，他创造了这个新词"双面共生"（amphibiosis）。今天的科学家们非常喜欢这个概念，他们甚至给了这个词一个现代的名字——"共生型条件致病菌"（pathobionts），而不是用罗斯伯里最初使用的"双面共生"。但是，既然这是同一个概念，为了向罗斯伯里致敬，我将在全书使用他的词汇。

106　在美洲大陆内陆的丛林与高原里的印第安人身上：通过对委内瑞拉患者的胃肠道上部进行内窥镜观察，Maria Gloria Dominguez Bello（她后来成了我的妻子）以及她在委内瑞拉的同事从沿海发达地带以及亚马孙纳斯州首府阿亚库乔港的内陆居民身上获得了胃部活体组织检查样品。我实验室的一位研究生 Chandra Ghose 从这些胃样里分离到了多株幽门螺杆菌的纯培养。经比较，我们发现印第安人与今天中国以及日本人身上的幽门螺杆菌具有类似的遗传学特征。相比之下，沿海地带居民携带的幽门螺杆菌与今天欧洲以及非洲人身上的菌株更加类似。对这个发现最简单的解释是印第安人的祖先从东亚经白令海峡来到美洲大陆的时候就携带着这些幽门螺杆菌，直到哥伦布以及欧洲的入侵者将他们赶到了丛林深处。沿海地带的印第安人被赶尽杀绝，而欧洲的移民以及非洲的奴隶携带着他们的幽门螺杆菌源源不断地到来。随着人群的变迁，幽门螺杆菌也出现了分化。于是，祖先的秘密隐藏在了他们体内的幽门螺杆菌里，而我们现在可以通过基因测序一窥端倪（参见 C. Ghose et al.，"East Asian genotypes of *Helicobacter pylori* strains in Amerindians provide evidence for its ancient human carriage"，*Proceedings of the National Academy of Sciences* 99 [2002]：15107—15111）。

后来，我们与国际同行合作，通过对世界范围内的幽门螺杆菌取样，理解了在过去5.8万年里这种微生物在地球上的迁徙过程（参见 D. Falush et al.，"Traces of human migration in *Helicobacter pylori* populations"，*Science* 299 [2003]：1582—1585）。

238

再后来，Gloria 与她的同事们对印第安人身上的一株幽门螺杆菌进行了全基因组测序，阐明了它相对于其他幽门螺杆菌菌株的独特之处（参见 S. P. Mane et al.，"Host-interactive genes in Amerindian *Helicobacter pylori* diverge from their old world homologs and mediate inflammatory responses"，*Journal of Bacteriology* 192 [2010]：3078—3092）。

110 利用他们早些年开发出的从粪样中分离弯曲杆菌的方法：分离弯曲杆菌的办法最初是由英国沃凯斯特的一位临床微生物学家马丁·斯奇欧（Martin Skirrow）开发出来的（M. Skirrow，"Campylobacter enteritis：a new disease"，*British Medical Journal* 2 [1977]：9—11）。我是在 1977 年 7 月读到这篇论文的，当时我刚刚接待了那位受胚胎弯曲杆菌感染的患者（参见第一章），从此走上了医学研究的道路。

后来，为了提高分离效率，我改进了他的培养基配方（M. J. Blaser et al.，"Campylobacter enteritis：clinical and epidemiologic features"，*Annals of Internal Medicine* 91 [1979]：179—185）。

110 幽门螺杆菌再也没有给他添过麻烦：B. J. Marshall et al.，"Attempt to fulfil Koch's postulates for pyloric campylobacter"，*Medical Journal of Australia* 142 [1985]：436—439。

111　其他的独立研究也发现了同样的规律：参见 B. J. Marshall et al. , "Prospective double-blind trial of duodenal ulcer relapse after e-radication of Campylobacter pylori", *Lancet* 2［1988］：1437—1442。

一个爱尔兰小组早在一年之前就报道了类似的结果 An Irish group (J. G. Coghlan et al. , "Campylobacter pylori and recurrence of duodenal ulcers -a 12-month follow-up study", *Lancet* 2［1987］：1109—1111)，而且被引用了 500 多次，但是他们的论文几乎被遗忘了，而马歇尔等人得到了大部分的科学荣誉。

后来在美国 (D. Y. Graham et al. , "Effect of treatment of *Helicobacter pylori* infection on the long-term recurrence of gastric or duodenal ulcer：a randomized，controlled study", *Annals of Internal Medicine* 116［1992］：705—708) 以及在奥地利的研究 (E. Hentschel et al. , "Effect of ranitidine and amoxicillin plus metronidazole on the eradication of *Helicobacter pylori* and the recurrence of duodenal ulcer", *New England Journal of Medicine* 328［1993］：308—312) 进一步巩固了这一发现：使用抗生素清除幽门螺杆菌可以大大缓解消化性溃疡症候，甚至能治愈它。

112　根据人体产生的抗体准确地鉴定出幽门螺杆菌的携带者：基于我们合作完成的对空肠曲状杆菌以及胚胎曲状杆菌的抗原性质的探索，吉列尔莫 (Guillermo) 得到了博士学位。到了 1985 年，我确信新发现的"曲状杆菌"（即后来的幽门螺杆菌——译者按）可能具有重要的医学意义，因此我们开始使用同样的生化免疫手段来研究它。（参见 G. l. Pérez-Pérez and M. J. Blaser, "Conservation and diversity of Campylobacter pyloridis major antigens", *Infection and Immunity* 55［1987］：1256—1263；以及 G. l. Pérez-Pérez et al. , "Campylobacter pylori antibodies in humans", *Annals of Internal Medicine* 109［1988］：11—17。）

113　这仍然是一个很大的突破：我们特别感兴趣的是比较仅仅患
239　有溃疡的人与仅仅患有胃炎的人。在 74 位胃炎患者里，大约 60% 的
人都具有 CagA 蛋白。但是在 31 位十二指肠溃疡患者里，每一个人都
有 CagA 蛋白（参见 T. L. Cover et al., "Characterization of and human
serologic response to proteins in *Helicobacter pylori* broth culture su-
pernatants with vacuolizing cytotoxin activity", *Infection and Immuni-
ty* 58 [1990]：603－610)。这是我们第一次可以通过血液检测发现哪
些人容易患上溃疡。

　　大约一年半之后，在英格兰，Jean Crabtree 领衔的研究小组做出
了同样的发现：同样的蛋白质，在胃炎以及溃疡患者体内同样的抗体
比例（参见 "Mucosal lgA recognition of *Helicobacter pylori* 120 kDa
protein, peptic ulceration, and gastric pathology", *Lancet* 338 [1991]：
332－335)。此时，我可以确定我们发现了幽门螺杆菌的一个关键蛋白
质——两个独立的研究小组，在大西洋的两岸得出了几乎完全一致的
发现，这不可能是随机事件。这种确认大大增加了发现的可信度。

　　113　意为细胞毒素相关基因（cytotoxin-associated gene)：如同
科学界中时常发生的那样，意大利锡耶纳（Siena, Italy）的 Biocene 公
司的一个研究小组也在使用类似的策略筛选基因。尽管我们更早认识
到了它们与溃疡之间的关联，并克隆了基因，但是一旦他们也着手开
始工作，他们就发现了同样的关联，并且进行得更加迅速。通过偶然
的机会，我们了解到了他们鉴定出来了同样的基因，而且已经取了不
同的名字。出于科学共同体的合作分享精神，我们最终达成了一
致——这个基因被命名为 *cagA*（毒性蛋白相关基因 A)，因为有这个
基因的菌株可以产生大量的毒性蛋白伤害人体细胞。一个基因两个名
字对一个研究领域来说容易引起混淆，这次合作化解了这个问题。

　　（参见 M. Tummuru et al., "Cloning and expression of a high-mo-
lecular-mass major antigen of *Helicobacter pylori*：evidence of linkage

to cytotoxin production", *Infection and Immunity* 61［1993］：1799—
1809；以及 A. Covacci et al.，"Molecular characterization of the 128—
kDa immunodominant antigen of *Helicobacter pylori* associated with cy-
totoxicity and duodenal ulcer", *Proceedings of the National Academy
of Sciences* 90［1993］：5791—5795。)

114　我们将它们命名为穿孔蛋白（VacA 蛋白）：参见
T. L. Cover et al.，"Divergence of genetic sequences for the vacuolating
cytotoxin among *Helicobacter pylori* strains", *Journal of Biological
Chemistry* 269［1994］：10566—10573；T. L. Cover and M. J. Blaser,
"Purification and characterization of the vacuolating toxin from *Helico-
bacter pylori*", *Journal of Biological Chemistry* 267［1992］：10570—
10575。

我们描述了发现该 VacA 蛋白的过程，随后，我们将它的基因命
名为 *vacA*。VacA 蛋白最初以毒素蛋白为我们所知，但是我现在的想
法是，VacA 是一个信号分子。幽门螺杆菌通过它与宿主传递信息。

VacA 的一个功能是调低 T 细胞免疫反应，从而确保它自身的生
存（参见 B. Gebert et al.，"*Helicobacter pylori* vacuolating cytotoxin
inhibits T lymphocyte activation", *Science* 301［2003］：1099—1102）。
如果调过头了，可能宿主炎症反应不足，幽门螺杆菌的营养不够。因
此它必须达成一定的平衡。多年以前，Tim 和我的想法是：CagA 是
加速器而 VacA 是刹车。时至今日，这个想法仍然看起来不坏。

114　但两年之后：1989 年，我们报道了幽门螺杆菌与胃炎的关 240
系（C. P. Dooley et al.，"Prevalence of *Helicobacter pylori* infection
and histologic gastritis in asymptomatic persons", *New England Jour-
nal of Medicine* 321［1989］：1562—1566），再次确认了我们血液检测
试剂盒的有效性。野村博士读过这篇文章之后，主动写信给我。我们
主要都是邮件交流，有时也打电话。虽然我们密切合作了多项对彼此

都非常重要的课题，而且非常愉快，但是我们在差不多十年的时间里从未当面见过！

115　携带 *cagA* 阳性菌株的人们患病的概率是其他人的两倍：4 篇在 1991 年发表的文章表明携带幽门螺杆菌与患上胃癌具有强烈相关性，参见：J. Parsonnet et al. , "*Helicobacter pylori* infection and the risk of gastric carcinoma", *New England Journal of Medicine* 325 [1991]：1127—1131；

A. Nomura et al. , "*Helicobacter pylori* infection and gastric carcinoma among Japanese Americans in Hawaii", *New England Journal of Medicine* 325 [1991]：1132—1136；

D. Forman et al. , "Association between infection with *Helicobacter pylori* and risk of gastric cancer: evidence from a prospective investigation", *British Medical Journal* 302 [1991]：1302—1305；

N. J. Talley et al. , "Gastric adenocarcinoma and *Helicobacter pylori* infection", *Journal of the National Cancer Institute* 83 [1991]：1734—1739.

后来，我们的研究表明 *cagA* 阳性菌株同样使得胃癌发病的概率加倍（M. J. Blaser et al. , "Infection with *Helicobacter pylori* strains possessing cagA is associated with an increased risk of developing adenocarcinoma of the stomach", *Cancer Research* 55 [1995]：2111—2115）。

对胃癌的前身，慢性萎缩性胃炎同样如此（E. J. Kuipers et al. , "*Helicobacter pylori* and atrophic gastritis: importance of the cagA status", *Journal of the National Cancer Institute* 87 [1995]：1777—1780）。

116　这种世代传承的细菌：支持幽门螺杆菌世代传承的证据有：D. Falush et al. , "Traces of human migration in *Helicobacter pylori* populations", *Science* 299 [2003]：1582—1585；

B. Linz et al. , "An African origin for the intimate association be-tween humans and *Helicobacter pylori*", *Nature* 445 [2007]: 915－918;

Y. Moodley et al. , "The peopling of the Pacific from a bacterial perspective", *Science* 323 [2009]: 527－530;

S. Breurec et al. , "Evolutionary history of *Helicobacter pylori* se-quences reflect past human migrations in Southeast Asia", *PLOS ONE* 6 [2011]: e22058: 1－10; Y. Moodley et al. , "Age of the association between *Helicobacter pylori* and man", PLOS Pathogens 8 [2012]: e1002693: 1－16。

118　母亲是否具有幽门螺杆菌基本上决定了孩子是否具有幽门螺杆菌：参见 J. Raymond et al. , "Genetic and transmission analysis of *Helicobacter pylori* strains within a family", *Emerging Infectious Dis-eases* 10 [2004]: 1816－1821。

120　在仅仅几代人的时间里，人类胃部的微生物生态环境就已然发生了翻天覆地的变化：参见 M. J. Blaser, "*Helicobacter pylori* eradi-cation and its implications for the future", *Alimentary Pharmacology and Therapeutics* 11, suppl. 1 [1997]: 103－107;

"Not all *Helicobacter pylori* strains are created equal: should all be eliminated?" 349 *Lancet* [1997]: 1020－1022;

"Helicobacters are indigenous to the human stomach: duodenal ul-ceration is due to changes in gastric microecology in the modern era", *Gut* 43 [1998]: 721－727;

"In a world of black and white, *Helicobacter pylori* is gray", *An-nals of Internal Medicine* 130 [1999]: 695－697。

121　我们就相安无事：参见 M. J. Blaser and D. Kirschner, "The equilibria that allow bacterial persistence in human hosts", *Nature* 449

241

[2007]：843—849.

第十章　胃灼热

123　每天都受到该病的折磨：参见 G. M. Eisen et al. ，"The relationship between gastroesophageal reflux and its complications with Barrett's esophagus"，*American Journal of Gastroenterology* 92 [1997]：27—31；

H. B. El-Serag，"Time trends of gastroesophageal reflux disease：a systematic review"，*Clinical Gastroenterology and Hepatology* 5 [2007]：17—26。

126　并逐渐恶化成食管腺癌：参见 J. Lagergren et al. ，"Symptomatic gastroesophageal reflux as a risk factor for esophageal adenocarcinoma"，*New England Journal of Medicine* 340 [1999]：825—831。

126　自从巴雷特食管症在 1950 年首次被鉴定出来：1950 年，一位英国外科医生诺曼·巴雷特（Norman Barrett）在食管里发现了异常组织。我们现在将这团异常组织称之为巴雷特食管症，而他成了诺曼·巴雷特爵士。

126　在过去的 30 年里：食管腺癌的发病率正在不断增长，且这一增长并不仅仅来源于用更先进的诊断与报告手段（参见 H. Pohl and H. G. Welsh，"The role of overdiagnosis and reclassification in the marked increase of esophageal adenocarcinoma incidence"，*Journal of the National Cancer Institute* 97 [2005]：142—146）。

127　后来的研究发现这个比例甚至高达 8 倍：参见 J. J. Vicari et al. ，"The seroprevalence of cagA-positive *Helicobacter pylori* strains in the spectrum of gastroesophageal reflux disease"，*Gastroenterology* 115 [1998]：50—57；

以及 M. F. Vaezi et al. ，"CagA-positive strains of *Helicobacter py-*

lori may protect against Barrett's esophagus", *American Journal of Gastroenterology* 95［2000］：2206—2211。

其他关于胃食管反流疾病或巴雷特疾病的更新的研究包括：D. Corley et al. , "*Helicobacter pylori* infection and the risk of Barrett's oesophagus：a community-based study", *Gut* 57［2008］：727—733；

以及 L. A. Anderson et al. , "Relationship between *Helicobacter pylori* infection and gastric atrophy and the stages of the oesophageal inflammation，metaplasia，adenocarcinoma sequence：results from the FINBAR case-control study", *Gut* 57［2008］：734—739。

所有这些研究都发现了幽门螺杆菌与疾病的负相关性，特别是在 Corley 等人的研究中，携带 *cagA* 阳性菌株的人患上巴雷特食管症的概率降低了 92％。

128 清除了幽门螺杆菌导致食管疾病的发病率翻了一番：参见 J. Labenz et al. , "Curing *Helicobacter pylori* infection in patients with duodenal ulcer may provoke reflux esophagitis", *Gastroenterology* 112［1997］：1442—1447。

128 与世界各地的同行们进行了更多的研究：参见 W. H. Chow et al. , "An inverse relation between *cagA*$^+$ strains of *Helicobacter pylori* infection and risk of esophageal and gastric cardia adenocarcinoma", *Cancer Research* 58［1998］：588—590；

R. Peek et al. , "The role of *Helicobacter pylori cagA*$^+$ strains and specific host immune responses on the development of premalignant and malignant lesions of the gastric cardia", *International Journal of Cancer* 82［1999］：520—524；

R. J. L. F. Loffeld et al. , " Colonization with cagA-positive *H. pylori* strains inversely associated with reflux oesophagitis and Barrett's oesophagitis", *Digestion* 62［2000］：95—99；

242

以及 F. Kamangar et al. , "Opposing risks of gastric cardia and noncardia gastric adenocarcinomas associated with *Helicobacter pylori* seropositivity", *Journal of the National Cancer Institute* 98 [2006]: 1445—1452。

129　因而更具破坏性：20 世纪 90 年代末，两项在学术会议上公开的研究报告特别有启发。第一项是 Eurogast 进行的研究（P. M. Webb et al. , "Gastric cancer, cytotoxin-associated gene A-positive *Helicobacter pylori*, and serum pepsinogens: an international study", *Gastroenterology* 116 [1999]: 269—276），对来自 13 个国家的 2850 位患者进行了上胃肠道内窥镜胃部活体组织取样，并检测了血液中胃部分泌蛋白的水平。不出所料，与不携带幽门螺杆菌的人相比，携带幽门螺杆菌的人们血液里表现出更高的胃蛋白酶原比例，这暗示着某种萎缩性变化。而携带着 *cagA* 阳性菌株的人胃蛋白酶原的比例变化比携带 *cagA* 阴性菌株的人更大。

在最近的一项研究中，Y. Yamaji et al. （"Inverse background of *Helicobacter pylori* antibody and pepsinogen in reflux oesophagitis compared with gastric cancer: analysis of 5732 Japanese subjects", *Gut* 49 [2001]: 335—340）表明在日本人群中，胃食管反流患者的胃部组织变化及胃蛋白产量与胃癌患者表现出相反的模式。随着胃癌的前兆——萎缩性胃炎——越发明显，胃食管反流的症状开始减轻。这两项针对数千位患者的研究支持了幽门螺杆菌对胃部以及食管的两面作用。

第十一章　呼吸困难

133　我们终于理解了这些菌株的工作原理：*cagA* 阳性菌株的行为机制。1995 年，我们发表了第一项证据，表明幽门螺杆菌具有第四型分泌系统（Type-IV system），可以将幽门螺杆菌胞内的成分注射进入胃壁细胞里，但是我们不知道注射的成分是什么（M. Tummuru et al., *Helicobacter pylori* picB, a homologue of the *Bordetella pertussis* toxin secretion protein, is required for induction of IL-8 in gastric epithelial cells", *Molecular Microbiology* 18 [1995]：867—876)。

到了 2000 年，几个研究小组的工作（最知名的要数 S. Odenbreit et al.，"Translocation of *Helicobacter pylori* CagA into gastric epithelial cells by Type Ⅳ secretion", *Science* 287 [2000]：1497 — 1500；A. Covacci and R. Rappuoli, "Tyrosine-phosphorylated bacterial proteins：Trojan horses for the host cell", *Journal of Experimental Medicine* 191 [2000]：587—592) 证明了幽门螺杆菌确实含有第四型分泌系统，而且它所注射的东西正是我们以及 Covacci 十多年前发现的 CagA 蛋白。在我们的研究中，这正是利用我的血清从幽门螺杆菌基因文库里鉴定出来的（参见第九章）。难怪我体内有针对 CagA 蛋白的抗体，这么多年以来，我携带的这些幽门螺杆菌每天都在往我的胃壁里注射 CagA 啊。

134　出生头一年里使用抗生素会显著提高 7 岁时患上哮喘的概 243 率：参见 A. L. Kozyrskyj et al.，"Increased risk of childhood asthma from antibiotic use in early life", *Chest* 131 [2007]：1753—1759。

134　并且在 5 月份做了展板汇报：参见 M. E. Fernandez-Beros, L. Rogers， G. l. Pérez-Pérez， W. Hoerning， M. J. Blaser， and J. Reibman, "Seroprevalence of *Helicobacter pylori* is associated with later age of onset of asthma in urban adults", abstract presented in May 2005 at the American Thoracic Society Annual Meeting in San Diego, CA。

135　受试者的幽门螺杆菌水平：90 年代后期，吉列尔莫参与了一项政府赞助的研究项目，对 1.1 万多人进行了血清检测。他收到的只是编上了号的血清样品，对它们的来源毫不知情。事实上，有些样品故意重复了两次，以衡量该血清测试的可重复性。他的结果重复性非常好，这令赞助商（以及我们）非常高兴。在论文发表之后（J. E. Everhart et al. , "Seroprevalence and ethnic differences in *Helicobacter pylori* infection among adults in the United States", *Journal of Infectious Diseases* 181 [2000]：1359—1363），来自 NHANES 三号计划的许多数据都以非常复杂的表格以及工作表的形式公之于众了，任何懂行的数据学家都可以研究它们。

我们之前利用这批数据研究过幽门螺杆菌与肥胖的关系（l. Cho et al. , "*Helicobacter pylori* and overweight status in the United States：data from the Third National Health and Nutrition Examination Survey", *American Journal of Epidemiology* 162 [2005]：579—584）结果发现两者并不相关。但是我们熟悉了如何分析这一批复杂的大数据。

135 我知道这个假说是正确的：参见 J. Reibman et al. , "Asthma is inversely associated with *Helicobacter pylori* status in an urban population", *PLOS ONE* 3 [2008]：e4060：1—6；

Y. Chen and M. J. Blaser, "Inverse associations of *Helicobacter pylori* with asthma and allergies", *Archives of Internal Medicine* 167 [2007]：821—827。

135 结果依然吻合：参见 Y. Chen and M. J. Blaser, "*Helicobacter pylori* colonization is inversely associated with childhood asthma", *Journal of Infectious Diseases* 198 [2008]：553—560。

137 与不含幽门螺杆菌的胃相比：参见 R. Rad et al. , "CD25＋/Foxp3＋ T cells regulate gastric inflammation and *Helicobacter pylori* colonization in vivo", *Gastroenterology* 131 [2006]：525—537；

K. Robinson et al. , "*Helicobacter pylori*-induced peptic ulcer disease is associated with inadequate regulatory T cell responses", *Gut* 57 [2008]：1375—1385。

138 正如马勒和她的同事在小鼠实验中发现的那样：参见

l. C. Arnold et al., "*Helicobacter pylori* infection prevents allergic asthma in mouse models through the induction of regulatory T cells", *Journal of Clinical Investigation* 121 [2011]: 3088—3093;

M. Oertli et al., "DC-derived IL-18 drives Treg differentiation, murine *Helicobacter pylori*-specific immune tolerance, and asthma protection", *Journal of Clinical Investigation* 122 [2012]: 1082—1096。

139 更容易在接下来的 21 年里患上胃溃疡：参见 A. Nomura et al., "*Helicobacter pylori* infection and the risk for duodenal and gastric ulceration", *Annals of Internal Medicine* 120 [1994]: 977—981。

141 是否有其他共存微生物以及它们的分布状况：参见 M. J. Blaser, "Helicobacters are indigenous to the human stomach: duodenal ulceration is due to changes in gastric microecology in the modern era", *Gut* 43 [1998]: 721—727。

第十二章 更高

145 纽约大学的一位同事：刘易斯·金诚（Lewis Goldfrank），医学博士，纽约大学朗格尼医学中心以及贝尔维尤救治中心急诊系主任。

146 一个叫圣玛利亚考克（Santa Maria Cauque）的边陲小镇：参见 L. Mata, *The Children of Santa Maria Cauque: a Prospective Field Study of Health and Growth* (Cambridge, MA: MIT Press, 1978)。

146 也是决定成年身高的关键时期：参见 A. S. Beard and M. J. Blaser, "The ecology of height: the effect of microbial transmission on human height", *Perspectives in Biology and Medicine* 45 [2002]: 475—498。

146 幽门螺杆菌是在生命早期获得的：时至今日，我们仍然不清

244

楚这个过程的具体细节。我们知道，如果母亲没有幽门螺杆菌，那么孩子获得这种细菌的概率会大大降低，但是，幽门螺杆菌不在阴道里。即使一个社群里的所有的母亲都携带着幽门螺杆菌，也只有当孩子1岁以后我们才检测得到这种细菌。要么是这种细菌早就存在，但是一直被抑制着，要么是我们到后来才获得了这种细菌——可能来自母亲、兄弟姐妹、父亲或者托儿所及学校的朋友们，也有可能是多个途径都参与了进来。但是目前，这还是未解之谜。我们可以确定的是，它们不是来自于我们养的宠物狗，因为狗不携带幽门螺杆菌，它们有自己的螺旋杆菌。

147　还是其他同样通过"粪便-口腔传播途径"传播而来的细菌：所谓"粪便-口腔传播途径"，顾名思义，就是微生物从一个人的粪便传播到另外一个人的口里。食物、水源、握手都可能帮助传播。感染性疾病比如脊髓灰质炎、甲肝、伤寒都是以这种方式传播。

147　食欲刺激激素（ghrelin）与瘦蛋白（leptin）：参见 C. U. Nwokolo et al., "Plasma ghrelin following cure of *Helicobacter pylori*", *Gut* 52 [2003]：637—640；

以及 F. Francois et al., "The effect of H. pylori eradication on meal-associated changes in plasma ghrelin and leptin", BMC *Gastroenterology* 11 [2011]：37。

147　军队保留着一个世纪以来入伍军人的身高数据：参见 Beard and Blaser. "The ecology of height：The Effect of Microbial Transmission on Human Height", *Perspectives in Biology and Medicine* 45 [2002]：475—498。

151　坏事就有可能发生：参见 M. J. Blaser and D. Kirschner. "The equilibria that allow bacterial persistence in human hosts", *Nature* 449 [2007]：843—849。

第十三章 而且……更胖

152 来自世界各地的访问学者：但是他们工作的经费从哪里来呢？目前美国以及世界各地的医学科学研究有一个悖论：为了获得经费支持，你必须有一点"初步数据"支持你要测试的想法，以证明它的可行性。但是，话又说回来，如果没有经费，你怎么来进行初步的可行性研究呢？这简直是自相矛盾。在当时，我的幸运之处在于我有一些资源可以资助新的课题。首先，因为我有好几个尚在进行中的研究项目，这些项目已经进行了好几年，我因此积累了许多仪器以及耗材，可以用于新的研究项目。其次，因为身处大学，我们有源源不断的学生以及博士后需要开展新的课题，这也是为了他们自己的职业发展。义盛（Ilseung）正是为此来了我的实验室。再次，我从多个慈善机构那里也获得了赞助，而且不限定具体研究项目，我可以按自己的意愿使用这笔经费。我们常说，自己当家的经费相当于领了双份，就是因为它很灵活。因为有这样的赞助，我便有底气以在劳瑞（Laurie）要选择实验室进行研究生工作的时候给她这份承诺。最后，当然也有运气。我的一位同事告诉我，他的邻居，一个普林斯顿大学的学生在找暑期研究工作，我觉得能进普林斯顿说明她应该有两下子。当我见到耶尔（Yael）的时候，发现确实如此。在美国，做科学的过程非常像做企业，好主意加上勤奋的工作才可能成功。

153 "它们的身体组成有没有变化？"：义盛后来从纽约大学临床及过渡性科学研究所（Clinical and Translational Science Institute，CTSI）申请到了美国国立卫生研究院资助的经费，从而可以开展这方面的研究。CTSl 的主任 Bruce Cronstein 博士是义盛课题委员会的成员之一，他帮忙解决了许多问题。Bruce Cronstein 博士研究骨骼代谢多年，他的实验室有一台 DEXA 机器用于他们自己的小鼠实验。他的建议为我们的研究开辟了新的方向。在做科学研究的时候，往往需要通力配合才能取得进展。

156　储存脂肪的组织：l. Cho et al.，"Antibiotics in early life alter the murine colonic microbiome and adiposity"，*Nature* 488［2012］：621—626。这是义盛在实验室的重要工作，涉及了他自己以及其他 12 位科学家，包括生化学家、动物实验学家、生物信息学家、基因表达分析师，各自从不同的方面对这份工作做了贡献。义盛一直耐心地工作，花了一年又四个月的时间进行新的实验，并与 *Nature* 的 3 位匿名审稿人以及编辑沟通、澄清问题。这一切最终得到了回报——我们的工作开始 5 年多之后，文章终于发表了。

157　但是当无菌小鼠重新获得了肠道微生物之后：无菌小鼠是人工饲养的，只有在特制的实验条件下才能维持无菌的状态。当人们重新补回它们的微生物群落的时候，小鼠就被"复原"回了本来的（天然）状态。

157　而且比对照组小鼠体重增加的速度更快：在杰夫的实验里，无菌小鼠可以被用作活试管，检测新引入的微生物群落。（"无菌"意味着实验对象是干净的，如同一块白板。）参见 P. Turnbaugh et al.，"A core gut microbiome in obese and lean twins"，*Nature* 457［2009］：480—484。

161　即使是暂时的感染也会带来巨大的改变：劳瑞后来检测了从供体到受体之间微生物群落转移的效率有多高。基因序列分析表明结果非常好——即使是一开始数目非常少的微生物都在受体里出现了，因此我们可以确信无菌小鼠接种上的确实是来自亚临床剂量浓度抗生素处理或者对照小鼠的微生物。有趣的是，亚临床剂量浓度抗生素处理过的小鼠体内的微生物群落在新宿主体内繁殖的效果不如对照组，这个群体的韧性更差，而且对于新物种入侵的抵抗性也差。第二代亚临床剂量浓度抗生素处理小鼠体内的微生物群落更加衰弱，这令我很是担心。参见第十五章"抗生素的冬天"。

163 **这两种药占了美国儿童使用抗生素的 80%：** 我们决定研究儿童使用的两类最常用的抗生素。第一种，β-内酰胺类，包括青霉素、阿莫西林、安美汀（这是阿莫西林的增强版，含有一种抑制剂，可以避免细菌使阿莫西林失活）以及头孢菌素（cephalosporins）。阿莫西林是儿童最常使用的药物，在美国以及大多数发达国家都是如此。2010 年，美国儿童使用阿莫西林或者安美汀 2300 万例，超过 650 万例用在了 2 岁以下儿童的身上（参见 G. Chai et al.，"Trends of outpatient prescription drug utilization in U. S. children，2002—2010"，*Pediatrics* 130 [2012]：23—31）。平均下来，这相当于每个儿童每年接受一例阿莫西林类抗生素。儿童使用的第二大类抗生素是大环内酯类。其中最知名的是红霉素，已经使用了 50 多年。不过，过去 20 年里使用的一般都是长效、广谱抗生素，包括克拉霉素以及阿奇霉素（后者在美国的商品名是 Z-pak，由于营销的成功，在美国市场特别赚钱）。2010 年，美国的儿童使用了 1000 万例阿奇霉素，它已经成为美国使用量最大的抗生素。阿奇霉素一度非常昂贵，以至于人们不会随随便便购买它，而一旦购买了则不太会舍得不用（最近它的专利过期，价格有所下降）。泰勒菌素是大环内酯类里比较廉价的药物，前人用它做过大量的小鼠实验，我们可以比较有把握地选择合适的剂量。

163 **抗生素的使用可能也促进了人类身高的增长：** 人类身高的增长早在抗生素发现以前就开始了，起码在西方社会是这样的。但是这些实验（包括亚临床剂量浓度抗生素处理以及间歇式抗生素处理）都暗示着抗生素——而且不限于任何特定类型的抗生素——都会影响微生物群落的组成（参见下文）并影响骨骼的早期发育。当然，这可能只是一部分原因，但是可以解释为什么近 40 年来中国的身高增长几乎赶上了欧美过去一百年里的增长。

164 **华盛顿大学圣路易斯分校的同行们合作：** Erica Sodergren 与 George Weinstock 是华盛顿大学圣路易斯分校的基因组测序中心的负

责人，我们与这两位博士合作甚多。他们完成测序之后，纽约大学的一位生物信息学专家 Alex Alekseyenko 负责数据处理及后续分析。

164　由母亲传递而来的一部分微生物：许多来自母亲或者对照小鼠的微生物都不见了。有可能，它们被永久性的抹去了，或者数量太低检测不到。若是后者，一个可能的解释是，在泰乐菌素处理之后发达起来的微生物仍然在抑制着其他的微生物，即使是在泰乐菌素使用很久之后依然如此。这种情况发生的原因在于，它们在早期生活中具有优势——即"先行者效应"——从而可以维持可观的数目。

247　165　虽然人们对儿童肥胖进行了大量的研究：Ernst Kuipers 博士曾跟着我做了一段时间博士后，现在我们成了老朋友。由于他的原因，我们与荷兰的一个研究组合作研究了这个问题。我们在鹿特丹进行的一项研究涉及了 1 万多名母亲以及她们的新生儿，旨在回答与儿童发育有关的重要问题。但是目前这些孩子都还小，要再过几年才会有可靠的数据出来。美国目前也着手进行国家儿童研究计划，目标是征集 10 万名儿童，追踪他们的发育及健康状况，研究他们可能会患上的疾病——特别是哮喘、肥胖以及糖尿病——的状况。该研究的结果将在几年之内公布。

165　在英国进行的雅芳亲子长期研究计划：利奥·特洛山德及简·布卢斯坦博士从事儿童以及卫生政策方面的工作，也都是流行病方面的专家。他们都留意到了雅芳亲子长期研究计划（参见 J. Golding et al. , "ALSPAC-the Avon Longitudinal Study of Parents and Children, 1. Study methodology", *Pediatric and Perinatal Epidemiology* 15 ［2001］：74－87）并对其进行了分析（参见 L. Trasande et al. , "Infant antibiotic exposures and early-life body mass", *International Journal of Obesity* 37 ［2013］：16－23；

J. Blustein et al. , "Association of caesarian delivery with child adiposity from age 6 weeks to 15 years", *International Journal of Obesity*

37 ［2013］：900－906）。

166　并不排除其他因素（统计学上的混杂因素）的参与：在波士顿进行的一项涉及 1255 对母子/母女的研究发现，剖宫产出生的孩子肥胖的概率显著增加（参见 S. Y. Huh et al.，"Delivery by caesarean section and risk of obesity in preschool children：a prospective cohort study"，*Archives of the Diseases of Childhood* 97 ［2012］：610－616）。

在加拿大进行的一项研究也发现了剖宫产与儿童肥胖之间的关联，但是当他们考虑到母亲本身的体重之后，这种相关性就消失了（参见 K. Flemming et al.，"The association between caesarean section and childhood obesity revisited：a cohort study"，*Archives of the Diseases of Childhood* 98 ［2013］：526－532）。

类似的，在我们对雅芳亲子长期计划的分析里（参见 J. Blustein et al. "Association of caesarian delivery with child adiposity from age 6 weeks to 15 years"，*International Journal of Obesity* 37 ［2013］：900－906），几乎所有"问题婴儿"的母亲本来就超重。对此有多种可能的解释。一种可能是，超重的母亲体内的微生物本身就受损了，而剖宫产不过是进一步恶化了下一代身上的问题。

2009 年，巴西剖宫产的比例已经超过了 50%，这意味着 300 多万人通过剖宫产出生。针对这些孩子，两项研究得出了不同的结果：第一个研究调查了 1978 年出生的一批人在 23～25 岁的健康状况。结果发现，排除了其他因素之后，剖宫产出生的孩子肥胖率要比自然分娩的孩子高 50%（H. A. S. Goldani et al. "Cesarean delivery is associated with an increased risk of obesity in adulthood in a Brazilian birth cohort study"，*American Journal of Clinical Nutrition* 93 ［2011］：1344－1347）。

但是，另外的一项研究，调查了三批随后几年出生的孩子，发现了同样的效果，但是差别并不显著（F. C. Barros et al. "Cesarean section and risk of obesity in childhood, adolescence, and early adulthood: evidence from 3 Brazilian birth cohorts", *American Journal of Clinical Nutrition* 95 [2012]: 465—470)。作者讨论了研究中未曾囊括的一些混杂因素。

248

随后，这第二项研究的作者又调查了 1982 年出生的孩子在 18 岁参军考试时的健康状况，并追踪了 5 年之后的状况。结果发现，剖宫产出生的孩子有更高的身高体重指数、体脂含量以及心脏收缩压（B. L. Horta et al. , "Birth by Caesarean Section and Prevalence of Risk Factors for Non—communicable Diseases in Young Adults: A Birth Cohort Study", *PLOS ONE* 8 [2013]: e74301)。

166　越来越多的证据表明剖宫产与许多现代疾病都有关联：参见 A. K. Hansen et al. , "Risk of respiratory morbidity in term infants delivered by elective caesarean section: cohort study", *British Medical Journal* 336 [2008]: 85—87;

C. Roduit et al. , "Asthma at 8 years of age in children born by caesarean section", *Thorax* 64 [2008]: 107—113;

H. Renz-Polster et al. , "Caesarean section delivery and the risk of allergic disorders in childhood", *Clinical and Experimental Allergy* 35 [2005]: 1466—1472;

P. Bager et al. , "Caesarean delivery and risk of atopy and allergic disease: meta-analyses", *Clinical and Experimental Allergy* 38 [2008] 634—642;

C. R. Cardwell et al. , "Caesarean section is associated with an increased risk of childhood-onset type 1 diabetes mellitus: a meta-analysis of observational studies", *Diabetologia* 51 [2008]: 726—735。

并非每一项研究都发现了这些疾病与剖宫产之间的关联。有些研究样本太小而且检验功效（statistical power）不够大，另外一些则涉及了多项统计混杂因素。但是越来越多的证据都表明，剖宫产的影响不只表现在出生后的头一个月。

第十四章　再论现代疾病

169　这些儿童身上的胰岛细胞在 2 岁之前就开始消失了：1 型糖尿病正在改变美国，参见：

T. H. Lipman et al. , "Increasing incidence of type 1 diabetes in youth. Twenty years of the Philadelphia Pediatric Diabetes Registry", *Diabetes Care* 36 [2013]：1597－1603；

欧洲的情况请参见 C. C. Patterson et al. , "Incidence trends for childhood type 1 diabetes in Europe during 1989－2003 and predicted new cases 2005－2020：a multicenter prospective registration study", *Lancet* 373 [2009]：2027－2033。

170　以及出生后第一年里体重增加得更快的孩子：参见E. Bonifacio et al. , "Cesarean section and interferon-induced helicase gene polymorphisms combine to increase childhood type 1 diabetes risk", *Diabetes* 60 [2011]：3300－3306；

R. M. Viner et al. , "Childhood body mass index（BMI），breast-feeding and risk of Type 1 diabetes：findings from a longitudinal national birth cohort", *Diabetic Medicine* 25 [2008]：1056－1061；

M. Ljungkrantz et al. , "Type 1 diabetes：increased height and weight gains in early childhood", Pediatric Diabetes 9 [2008]：50－56；

E. Hypponen et al. , "Obesity, increased linear growth, and risk of type 1 diabetes in children", *Diabetes Care* 23 [2000]：1755－1760.

在针对英国移民的经典实验中，Bodansky 与他的同事发现，在新居住地（英国）出生的孩子比那些在旧居住地出生的孩子患糖尿病的概率更高（H. J. Bodansky et al. , "Evidence for an environmental effect in the aetiology of insulin dependent diabetes in a transmigratory population", *British Medical Journal* 304 [1992]: 1020—1022)。

总而言之，所有这些证据都支持环境因素导致了1型糖尿病发病率的增长，但是接触农场与此并不相关（K. Radon et al., "Exposure to farming environments in early life and type 1 diabetes: a case-control study", *Diabetes* 54 [2005]: 3212—3216)。

170 不过是否有某些因素会促进它：非肥胖性糖尿病小鼠（NOD小鼠）是一种特殊的小鼠，它们更容易患上自身免疫性糖尿病，非常类似于人类儿童中出现的1型糖尿病。患病小鼠的胰岛细胞受免疫系统介导的攻击而日趋消损。这种小鼠最初是20世纪70年代后期在日本发现（参见 H. Kikutani and S. Makino, "The murine autoimmune diabetes model: NOD and related strains", *Advances in Immunolology* 51 [1992]: 285—322)。50%～80%的雌性小鼠以及20%～40%的雄性小鼠都患了糖尿病。有趣的是，当小鼠在崭新的笼子与屋子里喂养的时候，它们患病的概率更大。而当与其他小鼠同屋同笼喂养的时候，患病率下降。这个关键可以被总结成"越脏越好"。这暗示着有些传染性因素（微生物）可以保护小鼠不患糖尿病。非肥胖性糖尿病小鼠中的性别差异与人类1型糖尿病患者中的性别差异不同，但是背后的因素尚需进一步分析。

171 所以我们可以同时采取两种策略：亚丽（Ali）同我讨论过此事。虽然青少年糖尿病研究中心的经费有限，我俩一致同意我们需要同时采取间歇式抗生素处理和亚临床剂量浓度抗生素处理两种策略，双管齐下，确保成功。幸运的是，我手头还有其他来自慈善机构的可自由支配的研究经费，而且亚丽获得了 Howard Hughes Medical Institute 的经费支持其职业发展，并且有望从青少年糖尿病研究中心获得后续经费支持。鉴于此，我告诉亚丽："你目前的进展非常好，与其从医学院休假一年，为什么不多花点时间读个博士学位完成这项工作呢?"——这将极大地改变她的职业生涯规划。我们的谈话是在一个周五进行的。到了下周一,她已经做出了决定:"我决定就这么干了!"她的兴奋之情溢于言表。纽约大学的医学博士－哲学博士项目立即接受了她。她是一位非常出色的学生,目前已经做出了重要的发现。

173　与 1950 年相比,患者已经增长了 3 倍多:乳糜泻案例越来越多,在 T. Not et al. , "Celiac disease risk in the USA: high prevalence of antiendomysium antibodies in healthy blood donors", Scandinavian Journal of *Gastroenterology* 33 [1998]: 494－498 中,美国每 250 名健康的献血者里就有 1 人患有乳糜泻;

在 J. F. Ludvigsson et al. , "Increasing incidence of celiac disease in a North American population", *American Journal of Gastroenterology* 108 [2013]: 818－824 里,这个比例达到了 1/133,如果算上相关的综合征,比例是 1/56;而根据 NHANES 的数据,这个比例是 1/141,参见 A. Rubio－Tapia, "The prevalence of celiac disease in the United States", *American Journal of Gastroenterology* 107 [2012]: 1538－1544。

175　那些最近患上乳糜泻的人们在过去几个月里服用过抗生素的比例要高 40%:参见 K. Marild et al. , "Antibiotic exposure and the development of coeliac disease: a nationwide case-control study", *BMC Gastroenterology* 13 [2013]: 109。

175　这次是由哥伦比亚大学的本·莱博沃（Ben Lebwohl）医生领衔:参见 B. Lebwohl et al. , "Decreased risk of celiac disease in patients with *Helicobacter pylori* colonization", *American Journal of Epidemiology* 178 [2013]: 1721－1730。

176　剖宫产出生的人们患上乳糜泻的概率要更高:参见 K. Marild et al. , "Pregnancy outcome and risk of celiac disease in offspring: a nationwide case-control study", *Gastroenterology* 142

[2012]：39—45。

178 出生第一年接受过抗生素的孩子比正常儿童患上哮喘的概率要高一倍：参见 A. L. Kozyrskyj et al. , "Increased risk of childhood asthma from antibiotic use in early life", *Chest* 131 [2007]：1753—1759。

179 儿童中的发病率已经达到了2%：参见 S. H. Sicherer et al. , "US prevalence of self-reported peanut, tree nut, and sesame allergy: Il-year follow-up", *Journal of Allergy and Clinical Immunology* 125 [2010]：1322—1326。

180 我能找到的最新数据：参见 L. Hicks et al. , "US outpatient antibiotic prescribing, 2010", *New England Journal of Medicine* 368 [2013]：1461—1462。

180 其中接近200万例给了2岁以下的孩子：参见 G. Chai et al. , "Trends of outpatient prescription drug utilization in US children, 2002—2010", *Pediatrics* 130 [2012]：23—31。

181 使用大环内酯类药物最多的州也是肥胖症发病最高的州：美国疾控中心关于大环内酯类药物的数据最初是在一次学术会议上公布的（参见 L. Hicks et al. , "Antimicrobial prescription data reveal wide geographic variability in antimicrobial use in the United States, 2009", presented at the forty-eighth annual meeting of the Infectious Disease Society of America, Vancouver, Canada, October 21—24, 2010）。报告摘要参见这里：

https://idsa.confex.com/idsa/2010/webprogram/Paper3571.html.

除了抗生素的总用量，科学家们也考察了大环内酯类以及氟喹诺酮类药物的使用。氟喹诺酮类药物，包括环丙沙星（ciprofloxacin）、左氧氟沙星（levofloxacin），等等。这三份统计结果——总抗生素、大环内酯类、氟喹诺酮类药物的使用地图都与美国的整体肥胖地图非常相似。

我之所以集中于研究大环内酯类而不是氟喹诺酮类药物，原因在于前者在儿童中使用得更广。据 2010 年的统计，阿奇霉素是美国儿童使用的第二大类抗生素（参见 G. Chai et al.，"Trends of outpatient prescription drug utilization in US children，2002－2010"，*Pediatrics* 130［2012］：23－31）。疾控中心的数据里没有具体区分各个州使用的分别是哪种大环内酯类药，但是考虑到阿奇霉素的销量，它可能在各个州都占了大头。疾控中心的数据还有一个容易引起误会的地方——它统计的是所有年龄段的抗生素用量，而没有具体区分老幼。因此，我们便不得而知整体的规律是否适用于儿童。但是这方面的工作急需进行。关于肥胖水平的数据来源，参见 "Overweight and Obesity"（Atlanta：Centers for Disease Control，2012），accessed http：//www.cdc.gov/obesity/data/adult.html。

181　大约 1.1％的儿童患有自闭症或者泛自闭症：通常认为，奥 251 地利裔的列欧·坎纳第一次对自闭症作了书面记录。当时他在约翰·霍普金斯医院开设了一个儿童精神科诊所（参见 L. Kanner，"Autistic disturbances of affective contact"，*Nervous Child* 2［1943］：217－250）。

自从该病被发现以来，有许多证据表明该病的发病率越来越高，当然，不排除其中有一部分是误诊。

参见 I. Hertz-Picciotto and L. Delwiche，"The rise in autism and the role of age at diagnosis"，*Epidemiology* 20［2009］：84－90；

C. J. Newschaffer et al.，"The epidemiology of autism spectrum disorders"，*Annual Review of Public Health* 28［2007］：235－258。

2014 年，美国疾病预防与控制中心发布了最新的估计，约 1/68 的儿童患有自闭症或者泛自闭症障碍。参见 http：//www.cdc.gov/mmwr/preview/mmwrhtml/ss6302a1.htm。

182　可以影响认知发育情绪：在啮齿动物中的研究表明，肠道向大脑发送的神经信号与肠道微生物群落有关。

参见：Rodent studies of gut signaling to the brain, involving the microbiome：J. F. Cryan and T. G. Dinan, "Mind-altering microorganisms：the impact of the gut microbiota on brain and behavior", *Nature Reviews NeuroScience* 13 [2012]：701—712；

R. Diaz Heijtz et al., "Normal gut microbiota modulates brain development and behavior", *Proceedings of the National Academy of Sciences* 108 [2011]：3047—3052。

182　自闭症患儿体内的血清素水平紊乱了：参见 D. Kiser et al., "Review：the reciprocal interaction between serotonin and social behavior", *Neuroscience & Biobehavioral Reviews* 36 [2012]：786—798；

以及 B. O. Yildirim and J. J. L. Derksen, "Systematic review, structural analysis and a new theoretical perspective on the role of serotonin and associated genes in the etiology of psychopathology and sociopathy", *Neuroscience & Biobehavioral Reviews* 37 [2013]：1254—1296。

183　对雌激素的水平有重要影响：我们对这一论题作过综述（C. S. Plottel and M. J. Blaser, "Microbiome and malignancy", *Cell Host & Microbe* 10 [2011]：324—335），涉及了许多原创性科研文章。

184　发生改变的是某些环境因素，而不是基因本身：参见 M. C. King et al., "Breast and ovarian cancer risks due to inherited mutations in BRCA1 and BRCA2", *Science* 302 [2003]：643—646。据美国国立癌症研究所的资料，约12%的美国妇女在人生的某个阶段会患上乳腺癌。但是在 BRCA1 基因突变的女性里，70岁之前患此病的比例会高达55%～65%；而 BRCA2 基因突变的女性里，该比例是45%。卵巢癌更加少见，但是 BRCA 突变同样会增加它的发病率。人群之中

卵巢癌的平均比例是 1.4%，BRCA1 基因突变的女性患病的比例是
39%，BRCA2 基因突变的女性患病的比例是 11%～17%。Mary
Claire King 博士是 BRCA1 基因的发现者之一，而且一直是该研究领
域的先驱。在她 2003 年为 *Science* 杂志写的综述里，她统计了携带有
BRCA 基因突变的女性在不同的年龄会患上乳腺癌的概率。不过，令
我格外吃惊的是，1940 年之后出生的女性罹患乳腺癌的平均年龄更
低。1940 年之后出生且携带 BRCA1 或 BRCA2 突变的女性比 1940 年
前出生的女性患乳腺癌的概率要高得多，而且不管在哪个年龄段都是
如此。尽管目前还没有人进行过细致完整的遗传学分析，但这些数据
暗示着环境因素加剧了基因突变带来的患病风险。

184　正如我们 5 年前猜想的那样：参见 M. J. Blaser and
S. Falkow，"What are the consequences of the disappearing human mi-
crobiota?" *Nature Reviews Microbiology* 7［2009］：887—894。

184　蕾切尔·卡森的杰作《寂静的春天》：Rachel Carson, *Silent
Spring*（New York：Houghton Mifflin, 1962）。我 13 岁的时候读到了
这本书，它极大地影响了我对人与地球之间关系的思考。

第十五章　抗生素的冬天

185　一位土生土长的纽约市布鲁克林区人：佩姬·利利斯（Peg-
gy Lillis）的家人建立了以她命名的纪念基金会，以提高公众对艰难梭
状芽孢杆菌的认识。

187　最近，一项研究调查了 200 多万住院的成年病人的抗生素使
用状况：参见 R. E. Polk et al.，"Measurement of adult antibacterial
drug use in 130 US hospitals：comparison of defined daily dose and days
of therapy"，*Clinical Infectious Diseases* 44［2007］：664—670。

188　可以分泌出更多的毒素蛋白：参见 V. G. Loo et al.，"A pre-
dominantly clonal multi-institutional outbreak of *Clostridium difficile*-

252

associated diarrhea with high morbidity and mortality", *New England Journal of Medicine* 353 [2005]：2442—2449；

以及 M. Warny et al.，"Toxin production by an emerging strain of *Clostridium difficile* associated with outbreaks of severe disease in North America and Europe"，*Lancet* 366 [2005]：1079—1084。

189　综述了美国耐药细菌的整体分布状况："CDC Threat Report 2013：Antibiotic resistance threats in the United States，2013"，参见 http：//www. cdc. gov/drugresistance/threat-report—2013/。

190　在抵御致病细菌中的作用：在初步研究中，玛乔丽·伯浩夫与她的同事们表明，在接触了链霉素一天之后，沙门菌对小鼠的半感染量从 10 万个降到了 3 个（参见 M. Bohnhoff et al.，"Effect of strep-tomycin on susceptibility of intestinal tract to experimental *Salmonella* infection"，*Proceedings of the Society for Experimental Biology and Medicine* 86 [1954]：132—137）。

在后续研究中，他们进一步拓展了该工作，表明了：1）青霉素与链霉素一样有效；2）它们可以使得小鼠对一种本身无法在肠道寄居的链球菌敏感；3）对肠道之外的组织注射抗生素不会产生上述效果。这暗示着肠道内的正常菌群起了保护作用，而且一旦被抗生素消灭会促进感染（参见 M. Bohnhoff and C. P. Miller，"Enhanced susceptibility to *Salmonella* infection in streptomycin-treated mice"，*Journal of Infectious Diseases* 111 [1962]：117—127）。这些研究以及相关的观察早在50 年前就有了，但是它们基本上都被忽视了。

191　超过 16 万人生病，数人丧命：参见 C. Ryan et al.，"Massive outbreak of antimicrobial-resistant salmonellosis traced to pasteurized milk"，*Journal of the American Medical Association* 258 [1987]：3269—3274。

192　人类肠道与皮肤上的细菌：参见 M. Sjölund et al.，"Long-term persistence of resistant Enterococcus species after antibiotics to e-radicate *Helicobacter pylori*", *Annals of Internal Medicine* 139 [2003]：483—487；

M. Sjölund et al. , "Persistence of resistant *Staphylococcus epidermidis* after a single course of clarithromycin", *Emerging Infectious Diseases* 11 [2005]：1389—1393。

表皮链球菌（*Staphylococcus epidermidis*）是人类皮肤上的一种常见链球菌，跟致病的金葡菌比起来，它的毒性太低了。这种细菌的数量变化可以作为皮肤环境受干扰的标志。

194　除此之外，还有种类繁多的其他微生物，但每种都数目稀少：在过去的几年里，人们进行了许多基础性的研究工作，探明了人体中寄居的微生物种类及其携带的基因。

作为该领域的入门，参见 C. Huttenhower et al. , "Structure, function and diversity of the healthy human microbiome", *Nature* 486 [2012]：207—214；

J. Qin et al. , "A human gut microbial gene catalogue established by metagenomic sequencing", *Nature* 464 [2010]：59—64。

198　一些正常人已经失去了体内 15%～40% 的微生物多样性，随之失去的还有这些微生物的基因：T. Yatsunenko 等研究者发现，与马拉维人或者委内瑞拉的印第安人相比，美国人体内携带的微生物种类要少 15%～25%（参见 T. Yatsunenko et al. , "Human gut microbiome viewed across age and geography", *Nature* 486 [2012]：222—227）。

Le Chattlier 及其同事发现，一大批欧洲人体内的微生物种类偏少。与体内微生物种类更完整的欧洲人相比，前者少了 40%。这些体内微生物偏少的人更容易患上肥胖（参见 E. Le Chatelier et al. , "Richness of human gut microbiome correlates with metabolic markers", *Nature* 500 [2013]: 541—546)。

这些数据与我们的假说"失去了微生物容易引起肥胖"相吻合（参见 M. J. Blaser and S. Falkow, "What are the consequences of the disappearing human microbiota?" *Nature Reviews Microbiology* 7 [2009]: 887—894)。不过，这些数据并没有澄清何为因，何为果。

第十六章　对策

199　我建议她马上服用抗生素：莱姆病是由伯氏疏螺旋体（*Borrelia burgdorferi*）引起的。它是一种在啮齿动物中常见的细菌，可以通过蜱虫传染给大型哺乳动物，比如鹿或者人。

200　它（三氯生）不是抗生素，但它确实可以杀灭细菌：三氯生是一种抗细菌、抗真菌化学制品，从 20 世纪 60 年代末就用于预防医院里的感染。70 年代，它开始用于腋下除味剂，以抑制产生体味的微生物。时至今日，三氯生广泛用于肥皂、牙膏、漱口水、衣服、清洁制品、垫子，甚至用于清洁地板料。凡是人想杀菌的地方，都可能有它的身影。含有三氯生的洗手液不仅出现在医院里，也出现在超市、办公室、教室、会议中心、健身房——事实上，它们无处不在。随着一些广告妖魔化细菌，公众开始大量使用三氯生以及其他具有类似抗菌功能的产品。有证据表明，三氯生正影响着在我们体内生活的细菌群体。

254　参见 S. Skovgaard et al. , "*Staphylococcus epidermidis* isolated in 1965 are more susceptible to triclosan than current isolates", *PLOS ONE* 16 [2013]: e62197;

D. J. Stickler and G. L. Jones, "Reduced susceptibility of Proteus mirabilis to triclosan", *Antimicrobial Agents and Chemotherapy* 52 [2008]: 991—994;

A. E. Aiello et al. , "Relationship between triclosan and susceptibilities of bacteria isolated from hands in the community", *Antimicrobial Agents and Chemotherapy* 48［2004］：2973－2979。

201　仅 2010 年，美国的儿童就使用了 4100 多万例：参见 G. Chai et al., "Trends of outpatient prescription drug utilization in U. S. children, 2002－2010", *Pediatrics* 130［2012］：23－31。2010 年，针对儿童使用的 8 大药物之中，有 5 个都是抗生素，共计有 4100 多万例。在稳定状态下，孩子在长到 18 岁之前仅这 5 种抗生素就用了大约 10 次。而且有证据表明，近年来用量还有增加。这 5 种抗生素里有 4 种都是 β-内酰胺类抗生素，即，都是青霉素的后裔。另外一种是阿奇霉素，即 Z-pak。有趣的是，8 大药物的另外 3 种使用量是 1300 万例，主要用于治疗儿童哮喘（参见第十一章）。

202　南部各州比西部各州的抗生素使用量高出了 50%：参见 L. Hicks et al., "US outpatient antibiotic prescribing, 2010", *New England Journal of Medicine* 368［2013］：1461-1462。

203　2001 年，法国是欧洲抗生素使用比例最高的国家：参见 O. Cars et al., "Variation in antibiotic use in the European Union", *Lancet* 357［2001］：1851－1853。与荷兰相比，法国的抗生素使用量要高出 4 倍多。

204　"除非万不得已，请谢绝抗生素"：参见 V. Blanc et al., "'Antibiotics only when necessary' campaign in the Alpes-Maritimes District：no negative impact on invasive infections in children in the community 1998－2003", *Presse Med* 37［2008］：1739－1745。

204　在瑞典：为了回应美国的研究，瑞典的科研人员总结了他们国家 2012 年的抗生素使用状况。区别非常显著——它们的总用量比例不仅是美国的一半（47%），而且在婴儿出生之后的最关键的头三年里，瑞典的儿童比美国的儿童平均少使用 1.5 次抗生素。在这种情况下，我们也并没有看到那里的儿童夭折率更高（事实上还更低），或者失聪的更多。参见 A. Ternhag and J. Hellman，"More on U. S. outpatient antibiotic prescribing，2010"，*New England Journal of Medicine* 369 [2013]：1175—1176。这些数据告诉我们，大幅度降低抗生素的使用量未必就会影响我们的健康。

206　或者是绝症病人需要的极其昂贵的药物：我父亲在他将近90岁的时候患上了轻微的淋巴癌。一开始他没接受任何治疗，也没什么大碍。但是5年之后，他的病情加剧，患上了严重的贫血。这就需要治疗了。他接受了特殊的药物，一种针对他体内癌细胞表面抗原的 255 独特抗体，可以说立竿见影。整个疗程前后持续了四周，一周一次，他需要做的就是坐着看几个小时的电视同时接受药物注射。疗效一流，但是医药费用也不低——11万美元。在未来的几年里，他还需要接受3次这样的疗程。而现在，5年之后，他的身体仍然很好。这些年里，他一直购买医疗保险，也一直按时缴纳社会保障税金。使用这种定制类药物（designer drug）确实延长了他的寿命，并大大改善了他的生活质量。并且，只要患者在继续缴纳保险费用，医药公司以及医院就可以赚得盘满钵满。我父亲的状况比较特殊。若是使用我在本书里勾画的定制药物来治疗数百万儿童，银行就要破产。因此，我们需要不同的经济模式来实现它。

207　通过鉴定特定的靶标可以更好地区分病毒与细菌感染：参见 X. Hu et al.，"Gene expression profiles in febrile children with defined viral and bacterial infection"，*Proceedings of the National Academy of Sciences* 110 [2013]：12792—12797。

207　可以迅速鉴定出哪种细菌在给我们惹麻烦：参见 A. Zaas et al.，"A host - based RT - PCR gene expression signature to identify acute respiratory viral infection"，*Science Translational Medicine* 5 [2013]：203ra126。

207　当我得知中国的抗生素用量比美国更高的时候，我着实吃了一惊：参见 L. Dong, "Antibiotic prescribing patterns in village health clinics across 10 provinces of Western China", *Journal of Antimicrobial Chemotherapy* 62 [2008]：410－415。有人曾估计过，中国患者抗生素使用量是美国的至少两倍；在养猪场，中国的用量是美国的五倍。

在最近的一份针对大型养猪场的调查中，朱永官等研究者发现了149 种不同的耐药基因，而且浓度非常高（参见 Y.－G. Zhu et al., "Diverse and abundant antibiotic resistance genes in Chinese swine farms", *Proceedings of the National Academy of Sciences* 110 [2013]：3435－3440)。

209　但是我们并不理解它的肇因：憩室炎（diverticulitis）是憩室病（diverticulosis）的一种并发症，由结肠膜发炎导致大肠内形成膨出小囊，偶尔会造成肠阻塞、肠穿孔、出血等。憩室病一般没什么症状，主要与衰老相关，偶尔会过渡成憩室炎。像这里描述的患者，由于肠道突起处的炎症，它可能表现为发热、疼痛。

211　但是我们需要更严格更扎实的科学论证来确定它们是否有效：少数益生菌在治疗或者预防感染性疾病方面都成功。我们有少量的证据表明益生菌可以帮助预防艰难梭状芽孢杆菌，机制可能在于抑制了大肠埃希菌毒性菌株（O157：H7）（参见 K. Eaton et al., "A cocktail of non-pathogenic bacteria naturally occurring in the digestive tract of healthy humans can protect against a potentially lethal *E. coli* infection [EHEC O157：H7]", abstract presented at the 113th Annual Meeting of the American Society of Microbiology, Denver, CO, May 2013)。Eaton 以及她的同事将 EHEC（即大肠埃希菌 O157：H7）毒性菌株喂给了接种了六种正常人类肠道共生菌的小鼠，对照组则没有接种这些细菌。然后，她们发现，前者没有毒素产生了，而后者体内却有很高浓度的毒素。这些发现暗示着某些益生菌可能可以抑制或治疗严重的 EHEC 感染。

256

213 引发了轰动：他们提供了坚实的证据表明粪样可以持续有效地治疗复发性艰难梭状芽孢杆菌感染（参见 E. van Nood et al. , "Duodenal infusion of donor feces for recurrent *Clostridium difficile*", *New England Journal of Medicine* 368 [2013]：407—415）。

213 不难设想，它也可能用于治疗肥胖及一系列免疫综合征，甚至包括自闭症：参见 R. A. Koeth et al. , "Intestinal microbiota metabolism of L - carnitine, a nutrient in red meat, promotes atherosclerosis", *Nature* Medicine 19 [2013]：576—585；

W. H. W. Tang et al. , "Intestinal microbial metabolism of phosphatidylcholine and cardiovascular risk", *New England Journal of Medicine* 368 [2013]：1575—1584。

214 我认为这项规定出台得既及时又合理：美国胃肠道学会邀请了一批医生与科学家（包括我在内）来评论这项规定。我们一致认可它的合理性，并讨论了背后的原因以及后续的影响。参见 G. Hecht et al. , "What is the value of an FDA IND for fecal microbiota transplantation to treat *Clostridium difficile* infection?" *Clinical Gastroenterology and Hepatology* 12 [2014]：289—291。

214 以期学到一些关键原则：参见 l. Pantoja - Feliciano, "Biphasic assembly of the murine intestinal microbiota during early development", *ISME Journal* 7 [2013]：1112—1115。该论文的第一作者 Ida 在攻读博士研究生期间的导师是格洛丽亚（Gloria），研究方向是小鼠体内的微生物群落与母亲阴道及肠道微生物群落的关系。在生命的早期，幼崽肠道内的微生物非常类似于母亲阴道的微生物。接下来在喂奶的过程中，幼崽体内的微生物群落里占主导的只有少数几种细菌，比如乳酸杆菌。断奶之后，微生物群落的组成再次改变，变得更加接近于母亲肠道的微生物。在短短的几周之内，格洛丽亚的研究小组就重演了人类婴儿生命早期的肠道微生物的发育过程。

215　罗伯·纳艾特（Rob Knight）以及何塞·克莱门特（José Clemente）：Rob Knight 生于新西兰，是一位又高又瘦的生物化学家。他当时在科罗拉多大学有一个规模颇大的研究团队，非常擅长用软件编程来解析复杂的微生物群落数据。José Clemente 生于西班牙，在日本结识了 Rob 之后就一直跟他共事。最近 José 在纽约建立了自己的实验室。Rob 当时来纽约参加一个学术会议，在我家小住，José Clemente 搭地铁过来找我们。当时我正要准备搭火车去布朗大学做一个工作报告，但是他们的讨论是如此引人注目，令我无法舍弃亲眼目睹的机会【这项工作的研究论文 2015 年发表了。参见 "The microbiome of uncontacted Amerindians", *Science Advances* 1［2015］：e1500183，DOI：10.1126/sciadv.1500183；特别是图 1B——译者注】。

217　补回到我们的孩子身上：参见 M. J. Blaser, "Science, medicine, and the future：*Helicobacter pylori* and gastric diseases", *British Medical Journal* 316［1998］：1507−1510。

尾　声

219　会导致格陵兰岛的冰川融化：普通读者若有意全面了解关于全球变暖的知识，可以参考 B. E. Johansen, *The Encyclopedia of Global Warming Science and Technology*，vols. 1 and 2（Santa Barbara, California：Greenwood Publishing, 2009）。

关于应对策略，可参考 M. Z. Jacobson and M. A. Dilucchi, "A path to sustainable energy by 2030", *Scientific American* 301［2009］：58−65。

致 谢

257 　　写作，如同科研，往往需要一个团队的协作，对于像我这样白天还有另外一份工作的人来讲尤为如此。我要特别感谢我的女儿 Simone Blaser，是她帮我把早期的想法塑造成了出版商感兴趣的形式。感谢 Dorian Karchmar，我的经纪人（也是 Simone 在 William Morris 的老板）帮我实现了这一步的跨越。Sandra Blakeslee 付出了艰辛的劳动，将我在学术论文中养成的表达习惯转化成了公众更喜闻乐见的样子。感谢 Sandra 无穷无尽的创意、才智和精力。我视她为写作生涯中最重要的一位老师，对她我永远心怀感激。Gillian Blake，Henry Holt 出版社的总编，从一开始对这个项目就格外热心，对本书的贡献如此之多，无法枚举。从她身上，我学到了许多关于风格与内容的知识。

　　我的许多同行读了部分文稿以确保内容的准确性。我特别感谢 William Ledger、Ernst Kuipers、Claudia Plottel、José Clemente 诸位博士的努力，以及 Erika Goldman 的重要建议。Robert Anderson 作为医生与读者，给予了极好的建议。我还要感谢 Jan Vilcek 博士敏锐的洞察力。Jan 纠正

了我的英文语法，尽管英语并不是他的母语。Linda Peters
和 Isabel Teitler 帮助我理解了哪些内容不好懂、哪些更有
趣，我对她们帮助校对文稿的这份友情感激不尽。我在纽约
大学的助手，包括 Sandra Fiorelli、Jessica Stange 和 Joyce
Ying，帮我从一团乱麻中理出头绪，这可不是件小事！我很
感激她们的付出。Adriana Pericchi Dominguez 在核对事实
方面极为耐心，而且总是很有办法。

　　本书有相当篇幅谈的是我实验室的工作，这先是在范德
比尔特大学（Vanderbilt University），过去 14 年里是在纽
约大学完成的。在范德比尔特大学的时候，Tim Cover、
Murali Tummuru、Guillermo Pérez-Pérez、Richard Peek、
John Atherton、Ernst Kuipers 诸位博士发挥了关键作用。
在纽约大学，我们的团队包括许多教职员工、研究生、医学
院学生、大学生、高中生以及访问学者。许许多多的人参与
了我们的研究，恕难一一列举。但是，就本书涉及的工作，
纽约大学的诸位同事，包括 Guillermo Pérez-Pérez、Zhiheng
Pei、Fritz Francois、Joan Reibman、Yu Chen、Zhan Gao、
Ilseung Cho、Claudia Plottel、Alex Alekseyenko、Leo
Trasande、Jan Blustein 等，无论书中是否提到，都做出了
许多贡献。许多优秀的博士研究生与博士后研究人员也参与
了这些工作，尤其是 Laurie Cox、Shingo Yamanishi、Alex-
andra Livanos、Sabine Kienesberger、Victoria Ruiz。Yael
Nobel 在读医学院之前作为研究助理在我的实验室工作，当
时她还是一个本科生，但是她的工作与研究生相比一点都不
差。其他许多学生、博士后与同事们正在进行的课题未来将
以原创科学论文的形式发表。总而言之，我们一直都是一个

258

非常棒的实验室，有很好的氛围，大家也乐于分享。

2012 年的飓风桑迪使我们损失很大。由于紧急断电，我们必须在匆忙之中将零下 80 摄氏度的冰箱里冻存的样品转移——这可是我们 30 年来的所有工作。我们挽救了几乎所有当前正在进行的研究工作，但是也失去了许多保存许久的样品——包括多年之前从世界各地村庄的患者身上采集的珍贵样品。这样的损失无法弥补。受飓风的影响，我们在纽约退伍军人事务部中心医院的实验室"借住"10 个多月，经历了一个又一个磨难。然而，得益于我们实验室成员之间的协作、韧劲还有不畏困难的"敢做"精神，这段患难时光过得非常和睦。这场飓风以及之后的重建工作让我们学到了书本上永远学不到的经验与教训。

在过去的 8 年里，我们的研究得到了许多慈善组织的赞助，特别是人类细菌生态学的 Diane Belfer 项目。Diane 从一开始就相信这些研究的价值，虽然我最初的想法更像是一个梦——对于她的热情与一如既往的支持，我深怀感激。起初就支持我们研究的还有 Ellison 医学基金会。最近，Knapp 家族基金、Leslie & Daniel Ziff 基金也慷慨地赞助了我们的科研探索。支持我们工作的基金会还有 D'Agostino、Hemmerdinger、Fritz & Adelaide Kaufman、Margaret Q. Landenberger、Graham 家族慈善基金、James & Patricia Cayne 信托基金，以及 David Fox、Richard Sharfman、Michael Saperstein、Robert Spass、Joseph Curcio 诸位先生，Bernard Levine 博士，Regina Skyer、Edythe Heyman、Lorraine DiPaolo 诸位女士。Donna Marino 把我们的工作富有成效地介绍给了更多的人，对此我非常感激。

　　本书提到的工作得到了美国国立卫生研究院、美国陆军、退伍军人事务部、青少年糖尿病研究基金、霍华德休斯医学院、比尔与麦德琳盖茨基金会、Robert Wood Johnson 基金、Ellison 医学基金、国际抗癌联合会、世界卫生组织的基金支持。日本、荷兰、韩国、英国、瑞士、芬兰、瑞典、法国、意大利、土耳其、委内瑞拉政府与大学赞助了他们的访问学者。机构性的支持来自于纽约大学朗格尼医学中心及曼哈顿-纽约湾退伍军人事务部医学中心。

　　得益于来自大学、美国政府部门、私人基金、慈善组织、国际合作机构的赞助，我们的研究才得以进行，并取得今天的成果。

　　最后，我要感谢我的妻子，也是研究伙伴，玛丽亚·格洛丽亚·多明格斯·贝洛（Maria Gloria Domínguez Bello），260 感谢她的洞察、批评、分享与爱。我很高兴可以在本书中彰显她对我们共同关心的领域做出的一些贡献。我也感谢我的孩子们，Daniel、Genia、Simone，感谢他们一如既往的爱与支持。

　　如同许多长期项目，许多人都帮了我一把。对于各位同仁的协助与情谊，我深表谢意。

马丁·布莱泽

索 引

（本节所标页码均为英文原版书页码，请对照本书的边码）

E

F

G

K

M

W

X

Y

译后记

2015 年 5 月 30 日至 6 月 2 日，美国微生物学会一年一度的学术会议在路易斯安娜州的新奥尔良市举行。来自世界各地的专家学者齐聚一堂，探讨科研进展，颇有点华山论剑的气氛。按惯例，头一天晚上是三场主旨报告。本书作者马丁·布莱泽是压轴报告人，报告的题目正是《消失的微生物》。

抗生素的滥用以及由此引发的耐药细菌的蔓延是威胁全人类的重大公共卫生安全议题。世界各国专业卫生机构或早或晚地意识到了这个问题的广度、深度及严峻性，纷纷采取行动。国内抗生素的使用状况尤其令人担忧，医院和养殖业中抗生素滥用的案例见诸媒体报道的也越来越多，建立抗生素监管体系的呼吁之声不绝于耳。若本书的出版可以传播一点更理性更审慎的声音，为从业者和决策者提供一份借鉴与参考，为良性社会互动尽绵薄之力，则善莫大焉。

人类微生物组是最近十几年特别活跃的研究领域，原因在于，第一，我们对这一领域知之甚少，第二，基因测序及分析技术的飞速发展为我们的探索提供了手段。从研究对象来说，人体微生物组、海洋微生物组、地球微生物组，可谓"思想有多远，你就能走多远"；从研究主体来说，美国的人类微生物组计划、欧盟与中国合作的人类肠道宏基因组计划、加拿大的微生物组计划，日本的人类微生物组计划，以及最近倡议的国际微生物组联盟，八仙过海，风起云涌。不过，从海量数据中筛选信息并非易事，解析机理、发现规律的探索过程才刚刚起步。在这种背景下，本书的工作就格外引人注目。

本书求索的是种种"现代疾病"背后的"共通的、单一的原因"，并归因于"消失的微生物"。作者潜心研究与人体健康相关的微生物三十余年，对微生物与人体健康的关系自然有独到的洞察。不过，这个结论难免有泛化的嫌疑，如同美国一句俗语所说，"当你有一把锤子的时候，一切看起来都像钉子"。平心而论，作者一些具体论点应该被视作猜想——是否成立，尚待更多的实验证实或证伪。举例而言，抗生素的使用与肥胖是何种关系？肠道微生物的改变是如何影响了肥胖的发生？肥胖症的蔓延有多重原因，单一的因素当然不是全景。作者对这一点也心知肚明，在注释部分有所提及，此处不拟展开。科学研究以追求客观真理为己任，而且不断地向未知进军；是否为真，需要时间的检验，但科学前沿探讨的却一定是最新的理论。作者独辟蹊径发现了肠道微生物与肥胖等各种"现代疾病"之间的关联，并在小鼠中设计实验检验之，这正是"大胆假设、小心求证"的科学探索过程。作者的发现提醒我们，抗生素的滥用可能是肥胖症蔓延的原因之一，而非全部。望各位读者保持健康的怀疑态度，辩证地阅读。

有机缘结识湖南科技出版社的孙桂均、吴炜、李蓓编辑，要特别感谢张卜天博士的引荐。卜天兄是学术翻译道路上的先行者，译笔之精，译作之丰，是我辈的榜样。

在本书的翻译过程中，康奈尔大学的叶凯雄博士、迈阿密大学的严青、王凌宇博士夫妇、广东省微生物研究所的倪加加博士、南京医科大学的祁中慧、山东省滕州市第一中学的赵曰北老师、中国科学院武汉病毒研究所的晁红军博士通读了译稿，山东省食品药品监督管理局科技和标准处副处长杨峰读了部分译稿，提出了许多中肯的修订建议，在此特表感谢。

特别值得一提的是，大学同窗严青君参照英文原著对译文的许多细节仔细斟酌、反复推敲，使译文在"信、达、雅"三个方面都有所提高，翻译的旅途也多了许多愉快且有益的讨论。书不尽言，言不尽意。读者若有批评指正或者问题交流，欢迎邮件联系：hefu2@illinois.edu，以便日后订正。

傅　贺

2016 年 4 月于美国伊利诺伊大学

图书在版编目（CIP）数据

　　消失的微生物　滥用抗生素引发的健康危机 ／（美）马丁·布莱泽（Martin J. Blaser）著；傅贺译.-- 长沙：湖南科学技术出版社，2016.8（2024.7 重印）
　　书名原文：Missing Microbes： How the Overuse of Antibiotics Is Fueling Our Modern Plagues
　　ISBN 978-7-5357-8585-5

　　Ⅰ．①消… Ⅱ．①马… ②傅… Ⅲ．①抗菌素－研究 Ⅳ．①R978.1

　　中国版本图书馆 CIP 数据核字(2016)第 154673 号

Missing Microbes:How the Overuse of Antibiotics Is Fueling

Our Modern Plagues by Martin J.Blaser

湖南科学技术出版社通过安德鲁·纳伯格联合国际有限公司获得本书中文简体版中国大陆出版发行权
著作权合同登记号　18-2015-020

XIAOSHI DE WEISHENGWU: LANYONG KANGSHENGSU YINFA DE JIANKANG WEIJI
消失的微生物　滥用抗生素引发的健康危机
著　　者：〔美〕马丁·布莱泽
译　　者：傅　贺
校　　者：严　青
责任编辑：孙桂均　吴　炜　李　蓓
出版发行：湖南科学技术出版社
社　　址：长沙市芙蓉中路一段 416 号泊富国际金融中心
　　　　　http://www.hnstp.com
湖南科学技术出版社天猫旗舰店网址：
　　　　　http://hnkjcbs.tmall.com
邮购联系：本社直销科 0731-84375808
印　　刷：湖南省汇昌印务有限公司
　　　　　（印装质量问题请直接与本厂联系）
厂　　址：长沙市望城区丁字湾街道兴城社区
邮　　编：410299
版　　次：2016 年 8 月第 1 版
印　　次：2024 年 7 月第 14 次印刷
开　　本：880mm×1230mm　1/32
印　　张：11.5
字　　数：236 千字
书　　号：ISBN 978-7-5357-8585-5
定　　价：48.00 元
（版权所有·翻印必究）